讲究中医

叶 建◎著

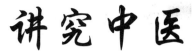

U0346027

中国中医药出版社

·北 京·

图书在版编目（CIP）数据

讲究中医 / 叶建著 . —北京：中国中医药出版社，2020.5
ISBN 978 – 7 – 5132 – 6188 – 3

Ⅰ . ①讲… Ⅱ . ①叶… Ⅲ . ①中国医药学 Ⅳ . ① R2

中国版本图书馆 CIP 数据核字（2020）第 058619 号

中国中医药出版社出版

北京经济技术开发区科创十三街 31 号院二区 8 号楼
邮政编码　100176
传真　010-64405750
河北品睿印刷有限公司印刷
各地新华书店经销

开本 880 × 1230　1/32　印张 10.25　字数 204 千字
2020 年 5 月第 1 版　2020 年 5 月第 1 次印刷
书号　ISBN 978 – 7 – 5132 – 6188 – 3

定价　49.00 元
网址　www.cptcm.com

社 长 热 线　010-64405720
购 书 热 线　010-89535836
维 权 打 假　010-64405753

微信服务号　zgzyycbs
微商城网址　https://kdt.im/LIdUGr
官 方 微 博　http://e.weibo.com/cptcm
天猫旗舰店网址　https://zgzyycbs.tmall.com

如有印装质量问题请与本社出版部联系（010-64405510）
版权专有　侵权必究

前言

　　很多事情都讲究缘分，我能与中医结缘，与年少时就跟医生们频繁打交道有很大的关系。幼儿时期的我体弱多病，刚出生就身体状况不佳，母亲身为西医，近水楼台先得月，在我半岁之前，就优先获得了安排，请权威医生给我做了两次外科手术。但奇怪的是，直到读初中时，在从母亲口中得知这些事之前，我的脑海中却一点都没有那些被西医治疗时应该有的印象，反而是在被中医治疗时，那些捏着鼻子强忍着喝药的画面，成为最早的被医治的记忆。也许是由于我对中药特别敏感，印象中不管什么时候得了一些感冒之类的小病，只要忍住不怕苦，憋着气吞下一碗苦药，病情很快就会缓解，往往第二天就不用再吃药了。

　　与医生打交道多了，慢慢就对医生这个职业产生了很大的好感，总感觉当医生很威风、很酷。记忆中从幼儿园开始，每当我被问到长大了要做什么时，都会不假思索地说要当医生。高中毕业时，不知道该选择学西医好呢，还是学中医好，于是就去征求母亲的意见。母亲说西医学习辛苦，作业多，但容易掌握，中医学习轻松，没作业，但是较难学会。母亲的话中，没作业的诱惑力太大了，于是我毫不犹豫地选择了学中医。

在中医药大学里学习了五年，毕业后是相当踌躇满志的，但当我实际真正地开始接触临床，并在中医院里工作了十多年后，反而越来越没有兴奋的感觉了，感觉心目中最初的中医理想在慢慢地减弱着。我开始反思，在实际临床中，一个医生想彻底治疗好一个病人是那么难，病人的康复过程也是那么长，我们当前采用的很多治疗方法肯定是不理想的，也肯定是有缺陷的。在医院里，我们用的基本上都是中西医结合的方法。按理说结合了两大医学体系的精华，对病人来说这应该是最好的医疗手段了，但我心中反而感觉这些医学手段并不可靠，不是我心目中所向往的医学。这种压抑不得志的感觉越来越强烈，最终促使我离开了医院，去医院体制外闯荡。我先去了马来西亚用纯中药治疗各科疾病，又去了瑞士用针灸治疗各科疾病，回国后又去深圳从事中医养生、培训、管理等工作。慢慢地，自从离开医院后，又是十几年的时间过去了，在见识和阅历增长到一定的程度后，我才明白了为何自己当初会感觉不对，为何临证时感觉达不到中医治疗的最理想效果。那就是因为在现代中医的理论体系中缺少了一些东西，缺少了对中国传统文化的准确认知。此外，偏重于借助现代科学研究的成果来学习中医的方法，也让我们对中国古人自然智慧的传承和发展缺失了根基。当我慢慢地对古人的自然智慧有了一些领悟，能真正地用纯中医思维去思考问题时，才感觉到自己真正地迈入了中医之门，才开始有机会去探索和领略中医真正的奥妙。

"一剂知，二剂已"，是指医者给病人治疗时，病人服中药一剂后就开始感觉病证大好，两剂药服下后病证就能够痊愈。这是中医历代相传的，当医者达到医道大成的境界时，所能体现出来的医治效果。这个理想化的境界应该是所有医者共同的追求，虽然这种医道境界是绝大多数医者一辈子都难以达到的，但我觉得我们中的许多人，不管是已经成为中医师的人，还是只是个中医爱好者，甚至只是一个对养生感兴趣的普通人，都应该认认真真地通过学习一本古书，去初步领略这种医道大成的中医境界。这本能够见微知著的古书就是汉代的《伤寒论》。

　　《伤寒论》整本书都充满了医道大成的智慧，被誉为经方圣书。直到现在，医者如果将病人的病证分析得足够准确，并完全按照经方的原方原剂量来治疗，病人服药后也往往能够立即重现"一剂知，二剂已"这样神奇的效果。

　　当前，许多学中医的人也都慢慢开始重视中国的传统文化了，很多人都体会到给中医这门博大精深的自然学科硬要套上现代科学的枷锁是不恰当的。因为现代科学归根结底是肉眼科学，现代科学短短几百年的发展历史，还远没有达到能使自然界中的所有无形现象，通过直接显形或间接显形的方法，让我们的肉眼能够观测到，从而认知到它们的地步。现代科学还没有那么强大，因此，我们不能将一些无形的事物，仅仅因为现代科学还无法认知就完全地否定掉。要想解释清楚《伤寒论》里的医学道理，用科学研究的方法目前还是行不通的。比如，日本自明治维新以来，就打着科学的旗号对《伤寒论》进行"去伪存真"的研究。日本的医学家们研究之后就完全否定了阴阳五行等中医的无形理论。结果一百多年过去后，日本医家不但把伤寒经方的理论搞得一团糟，而且还毫无寸进，以至于现代日本的绝大多数年轻中医师都几乎没有真正的中医思维能力，甚至不能自拟处方来治病，临证时只会使用中成药。所以，我们要想学好《伤寒论》，就必须用传统的认知方法，用阴阳、五行等这些无形的理论，对书中的理论结构进行诠释和理解，这样我们才有可能拨开云雾，真正继承到古人的自然智慧。

对于像《伤寒论》这么经典的中医古书，如果学习者的中国传统文化基础不扎实，或者没有具备一定的领悟能力和方法，直接去读原著是非常困难和难以理解的。因此，作者希望通过对本书尽量通俗易懂地讲解，让读者能够从中感受到中医的真正内涵，并借鉴到一些学习中医经典著作的思维方式，同时也能学会一些处理自身健康问题的小技巧。作者也希望读者能将其中的一些中医国学智慧延伸到自身的生活、事业和学习之中，获得助益。或许，多了一些对中医国学智慧的领悟，能让我们生活得更加轻松和有趣。

叶建

2020 年 4 月

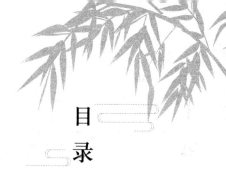

目录

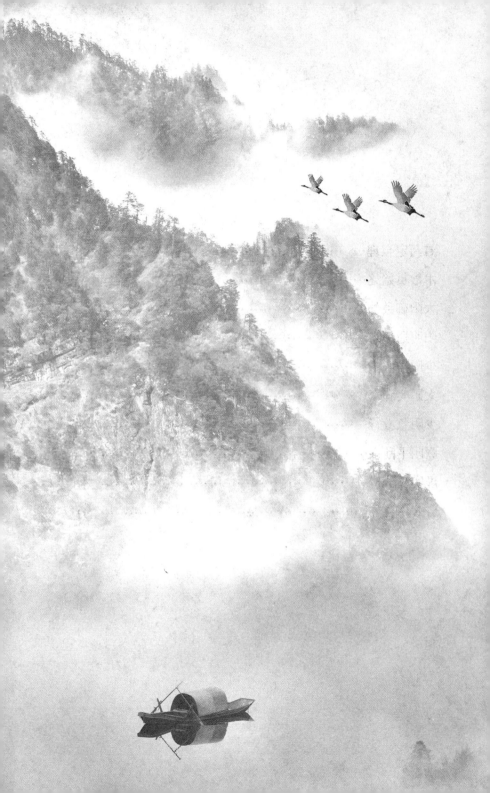

君药定主理

中国传统文化的根，源于阴阳。阴阳这两个字，现在是简体字，按字面的理解，阴字有月，代表夜里，夜晚有月亮；阳字有日，代表白天，白天有太阳。从感觉上来说，阴是夜里代表着寒冷，阳是白天代表着炎热，所以可以把黑暗的、寒冷的东西看作是阴，把光明的、炎热的东西看作是阳。

我们现在将阴阳的古字简化，以日月这两个部分来代替，以为这样能更容易地、让人一目了然地认识到阴阳这两个无形的概念，但实际上简体字反而让我们对阴阳的理解更加片面，也更容易走入误区。阴阳这两个无形的概念，光靠口说是说不清楚的，最好还是能让后学有机会真正地感受一下，才有可能明白无误。于是古代的智者，就像现在的研究人员一样，用了一种方法把阴阳这两个无形的东西表示出来，让人既看得到，也能体会得到。这个方法就是将阴阳的概念融入到阴阳这两个字的古文造字里，以象形的表现形式展示出来，从而让人更容易地体会到其含义。

阴的古体字写作"陰"，其中左半部分的左耳部首，古字写作阜，表示山体，右半部分表示有阴影笼罩，陰是指山体的北面；阳的古体字写作"陽"，右半部分表示有阳光普照，陽是指山体的南面。阴阳的真正意思，并不是那种我们从简体字中，很容易就体会出来的黑白相互对立状态，这种理解是不对的。古人想给我们传达的含义是，**阴阳像**

一座山一样，虽有南北面之分，却是一个整体，而且随着时间的变化，阴阳也在不断地有规律地循环变化着。我们要想真正地理解阴阳这两个无形的概念，应当去大山的北面和南面走走，感受一下两者有什么差别，比如温度、湿度、风温、水温以及植被生长差异等，最好再花一些时间感受一下在一天之内它们是怎样变化的，这样才能对阴阳产生比较深刻的理解和感悟。

将阴阳的概念形成系统性理论的奠基人，是远古时期的伏羲。伏羲是中国最早的有文献记载的创世神。"神"是一种极致的、顶礼膜拜的赞誉，是古代民众对有创世智慧者的尊称。伏羲的伏字，古代写作"宓"，宓字也读伏。宓字上面的宝盖部首，代表宗庙；下面的必字，甲骨文中的左右两点是分开的八，中间部分是个戈字，形容事物用兵器也不能完全分开，也表示事物虽有两面性但密不可分，同时也暗含大道的意思。我们常说的必然、必定等，就表示一件事情有大道在暗中庇佑。

宓字还组成了常见的蜜字，通过蜜字我们能够更准确地理解宓字。蜜蜂的蜂字最早出现在距今2800年前，而蜜字最早出现在距今2300年前。古人用了500年的时间，才把蜜蜂产的蜜，予以文字命名，特别是用了宓字，可见古人对于蜂蜜是在做了长期的观察研究后，才最终理解透彻并予以定义的，古人的这个过程显得非常的慎重。这种慎重其实并不可笑，反而说明了古人确有很大的自然智慧。

现在的我们才知道，蜜蜂的出现有1亿年的历史，而现代智人的出现只有5万年的历史，如果把蜜蜂比作100

岁的老人，现代智人只活了 2 周，而对于 5000 年的华夏史来说，则相对只活了 1 天多。蜜蜂的出现，是因为在 1 亿年前，植物界演变出了至今为止的最高级形态——有花植物，从此开始产生了阴阳合一的属性。花朵是植物的生育器官，花朵中会产生花蜜，蜜蜂采集花蜜，通过扇翅等动作蒸发水分，酿成蜂蜜。花朵的雌雄花蕊，有阴阳属性，因此蜂蜜是合阴阳为一的，具有生命物质属性的产物。天然的蜂蜜具有不会被细菌污染从而变质的特性，这也是阴阳合一性的另一种表现。从蜂蜜具有阴阳合一性的角度来说，古人用宓加虫来组成蜜字，是非常贴切的。宓有阴阳合一的意思，羲有帝王之气的意思，因此伏羲的意思就是指阴阳的人间之主。

伏羲对阴阳系统的最大奠基成就，是创制了八卦。**八卦将阴阳的动静迭变及生生不息的性质，以符号的形式完美地表现了出来。**八卦也是一个阴阳运算系统，这个系统也一直广泛地运用于各种中医理论之中。可以说，如果没有阴阳理论，就不会有中医理论，因此伏羲可以算作是中医理论的奠基人。

对于受简化字影响的我们，很容易就会把阴阳当作是两极化的东西，比如像一条直线一样，一头是阳，一头是阴。而古人所说的阴阳，是一个整体的循环态，可以相互转化，也可以相互包容。如果没有正确的中医阴阳认知，是学不好中医的。比如说，中医有时候会判断一个人有没有肾阴虚，肾阴虚其实是一个可转化的暂时态，如果把这个状态比作一个点，这个点就像是暂时停留在一个圆球上的某一点，它能够向多个方向进行变动和转化。而如果按两极性来理解，阴阳两极就像是一根直线的两端，肾阴虚处在其中的一端。两极形态是一个死胡同似的移动态，其中一极的能量会往这一极的尽头逐渐深陷，并越来越固定，要想改变这种极端的状况，只能促使极端中的物质向另一极的方向移动。

在阴阳整体循环态的中医认知中，当我们想要去改变肾阴虚病人的不良状态时，就会产生推动的思路，推动有很多种方法，可以从不同的方向去推动它。而两极态的中医认知，则只会产生补肾阴这一种想法。再进一步说，假如有肾阴虚证的病人同时还伴有脾阳虚的情况，那么补肾阴的方法就肯定是不适合的了。补肾阴要补充阴性物质，而脾阳虚代表脾的阴性物质多、阳性物质少，脾的阴阳已经不平衡了，再补阴性物质就可能会更加损害到已经处于弱势的阳性物质。因此单方面地补肾阴就可能会治肾而伤脾，这种治一处又伤一处的方法，是得不偿失的。而用推动不良状态转变的思路来治病，才有可能既治好病又不会有后遗症，这样才能让病人完全性地康复。如果就症治症，治一病多一病，则几十上百剂药服下去，也可能最终只是让病人得到一个靠药物暂时维持平衡的伪健康态而已。

在远古时期最初的阴阳理论成熟之后，紧接着古人又总结出了五行理论。五行有木火土金水五种，是中国古人对自然界元素的进一步思考。西方古人对自然元素的思考是四元素论——风火土水。东西方的这些思维文化传统并没有断根，而是依旧延续至今。例如，中国现在的大事立项都是五年一周期，而西方是四年一周期。西方的四元素论是一个平衡系统，容易形成相互制约的内部平衡体系，没有主次之分；而中国的五行是东西南北中分配，需要有主位，中位为主位，以中位来统帅四方。

五行有五种，到底谁来居中，在远古时期是有巨大分歧的。伏羲之后中国古人分成了多个族群，主要有华夏、东夷、南蛮三族。华夏族的黄帝、炎帝和南蛮族的蚩尤是三个非常有名望的首领，他们生活在距今约4500年前，华夏族的黄帝推崇土，炎帝推崇火，南蛮族的蚩尤推崇金。南蛮族后来被华夏族打败，流落到现在的中国西南地区，流传至今就是现在的苗族，而苗族到现在还保留着祭拜蚩尤的传统。蚩尤是崇拜五行金的，五行金以白颜色为正，苗族在远古时期属于母系氏族，以母系计算血统和财产。所以直至今日，苗族女子仍以佩戴白银饰品的多少来显示身份，这是南蛮族几千年来的传统延续，也代表着对五行金的推崇。

打败蚩尤后，华夏族的黄帝最终取代了炎帝，五行土被奉为至尊，五行土以黄颜色为正。此后的几千年，中国的掌权者都以黄色为尊贵色，在明清两代，黄色为皇家专用，民间甚至都不能用黄色来装饰器物。中医理论自黄帝开始也以土为中位，以此为基础来构建中医的五行系统，比如中医的四季五行分类，春属木，夏属火，秋属金，冬属水，而土掌管四季，每季有18天属土。

黄帝统一天下后，制定了五行的理论基础，从此以后，五行理论就开始融入中国古人社会生活的各个方面，并延续至今。古人也知道，五行理论是个无形的意识产物，要想真正地运用开来，还需要有实际的物质基础才行。由于五行是承接阴阳这个大系统的，因此黄帝命手下大臣不断地通过阴阳五行嫁接和实际事物的链接，逐渐完成了阴阳五行系统的构建。在伏羲时代，通过对阴阳的不断认识，已经测出了每年冬至的具体日期。冬至是至阴，至是极致的意思，至阴就是阴最强大之时。按照循环理论，至阴之时也是阳的最初萌发之时，"冬至一阳生"就是这个意思。**阴阳和五行的系统最初就是通过冬至而嫁接起来的，嫁接的方法叫作"律吕调阳"**，它是由黄帝时期的乐官伶伦发明的。

　　伶伦的律吕调阳当时是在阴山进行的，阴山取"阴中生阳"之意，位于现在的内蒙古。伶伦在阴山首先盖了一个密不透风的方形屋子，没有窗户，门用厚布封严，在地下竖着埋一些长短不一的管子，管口露出地面。管子用竹管制成，先假定一个尺寸规格，然后做出这个尺寸规格的9寸长、9分直径的空竹管；再假定一个尺寸规格，又做出这个尺寸规格的9寸长、9分直径的空竹管，依此类推，做了很多个。然后把这些竹管依次地分开，每根的大部分埋入地下，少部分露出地面，竹管内放一些用竹子内膜烧成的灰，这种灰非常轻。到了冬至那天，其中有一根管就会发出声音，竹膜灰会被吹出管口，这根管就被定义为黄钟。黄是五行土的正色，冬至的初阳是天地间最纯的阳，黄钟就是五行土得到阳传承后的产物。这个过程的意义就好像现在的奥运火炬引火，也要通过某一特殊时间的太阳光聚火一样。这根被选中的黄钟管的尺寸基准，每寸每分多长，就是布告天下的长度尺寸标准，这个标准之后一直沿用了近三千年，直到汉代都没有改变，汉代的 1 寸约等于现在的 2.33 厘米。

黄钟制定出来后，又通过"三分损益法"，制作了依次更短的其他十一根竹管，与二十四节气的其中十一个节气相配，形成了一年的十二个相配竹管，叫作六律六吕。黄钟发出的声音，就是现代音乐的 C 调，其他竹管发出的音是古代制乐的基础。在黄钟管子里，放入黍米，黍米比小米略大，也是黄色的，一根黄钟管大约能放 1200 粒。两根黄钟管放入的黍米总重量，就叫作两，也是延续到汉代的重量度量衡单位，汉代的一两约等于现在的 15.625 克。两根黄钟管中放入水的总体积，就叫作升，汉代的一升约等于现代的 200 毫升。**由此可见，中国古代的长度、重量、体积等度量衡单位，都是阴阳五行结合的产物，是按照地球与太阳的平衡性而创制的，与现代西方按照光速等制定的度量衡有很大的不同。**1973 年，考古专家从马王堆汉墓中出土了大量的文物，12 根律吕管也在其中，并有同时期的很多度量衡工具出土，这个重大的考古发现，帮助我们获取了这些古代传说之物的现代准确数据。

汉代以后，重量的度量衡出现了偏差，因为当时官府收税是称稻谷重量的，为了多收税，斤两的实际数量不断地被调高，在之后一千多年的时间里，一两从 15.6 克不断上调，最高时被调到了 42 克左右。明清时期，一两约等于 37.5 克，民国之后开始按西方度量衡计算，一市两 50 克，一公两 100 克。但有些地方的中医到现在为止也没有完全使用西方的度量衡单位，比如大家去香港药材铺买中药材，一两还是按照明清时的 37.5 克计算的。

五行理论初步设定后，从黄帝时期开始，经历了约2400 年的研究，到了公元前 100 多年的西汉时期，一部以阴阳五行完善理论为基础的中医医学巨著出现了，由于其理论根基是源自黄帝的，所以叫作《黄帝内经》。直到现在，后世的医家再有智慧或名望，也难以从《黄帝内经》的阴阳五行理论中挑出错误，并提出修改意见，可见阴阳五行理论经过 2400 多年的发展，已经很完善了。

又过了约 300 年，到了公元 200 年左右的东汉时期，张仲景写出了传世巨著《伤寒杂病论》，这是中国第一部从理论到实践，确定中医方剂治则的医学专著，也是中国方剂医学史上影响最大的著作。

《伤寒杂病论》的原书已经失传，晋代太医王叔和根据自己搜寻到的《伤寒杂病论》的伤寒部分佚文整理成《伤寒论》。宋代王洙等人在偶然的机会下，发现了《伤寒杂病论》的残简，将关于杂病的部分整理成册，更名为《金匮要略》。由于《伤寒论》里面有较为系统的理论框架结构，对于后世医家比较方便去学习和领悟。

同为医学巨著，《黄帝内经》与《伤寒论》有什么区别呢？《黄帝内经》主要运用的医疗手段是针灸，而《伤寒论》主要运用的则是中药方剂疗法。

那么，针灸疗法与中药方剂疗法有什么区别呢？

我从学习针灸到运用针灸有近 30 年的时间，很多时间里脑海中都一直在不停地思考一个看似简单的问题——针灸为什么能治病？每当我若有所悟之后，就会发现自己的针灸技术真的能够有所提高，而我领悟出的这些对提高针灸技术有用的东西，往往并不是疾病本身的知识，而都是与自然界有关。人身上的经络、穴位设定，古人是采用了取象比类的方式来命名的，皆有深意，比如合谷、曲池、涌泉、百会、肩井、风池等，每个穴位名都是取象于自然界的地貌现象，有江河湖泊、河流分支、崇山峻岭等实体形象，也有下雨、刮风、云雾、地震等变动形象。经络有足太阳经、手少阳经、足少阴经等，有正经、奇经、络脉、经别等，皆取象于自然界中一年 12 个月的寒暑变化，或一日十二时辰的昼夜变化等。

《黄帝内经》中的阴阳五行等理论源泉，主要参考的是天地等自然界的变化，针灸的本质也是取象比类。比如针灸通过刺激身体某些特定位置，激发出这些位置平时蕴含的天地能量，从而改善身体其他位置的不良状况，这是针灸中的补法，就好像自然界中哪里缺水了，我们就可以从水资源丰富的地方调些水过去补充一样；而通过直接宣泄出某些特定位置的过多或淤堵的能量，从而改善全身或局部的状况，则是针灸中的泻法，就好像自然界中哪里的河流淤堵了，我们只要将其疏通一下就能够恢复正常一样。《黄帝内经》里讲述了大量的天人相应的知识，实际是在指导医者学会体会天地能量变化对五脏六腑以及经络穴位的影响，以及疾病是如何发生的，应该如何治疗。学习者如果只把这些当作养生知识，而不与针灸治疗疾病的思路结合起来，是一叶障目的行为。

《伤寒论》提出的中药方剂疗法，有一个比较成熟的系统性的理论蕴涵在其中。在针灸技术中，经络、穴位、针具、艾火都是与天地有关的，人是被动接受者，针刺出血、艾灸起疱等都是被动反应。而《伤寒论》却是把人的地位提升了，强调了人体自身的主观能动性，服药后会有出汗、呕吐、泻下等排病反应，这种人与天地平等的理论架构就是三才理论。

三才是指天、人、地。才字在甲骨文中也是如现在这样写的，才字上面的一横表示地面，一竖表示植物刚刚露出地面，一撇是植物在地下的根部，才字是形容具有生机的事物刚刚萌芽的状态。理论上，人是不能与天地相比的，但是如果把天、人、地三者圈定在一定的时间范围内，并限制这个范围只是在人活着的这段时间内，以及只参考这段时间内天地的变动状态而不是天地的永恒状态，那么，人的生机和天地变动的生机是完全可以构成一个短暂的临时性架构的，这就是三才理论能够形成的原因。三才理论为什么要用到才字呢，是因为才字与五行土关系密切，天、人、地的生机都与土有关。中药是源于五行土的，中药有矿物药、植物药、动物药，矿物直接源于土，植物从土中长出，动物通过植物而延续生命。人能够通过获取中药里含有的不同五行土信息，来获得调整身体状态的能力。通过五行土的链接与传递平台，天、人、地三者最终构成了三才系统。天、人、地三才因为生机而存在，生机就是其中共同的理论架构。那么，它们的系统理论具体又是怎样的呢？

我们知道，天地的变化是通过阴阳来表现的，《黄帝内经》把阳分作三部分，分别是太阳、少阳、阳明。同时也把阴分作三部分，分别是太阴、少阴、厥阴。在三才生机系统中，天地阴阳共六部分的顺序及首尾相接情况是这样的：

厥阴——少阴——太阴——少阳——阳明——太阳

《伤寒论》把这个阴阳相接的系统也用到了人的身上，人是居于天地之间的，为了与天地不排斥，且更好地融合，人的阴阳六部分的顺序及首尾相接与天地的阴阳顺序相反，就好像磁铁的同性相斥、异性相吸原理一样：

太阳——阳明——少阳——太阴——少阴——厥阴

如果结合生机去理解这个阴阳系统及顺序，会比较容易。冬至是初阳萌发的日子，这一天基本发生在每年的 12 月 21 日或 22 日。冬至的生机对应的是上面阴阳六部分中的太阳，太字在古语中与大字同义，太阳就相当于最大的阳。很多人会想，冬至是刚刚萌发的阳气，应该叫少阳才合适呀。要解释清楚这个问题，我们还需要引进一个虚实的概念。阳是天，阳是升发的，往上走的，越走越空虚，所以阳属于虚；而阴是地，阴是下沉的，往下凝结的，越凝结越实，所以阴属于实。冬至萌发的初阳，是非常空虚的，几乎无形，反而是阳的最高形态，所以它是太阳，到了少阳就是由虚化实，接近半虚半实，而阳明表示空虚的东西都能看见了，明就是可以看到的意思，阳明就接近于实了，它可以向阴的部分开始转化了。同理，阴是由实化虚，太阴接阳明是比较实的，少阴是半实半虚，厥阴则是比较虚的，厥字有颠倒、反向之意，虚的厥阴才能接着转化出虚的太阳。

冬至是中国古代从国家层面最早制定的节气，周代时以冬至为岁首过新年，延续到秦朝、汉代依然如此。在道家的养生术里面，冬至也是个非常重要的节点，人到了四十岁以后，每年冬至都应该养阳。道家认为，人的基准寿命是一百二十岁，一百二十之数由天干数十乘以地支数十二而得。人的全寿分为三部分：上元、中元、下元，各有四十年的时光，上、中、下元分别由精气神来主导。

上元以精为根，精是人体的先天成分，现代人只要不是耗精到枯竭的程度，一般都能活过四十岁，就是度过上元。上元四十年的自然生理状态是炼精化气，为四十到八十岁打下基础。

中元以气为根，从四十岁开始，很多人会感觉自己的身体状况开始不一样了，中医讲"**年过四十，阴气自半**"，过了四十岁后人的健康状况就不再主要靠先天了。一个人能否活过八十岁，度过中元，要看在这中元的四十岁到八十岁期间，气耗损得多不多，以及在自己的上元四十年时间内，是否多化生出了一些气的存量作为基础。中元四十年的自然生理状态是炼气化神，也是为八十岁以后的下元寿命打基础。

一个人活过八十岁时，就进入了下元，下元以神为根，神与人的先后天都有关。八十岁以后能活多长时间，一方面是要看个人的先天条件，另一方面就是要看这个人在中元的四十年时间里，养出了多少神。神是一种以意识为主体的产物，神念越强大，表现出来的意识状态就越乐观、淡泊和心胸广阔。下元的自然生理状态是炼神还虚，还虚到了极致就是离开人世，这个状态是纯损耗型的。所以，一个人想要活到一百二十岁，必须始终保持极致守神的生活方式才行。

精气神三者，精属于阴，气和神属于阳。补精需要养阴，养阴则靠五味，五味就是各种营养物质。在古代，人的平均寿命不高，一方面是由于战乱频发，另一方面也是因为没有良好的物质生活条件让身体摄纳充足的营养物质，人体的精得不到充足的补充。另外也有劳累、恐惧等将精损耗得过多及过快的耗损性因素存在。

补气和神则需要养阳，养阳则要靠阳光，也就是需要晒太阳。气和神需要补充的阳是虚的阳，而不是实的阳。比如靠食物补阳就不行，食物里的阳属于阳明，阳明会化成太阴，因此想通过进补来补充对气和神有用的阳，是办不到的。只有阳光才是虚的阳，以早晨的清阳为最佳。另外，我们晒太阳的同时要晒背，因为人的背部属于太阳位，且越靠近上部越好。人的腹部属于阴，人的背部上端与腹部气管上端对应的位置，是腹阴与背阳能够阴阳交接的部位，那里有个穴位，叫大椎穴，此穴是接受外界阳光来补充人体阳气的最佳位置。冬至的阳光，阳里面的太阳属性最强，所以四十岁以后，首先每年在冬至的上午，去晒大椎穴，是最有益于长寿的养生方法。有时为了达到最好的养生效果，道家还会要求养生者在冬至的前几周，先做身体各处的拉筋柔筋练习。这样做的好处是，当冬至阳气输入体内后，能够最大限度地输布到身体的各处去。再者，在冬至的前两三天，要以背部撞树，以疏通督脉，打散郁寒，这样会更有益于帮助身体接收阳气。

我们把冬至的阳——太阳，定为一个时间点，然后排列出一年的阴阳状况，如下所示：

厥阴	少阴	太阴	少阳	阳明	太阳
1月20日~3月20日	3月21日~5月20日	5月21日~7月22日	7月23日~9月22日	9月23日~11月21日	11月22日~1月19日

记住这个时间表，对深入学习《伤寒论》是特别有用的。

张仲景在《伤寒论》序言中说到，他的宗族以前比较庞大，有两百多户人家，因为当时大病流行，最后只剩不到十支宗族了，死亡的人有三分之二，伤寒病占了十分之七。他深感医家之无力，于是勤求古训，博采众方，引用了《黄帝内经》《难经》《胎胪药录》等书，立下治伤寒病之法，虽然不能治愈所有的疾病，但应该可以见病知源，明白治病的道理。

伤寒在古代是很普遍的疾病，伤寒证的最初表现主要就是怕冷。人为什么会从外界感染疾病呢？在三才系统中，人与天地是共生的，任何时候人都会受到天地的影响，而天地是阴阳共存的，阴暗面与光明面都有。《道德经》说"天地不仁，以万物为刍狗"，是说天地不会只庇佑人界，天地对万物都是同等对待的。所以，人为了保存自身，需要适当地趋吉避凶，要亲近天地的仁面，躲避天地的凶面，否则就会从天地中感染到疾病。

（天）厥阴～少阴～太阴～少阳～阳明～太阳
（人）太阳～阳明～少阳～太阴～少阴～厥阴
（地）厥阴～少阴～太阴～少阳～阳明～太阳

如上所示，三才系统中，人之太阳是最先与天接触的，接触到天之厥阴。正常的天之厥阴应该是很虚的阴，如果当时人身处在一个很污浊的天之厥阴环境中，污浊的厥阴是不正常的，属凶不属吉，人之太阳就会被污浊侵蚀，体内的清阳受损，就会出现怕冷、发热等发病情况，这就是三才理论中人体外感发病的主要机理。

《伤寒论》的第一句："太阳之为病，脉浮，头项强痛而恶寒。"

这句话是太阳病的总纲，太阳病就是指人之太阳受外界影响而发病，且发病的范围限于人之太阳。太阳病的第一个症状是脉浮，那么脉浮是怎样的一个表现呢？

中医现在摸脉的部位，是在手大拇指之上的手腕处，叫寸口脉。从大拇指往上一直连着的经脉是肺经，肺经的走向是从胸中沿着手臂内侧一直通到大拇指。中医讲"肺朝百脉"，就是说体内所有的血脉都与肺相连，血脉里面的能量，都是由肺所提供的。现代的生理学已经解释得很清楚，血液里的氧气都是通过肺泡输送进去的，所以肺经上的这个寸口脉，可以代表性地反映出全身的状况。在《黄帝内经》里，摸脉时需要察三部九候，就是说最多的时候要摸身体九处部位的动脉搏动情况，这是因为它采用的是阴阳五行系统和取象比类法，需要考量人身多处的气血情况，才能认知到天地对人体各部分的影响，从而推断出哪些部位可以用针灸的方法来调整人体的不良状况。而《伤寒论》是把人当作一个主体单位，首先考虑的是人的自身，因此可以把寸口脉视为一个全局性的观测平台，以"独取寸口"的摸脉方式，分析病情。

中医看病的诊查顺序，讲究望、闻、问、切。这里的"切"，就是指摸脉，摸脉时要将血管的搏动部位分成几段去体会，摸脉手势好像切段一样，所以也叫切脉。摸脉之前，需要先"望""闻""问"。这是因为，医者需要先判断出一个人本脉的脉象，才能知道哪些是病脉的脉象，病脉是在本脉之上的变化。如果病人的病脉变化剧烈，医者是很容易判断出来的；而如果病脉变化轻微，则容易与人的正常本脉相混淆，就需要预先判断出本脉是怎样的，才能知道病脉是怎样的。但健康人的脉象是没有一个准确的标准的，有的人的脉象表现很细、有的很粗、有的有力、有的没力，但这些人身体却都很健康，这些脉都是本脉。生病的时候，脉象会有变化，医者如果不清楚生病之前病人正常的脉象是怎样的，很多时候就不能准确地判断出病人的脉象到底有了哪些病态的变化。

优秀的医者，可以通过看人的面相、体型、神态，听人的语音轻重、气力多寡，问人的生活习惯等，预先判断出这个人生病之前的本脉，从而相对容易地摸出病脉来。疾病发作剧烈的时候，不仅脉象变化大，其他的身体情况也表现明显，中医师可以不用望、闻这两个步骤，甚至连脉都不用摸，问几句就能搞清楚该怎么治疗。但是对于每个病人，医者还是应该尽量都摸摸脉，这既是对病人负责，也能帮助自己进一步地提高医术水平。中医的望闻问切对于诊断疾病有重要的意义，可现在的许多临床中医师，都很少用望诊、闻诊了。他们受西医对症治疗思路的影响，只关心病人的症状表现，对脉诊有时也是敷衍了事，不去做深入地研究分析。

现在的一百个中医师里，能对脉诊有较深理解的，最多也只有一两个。而如果是亚健康状态的人，想要调理好身体，就必须找到诊脉能力非常强的中医才行。因为当人体所患疾病状况不明显或只是刚刚处于亚健康的状态时，与身体完全健康之时相比，人的面相、声音、症状、脉象等的变化都非常小，中医的望闻问三法可能都判断不清，医者只能靠切脉去判断。而能够做到正本清源，在病人亚健康时能分清病脉的中医师，一千个中都很难找到一个。很多时候，有些老中医会直接跟病人说，我会治病但不会调理，因为调理其实比治病更难。目前的中医养生市场，因为没有那么多合格的能够真正调理身体的中医，所以实际上大多数都是治病市场，或是进补市场，或是对身体拆东墙补西墙的伪保健市场，而真正的养生应该是能够引导人们往得道的终极目标行进的。

"得道"是道家的说法，一个人是否得道有两项硬指标：一是"度百岁乃去"，就是要活过一百岁；二是要做到"无疾而终"，就是没有病痛，安然地离开人世。从这个角度来说，当前的很多养生手段，都只是续命手段而已。只会续命而不会养生，那么当一个人撑到老时，也只能勉强忍受着满身的疾病，苟延残喘地挣扎，痛苦地活着。想做到真正地养生，求人不如求己，寄托于找可遇不可求的神医是不可取的，应当努力提升自我对生命的认知，从正确的自我身心修炼方法入手，从而获得成功。

下面进一步说说脉诊的情况。本脉的外在形状，如大小、粗细、强弱等，与个人的体质、性格、生活方式密切相关。本脉的内部动能变化，则与天地关系密切，四季的变化都会影响脉的搏动。《黄帝内经》说："**春脉弦，夏脉洪，秋脉毛，冬脉石。**"春季在五行属木，春天万物生长，人的脉象也会带有木性，变得直而微硬，就好像弓弦一样，中医叫作弦脉。到了夏天，五行属火，空气都是热烘烘的，影响人的脉象，使其变得粗大而柔软起来，中医叫作洪脉。秋天的五行属金，影响人的脉象，使其有细微的硬质感，这种感觉不太容易体会，古人形容其为有毛刺感，所以叫毛脉。冬天的五行属水，天气寒冷水都结冰了，像石头一样硬，影响到人的脉象就是缩小变硬并下沉，中医叫作石脉。我刚开始学习摸脉的时候，曾经仔细地去体会四季对脉象的影响，发现其实变化也不是那么大，是非常轻微的，这也许与现代人的生活条件明显改善了有关。夏天有空调不热，冬天有暖气不冷，平时饮食的营养又非常充分，气血充足，使得脉象不再像古人记载的那样，依四季而明显变化，已经变得平和而轻缓了。

太阳病所说的脉浮，有两种情况，一种是按照深浅来分的，另一种是按照上下来分的。脉象按照深浅的层次，可以分作三层，表层属天，中层属人，下层属地。太阳病是受天的影响，所以会影响脉的表层，当脉的表层与中层、下层相比，出现变宽、变大、变长、变有力的情况时，都是脉浮的表现，这是第一种情况。脉象还可以按照上中下的分配，分作三层，寸口脉靠近手掌的三分之一段是上位，属天；中间三分之一段是中位，属人；靠手臂方向的三分之一段是下位，属地。当脉的上位与中位、下位相比，更加地粗大、有力、饱满时，也是脉浮的表现，这是第二种情况。

太阳病还有另一个重要的表现——头项强痛而恶寒。人的背部有一条从头顶直到脚趾的经脉，叫作足太阳经。人受外界影响生病时首先会影响到人体的经络，人之太阳受病首先影响到的就是太阳经。人体上部为阳，下部为阴，头项部位的太阳经与天之气的接触最紧密，因此发病起来会更加严重，会出现头后部连着颈部僵硬疼痛的情况。恶寒就是指怕冷，这个冷是源自经络的，是足太阳经里面的阳气被遏制了，因此即使穿上很多衣服有时都还会感觉很冷。一般情况下，恶寒一段时间后，身体就会发热，这是因为与足太阳经相连的其他经络受到刺激，会自发性地产热，灌输热力到足太阳经，以帮助足太阳经里面的阳气复苏。这个灌输的过程如果时断时续，身体就会出现战栗、忽冷忽热的情况。遇到这种情况时，一定要马上休息，立刻躺下来多盖被子，并适当地喝些温水以补充热能。在非洲的很多地区，普通的伤寒容易发展成疟疾，最主要的原因就是由于病人平时的营养不足或饮食结构过于单一，体内经络气血不足，当足太阳经受寒阳气被遏制时，其他经络产热时提供的能量明显不足，时断时续，当新旧气血瘀堵后，就会形成疟疾。中药青蒿的作用是清虚热，之所以青蒿能治疗表现为时冷时热症状的疟疾，是因为当足太阳经接受其他经脉气血能量时，如果气血时断时续，久了就会瘀堵为陈旧气血，陈旧气血瘀积会形成腐败，出现虚热。青蒿的清热通透作用，有助于经络对腐败气血的清除以及新旧更新，从而能够治疗疟疾。

以前病人一旦发烧，医生会尽快用冰块等物理降温的方法，快速地降低病人的体温，但现代医学也逐渐地认识到，过早地打断病人的发热过程，并不明智。比如，感冒发烧后如果在最快的时间里用输液的方式降低体温，病人过后往往会出现身体异常疲乏的情况，或者会有持续很长时间胃口不佳、持久性咳嗽等症状出现，这些都是因为没有给身体足够的时间，让身体自己去战胜疾病所致。快速地降低体温虽然能够暂时减轻发烧症状，但也可能会导致病邪更加深入。

《伤寒论》的第二句："太阳病，发热，汗出，恶风，脉缓者，名为中风。"

之前的第一句"脉浮，头项强痛而恶寒"是太阳病的总纲，它提示的是太阳病最初发病时身体预警的表现，而这第二句是形容身体已经产生抗病反应了，这是身体抗病反应中的其中一种情况。

发热是排病反应，如果太阳经受到的侵犯很重，恶寒迟迟不能缓解，病人的排病反应就会很剧烈，往往会发高烧，体温可能升到40℃以上。当阳气被遏制时，身体的体表会表现出皮肤紧绷干燥的情况，随着排病反应的持续，体表会微微松解开来，慢慢有点柔软湿润了，这时病人的体温就会开始下降了，再随着体表的一些轻微汗出，体温会逐渐下降到38.5℃左右。如果一开始病人的太阳经受到的侵犯不是太严重，皮肤毛孔没有完全闭合，还有汗出，这时候病人的发热就不会很严重，一般不会超过38.5℃。

"发热，汗出，恶风，脉缓者，名为中风。"恶风比恶寒要轻许多，恶寒盖上被子都不一定管用，恶风只是怕流动的风，是轻微的怕冷。脉缓表示脉搏的搏动速度没有过多地加快，并不是比平时还慢的意思。脉搏速度没有加快多少，又有汗出，所以这里提到的发热，体温一般不会超过38.5℃，甚至有可能是正常体温之下的发热。有时候我们会感觉自己先是有点受风了，轻微地不舒服，觉得自己像是发烧了，但是一量体温却发现在正常范围内，这就是正常体温之下的发热。古人没有体温计，提到的发热是以病人自我的外在或内里感受为主。正常体温之下病人有发热的感觉，说明祛外邪的战场可能不在体表，而在体内。

很多人误以为经络只是在身体的体表循行，其实在体内也是有经络的，经络是外络肢节，内联脏腑的，实际上在体内的经络的长度反而是要多于体表的。当太阳经受到外邪侵袭，而我们的身体处于疲乏或柔弱的状态，又或者病邪过于轻微，身体感受不到，就有可能在太阳经的体表部分不出现抵御病邪的反应，而是在太阳经的体内部分才出现排病反应。如果发热处于身体的内部，由于体内的温度一直都很高，因此只要体内温度稍增加 1～2℃，就会发生排病反应了。

体内升温，在体表不一定能测到体温升高，有时为了确定体内是否发热，需要用测肛温的方法才行。以上的这些症状汉代称作"中风"，由于后世出现类似现代脑血管病突发的，有晕厥、偏瘫症状的中风病名，因此汉代中风的说法，近代就转化成现在我们所说的伤风。我们常说的伤风感冒，就是《伤寒论》里的太阳中风。伤风以后，发热是一种排病反应，感冒也是一种排病反应，发热的战场在外部，感冒的战场在内部。《伤寒论》说："**太阳中风……啬啬恶寒，淅淅恶风，翕翕发热，鼻鸣干呕者，桂枝汤主之。**"啬是吝啬的意思，是舍不得把衣物给别人，啬啬恶寒描述了一个人因怕冷而裹着衣服躲在一旁的形象。淅的字义是指轻微的风雨声，淅淅恶风是描述一个人吸着鼻涕并缩着脖子躲风的样子。翕读作息，由合、羽两个字构成，表示收拢，翕翕发热描述一个人合拢着手臂并感觉身体在发热。鼻鸣，就是指鼻音重浊。干呕是有想吐的感觉但不一定吐，也指没有胃口。这些症状与现在因受寒引发的伤风感冒几乎一致，因此现在的伤风感冒多数情况下是可以用《伤寒论》里的桂枝汤来治疗的。

"主之"，当《伤寒论》里的方剂用到这个词的时候，大多数都能对应着"一剂知，二剂已"这样的疗效。这个"主"字不能理解为"主要"，主要这个词是后世的词义，而汉代的词义是比较接近于篆义的。中国书法的演变顺序为篆、隶、楷、行、草。篆书是中国最早的官方文字，形成于殷商时期，距今约 3600 年。篆书退出是在汉代，接替它的是隶书。"主"字在甲骨文中象征点燃的火把，最上面一点就是火焰，后面到了篆书时引申为君主之意。"主之"在汉代就表示君主领兵出征，克服病邪的意思。"桂枝汤主之"暗示着桂枝汤中有一个君主，这个君主也叫君药。

【桂枝汤方】

桂枝三两，去皮　芍药三两　甘草二两，炙

生姜三两　　　大枣十二枚，擘

这五味药中，哪一味药是君药呢？

张仲景是东汉末年人，在东汉时期，还出现了一本药物巨著叫作《神农本草经》。这本书也是中医四大经典著作之一。书中的内容最早源自神农氏，经代代口耳相传，于东汉时编纂成书。《伤寒论》中经方的药物组合方法，受神农氏的影响很大。《神农本草经》中提出了方剂的组合原则："君、臣、佐、使。"君药居正，行使大义；臣药督军，领兵出征；佐药分工，各行其职；使药先锋，谋求奇胜。一个方剂中，君药的数量只可一味，臣药可以一到三味，佐使药可以多达九味。

《神农本草经》中记载了 365 种中药，以对应一年的 365 天，并把这些药分作上、中、下三种品性，归纳于上经、中经、下经中。

其序录中说："上药一百二十种为君，主养命以应天，无毒，多服、久服不伤人。欲轻身益气，不老延年者，本上经。"

上品药的药性有天性，天是永恒不老的，药方中以上品药来组合，不会伤人。

"中药一百二十种为臣，主养性以应人，无毒有毒，斟酌其宜。欲遏病补虚羸者，本中经。"

中品药的药性是以人为本，各有所宜，有毒无毒要看个人是否适合。从另一个角度来说，无毒补虚，有毒泻实，主要针对的是人体的虚实调理。

"下药一百二十五种为佐、使，主治病以应地，多毒，不可久服。欲除寒热邪气，破积聚，愈疾者，本下经。"

下品药多数是以毒攻毒的。

《伤寒论》中的处方，大多数都是以君臣佐使的模式设定的。君药多数是选取自《神农本草经》中的上品药，臣药多从上品药或中品药中选取，佐使药多从中品药或下品药中选取。桂枝汤方中的五味药，桂枝、甘草、大枣属于上品药，芍药、生姜属于中品药。

桂枝汤方是经方中公认的第一方，号称经方之首。张仲景将桂枝汤方进行了几十次变化，用于治疗太阳病的各种变证。其中，桂枝、大枣、芍药、生姜都有被替换的时候，而甘草在每个变方中始终存在，从未被替换过，所以，甘草是桂枝汤方中真正的君药。

"君"字由尹和口构成，尹字表示治事，口字表示指示，君是一个领导者的身份，负责治理国家。在东汉之前的西汉，儒家思想颇为流行，其传统是敬天法祖，忠君爱国，孝亲顺长，尊师重教，崇奉"天、地、君、亲、师"

的价值理念。中国的文字作为一种象形文字，有它深刻的含义，它法天象地，囊括了天地间的至理。西方文字主要是字母文字，不能以单个字来表达意思，必须是词，每个词通过它的字母排列规律，来表达词义，彰显内在的美，推及西方国家的价值观念，规律是排在第一位的。西方国家的人民认同法律至上的理念，崇尚科学的有序节制，这些与遵从规律的价值观是分不开的。中国的象形文字，内涵是天地，因此中国人的骨子里遵从的是天地。中国的传统文化里是按照"天、地、君、亲、师"的顺序来遵守规矩的。老师是传道授业者，让学生开智以能够敬畏天地；父母是行为的导师，身体力行地引导孩子的心性，教导他与人和谐共处的能力以及在社会中生存的能力，期望他能够获得顺应天道、颐养天年的完美人生；君王是天地的代言者，在古代，君王的工作是非常辛苦的，二十四节气及重大的日子都要祭天，以保佑农事的顺利，又要每日处理国事，确保国家安定繁荣，人民安居乐业。因此，君是天地与普通人之间的嫁接者，古代称君主是奉天承运，能转接给普通人以天道智慧。

桂枝汤方中的甘草，之所以能够成为治疗太阳病的君药，与甘有关。甘是五味之一，我们常说的酸苦甘辛咸，即酸味、苦味、甜味、辛辣味、咸味，这五种味道各有不同的五行属性：

酸	苦	甘	辛	咸
属木	属火	属土	属金	属水

甘味可以补土，甘草是补土综合实力最强的中药，也是最良性几乎没有不良反应的中药。三才中的太阳也是有属性的，它属水，因为太阳对应一年中最冷的时期，所以它是寒水。三才体系中阴阳的属性如下：

厥阴	少阴	太阴	少阳	阳明	太阳
1月20日～3月20日	3月21日～5月20日	5月21日～7月22日	7月23日～9月22日	9月23日～11月21日	11月22日～1月19日
风木	君火	湿土	相火	燥金	寒水

在五行的相生相克体系中，土克水，克字是治理、管理的意思，在自然界中流水要靠周围的土构成水道，才能顺流有序，不会泛滥流失。甘草属土，太阳病属水，土能克水，所以甘草能够领导其他药物去驱除太阳病中的寒邪。

甘草，《神农本草经》里说："味甘平，主五脏六腑寒热邪气。"中医在临床中，如果是驱除偏热的邪气，要用生甘草，就是原味甘草，原药材晒干直接切片；如果是想要驱除偏寒的邪气，则要用炙甘草。在《伤寒论》中，所用的甘草几乎都是炙甘草，炙甘草是用蜂蜜炮制的甘草。通过一些加工方法增强中药的某些药性，中医叫作炮制。先将蜂蜜加热浓缩到一定程度，再与生甘草片拌炒均匀，晾干后，就成了炙甘草。

桂枝汤里有大枣、炙甘草，两者都比较甜，所以桂枝汤是一个偏甜的汤药，并不苦。这也提示我们，如果是受寒伤风感冒，可以服用偏甜一些的汤液治疗。民间常用的热蜂蜜水、生姜红糖水、黄豆白糖水，都可以快速有效地治疗受寒引起的伤风感冒，如果服用这些偏方能够尽早和及时，伤风感冒的症状常常片刻间就会消失。但需要注意的是，如果有喉咙痛的情况，是不能用桂枝汤的，因此当伤风感冒伴有喉咙痛时，也不能用以上糖水类的偏方来治疗。

张仲景在桂枝汤的运用中，强调对两种病人不要用：一种是经常喝酒的人，另一种就是喉咙痛的人。经常喝酒的人，如果受了风寒得了感冒，要煮葱姜汤喝，可以用蔬菜汤或淡肉汤或稀粥，再加些新鲜葱姜进去煮几分钟即可，但不能用红糖水等甜性的汤水来煮葱姜。喉咙痛的人，表示体内有阴虚的情况，不能过用辛温发散类的中药，而桂枝汤中的桂枝、生姜都是辛温发散类的。阴虚用五行表示就是水虚，如果壶里的水已经少了，还要加大火力去煮，那么壶里的水马上就会干涸，所以桂枝汤的热性对阴虚病人是不适合的。

阴虚按照中医五行理论，有两个常用的治疗方法：一个是直接补水，中医叫补阴；另一个是按照"虚则补其母"的原理，去补金，因为金生水，金和水是母子关系，补金就能补水。金生水的生是资生的意思，多数的金属在很寒很干燥的时候，表面会凝结出水滴。五行学说认为，金是燥金，以凉燥为其本性，我们平时摸常温下的金属物品，都会感觉偏凉。按五行相生理论，当金的本性被助长到一定的程度，就会促进水的生成，这就是燥金生水。能够燥金生水的，属于辛凉性的，以及比较适合治疗有喉咙痛症状的伤风感冒的，作用比较突出的中药是薄荷。薄荷在煎药的时候要后下，就是在其他药煮好了以后，再放入薄荷煮 3 分钟左右即可，煮久了它的辛凉性就会被破坏了。如果伤风感冒的病人有喉咙痛的症状，在运用桂枝汤的时候，就需要把桂枝、生姜都换一下，桂枝换成紫苏叶，生姜换成薄荷，就能够取效了。

张仲景在桂枝汤的服法中，还强调了三点，一是喝粥助药力，二是覆被而卧让身体出些微汗，三是要忌口。

张仲景说："**服已须臾，啜热稀粥一升余，以助药力。**"须臾在佛教中是个时间单位，约等于 0.8 小时，48 分钟。在中国古代的词句中也常有须臾这个词，则是表达逍遥、从容之意。文中的服已须臾的意思，就是指服完药放松下来以后。稀粥是很稀的米粥，是几乎看不到米的粥。稠的粥容易使药力停留在胃里，很清的稀粥才能帮助药力上升，以解除表寒。加服稀粥也有辅助君药甘草的意思，因为米是补中焦的。中焦是中医名词，相当于腹部的上中部，其次还有上焦和下焦，分别指胸部和腹的下部。中焦也主要指人的脾胃，脾胃在五行属土，所以米也能补土，能助甘草。汉代一升的量大约是 200 毫升，相当于现在小碗一碗的量。在古代，营养条件不佳，所以加服一碗热稀粥很有必要，现代人营养充足，一般就不需要加服热稀粥了。但如果病人又乏又饿，那还是需要增加营养的，这时不能吃油腻的食物或喝肉汤，必须喝热稀粥才行，如果来不及备粥，热水冲调一碗稀藕粉服下也是可以的。

"**温覆令一时许，遍身漐漐微似有汗者益佳，不可令如水流漓，病必不除。**"温覆是指盖被子或者披上长衣让身体暖和些，但不是指捂厚被子，温覆的目的是为了避风，隔绝寒气的继续入侵，病人也需要在服药后耐心地休息一个时辰。古代一天有十二个时辰，所以一时许就是现在的两个多小时。为什么服药后要休息一个时辰才行？因为经络的十二条经脉对应十二个时辰，只有经过一个时辰的时间，才能确保一条经络的病邪全部驱除。有时候，家长给小孩子服药后，没有注意避风，或者避风时间不够两个小时，治疗的效果就会打折扣，甚至有可能还会导致病情进一步加重。

"遍身漐漐"，漐读作执，是形容漐漐的水声，当发出这种水声时，水流一般都是很细很细的，这里形容体内的寒气往外冒。太阳病是因为感受不正常的天之厥阴而致病的，厥阴的五行属风木，所以排出厥阴外邪的感觉一方面是像风，另一方面也会有细细的丝线感。

"微似有汗者益佳"，太阳中风的情况下，皮肤毛孔并没有完全闭合，是有汗的，所以这里提到的微似有汗者并不是指出汗，而是表示一种感觉，是那种身体的体表温暖舒适，毛孔微微打开，像身处在四、五月间温暖而不炎热的气候中的感觉。如果病人为了寻求病快些好，就捂厚被子，出大汗，看似体温下降得快，但其实并不好。

张仲景告诫说"不可令如水流漓，病必不除"。流汗流得多反而不去病，要解释清楚这个道理，我们可以观察一个软水管喷水的实例。当我们想要将一根软管的水喷得更远、更有力时，一定要捏小管口才行，细水才能喷得远；如果放开或扩大管口，软管里出来的水反而软绵绵地流不远。天之厥阴的外邪是风木之性，出汗越多越快，反而不足以驱邪外出。驱邪不彻底，外邪就可能会更加深入体内，从而引发许多的后遗病证，就不能够达到《伤寒论》里记载的桂枝汤之功效，也不能够做到一服而愈。

"禁生冷、黏滑、肉面、五辛、酒酪、臭恶等物。" 在整本《伤寒论》中，桂枝汤系列的方剂，是最强调忌口的。因为三才中的太阳，是最虚性的，是清阳，药力要轻而不滞，才能输送到体表，服药期间的饮食也必须清淡才行。而且服药期间也不能吃冷食，因为冷食会影响到甘草的温阳药性。甘草属土，药力居中而坐，运筹帷幄，挥斥方遒，生冷之物会使甘草药力中的阳性大失。五辛是指调味品，酒酪是指酿制品，一些口味较重的饮食会使甘草的药力出现紊乱。黏滑、肉面等食物，臭恶如臭豆腐之类的食品，容易重浊药力，使桂枝汤的药力不能上升达表，也是不能食用的。总之，在伤风感冒的服药治疗期间，饮食要温暖、清淡才行。

《周易》说："**天行健，君子以自强不息；地势坤，君子以厚德载物**。"桂枝汤中的君药甘草同时具备了上面两点特性。

天行健，是指天道是积极乐观向上的，能够领会天道的人都是君子，从天道身上要学会自强不息。治病时虽然服用了药物，但最终能否战胜病邪还是取决于自己，自强之道才是战胜疾病的根本性大道。如果大家多去接触90岁以上的健康长寿老人，就会发现他们中的许多人几乎都不打针吃药，偶尔有点身体抱恙，自己就多注意休息和调理饮食，休养个一两天就好了。甘草作为君药，作用是引领身体自身去抵抗病邪，而不是单纯地补益身体，要从这个意义上去理解桂枝汤中的甘草。

地势坤，是指对内要学会收敛，广蓄兼收，涵养自身，才能以德服人，承得了福祸，做得了大事。最初在学习桂枝汤的时候，很多人都以为桂枝是君药。桂枝虽然是整个药方里药效最强大的中药，但如果按照药效的强大顺序，去做君臣佐使的区分，那么这个君臣佐使就不如说是帅将兵，帅为军队之首，以下各将领兵，这样就不能体现出君臣佐使真正的深刻含义了。君药厚德载物，不会贪功，就像是古代出征打仗，军队名称会打着军中统帅的旗号，而不是君主之名，如果都打君主的名号，那么天下就只会有一支军队了。桂枝汤和其演变出的方剂有几十个，如果都取君药的名字就分不清了。桂枝汤中，桂枝是臣，是这支军队的统帅，但它的身后，有君药甘草在默默地支持，这就是德，甘草有德是它作为君药的另一个特性。

桂枝汤是《伤寒论》中最重要的方子，学会了桂枝汤才有可能学会其他的方子，而要想真正地弄懂桂枝汤，就需要多去深入地体会甘草作为君药的意义及其原理之所在。

花数枝始终

在中医的不传之秘中，中药的剂量用法是排在第一位的，许多人跟师学习，却一生都不一定有机会学到剂量用法之秘。

在中国古代，师傅要把学问传承给弟子，是要通过许多门槛的。假设你穿越回到古代，只要有幸听过某名师的一堂课，就可以自称是名师的学生。之后如果名师愿意真正收你为徒，这时候你的身份就成为了记名弟子。在作为记名弟子的时候，给你传承名师基础学问的人，不是名师本人，而是名师真正的弟子，你的学习情况会通过名师弟子的汇报，最终被名师所知道，名师有时也会在暗中观察那些记名弟子。如果经过名师在暗中的观察，觉得你是个可造之材，品德兼优，能够尊师重道，就会许诺收你为徒，成为真传弟子。

成为真传弟子时需要举办一个仪式。首先，你需要先认真地写一个拜师帖，写清楚你的学习目的和志向。名师收到拜师帖后，会写一个回帖给你，在回帖中会用和蔼的词句勉励一下你，之后再进行一个拜师仪式，你就成为名师的真传弟子了。拜师帖很重要，老师会妥善收藏，如果哪天老师把拜师帖还给徒弟，就表示把徒弟逐出师门。拜师过程依行业的不同，具体的仪式也是不同的，大体都是徒弟先宣读拜师帖，奉上代表吉利的拜师物品，老师当众表示同意收徒，并宣读老师门派的戒律，徒弟须一一宣誓遵守，并请在场有一定身份的嘉宾见证。然后徒弟给老师和师母磕头，奉茶，老师回赠师门的信物。中医界最常见的信物是葫芦，寓意今后学业有成，可以福禄双收，也代表学成后能够悬壶济世。礼毕后，由在场的主持人最后宣布礼成，于是徒弟成为老师真传弟子的事情，就可以正式地广而告之了。

在作为真传弟子的阶段，弟子能够直接面见老师，接受老师的教诲，但老师的秘诀还是不会轻易地讲出来。真传弟子的身份还需要上升一层，要上升到入室弟子的身份，才能接触到老师学问里最核心的部分。每个老师的入室弟子份额数都很少，一般都是个位数，有些老师甚至终身只给出一个名额。中医各门派的药材剂量用法之密，都是核心机密，一般只有在老师将一生学问传承给入室弟子的最终阶段，才会讲授。

《伤寒论》中，对剂量用法的奥秘也是没有明讲的，对于那些妄图乱改药方，胡乱改变剂量的人，张仲景在书的序言结尾处说："孔子云，生而知之者上，学则亚之，多闻博识，知之次也。**余宿尚方术，请事斯语。**"意思是说有些核心的东西，聪慧的人看到事物表面就可以理解，这种理解的程度反而是最接近事物本质的。如果是经过别人的领悟，再传授给你，你才能体会到的东西，是次一些的理解。如果是道听途说，经过多人之口，最终慢慢领会到的，是更次一些的理解。这种核心的东西，就是方术。张仲景强调，他是理解方术很深的人，请按照他书中的指导去治病，不要妄做更改。

日本是非常推崇《伤寒论》的，日本市场的汉方医药，几乎都是源自《伤寒论》。许多人到日本去旅游，会买"葛根汤""桂枝汤"等日本汉方颗粒回来。为什么不服用国内生产的呢？因为国内几乎没有原方原药的葛根汤！要么添加了其他药材，要么更改了剂量，要么不是按照古法所炮制。日本是一丝一毫都没有改动《伤寒论》的方剂剂量组合的，因为日本医师做了大量的药效研究，发现原方的剂量组合是效果最强的。2015 年之前，在国际中药成药市场上，日本以《伤寒论》为方剂来源的汉方颗粒，要占到整个国际市场份额的 90%，主要原因就是效果确实非常好。

与古代中药剂量用法密切有关的是古代的方术，方术是中国特有的一门技术。中医开中药方这个过程的专业术语叫"处方"，就是比喻写了一个"方"出来。

那么什么是"方"？方字在甲骨文中写作两个齐头并进的舟，原意是表示并行，也表示平行、平衡。我们看四方形和长方形，相对的两条边，都是平行的，因此它们都用到了方字。我们平时会说，刚才怎么怎么了，但古人经常会说方才怎样了，刚才是强调一件事情发生于不远的过去，是顺序叙事法；方才则是强调事物都有因果关系，之前刚刚发生的事可能与现在有关，是循环叙事法，这说明了方字能够体现出循环之意。因为方字既有平衡之意，也隐含有循环延续之意，所以在方术这个词中，方是表示阴阳的平衡态，也是非常短暂的一个平行态。阴阳的平行态是指阴阳相互之间分离，互不交接。阴阳平行态维持的时间是很短暂的，但会让阴阳之间产生瞬时的互补，这个过程比阴阳循环态的相互补益要快捷许多，能够产生许多不可解释的神奇效应。

"术"字古语写作"術"，左右部分合起来是个行字，代表道路，中间部分的术字在甲骨文中是一个智慧人的形象，所以术字的本意是大智慧之人在茫茫未知之中开辟的道路。综上所述，方术这个词的意思就是，通过某些智慧的手段，使得阴阳能够暂时处于相对平行平衡的状态，达到刚柔相济、取长补短的奇妙效果。方术学广泛地运用于多项中国古代深奥的传统技术中，如中医、堪舆、气象、天文、算命、卜卦等。

方术在古代演化的过程中，依基础结构的不同分成了两个发展方向，一种以文字为根基，另一种以数理为根基。

南宋淳熙十五年（1188 年），节度使雒奇奉命督修黄河，在河堰上掘出一个古碑，古碑上面的字很奇特，是一些复杂的符号，他问遍了周围的饱学之士，都不能辨别，于是就布告民间，希望有奇人异士能够解答。后来，有一个云游的道人名叫张一搓，应招而至，说这是轩辕氏（黄帝）制作的祝由秘字，是用于治病的，这才揭开了谜底。雒奇于是拜张一搓为师，尽得祝由术之传，学成后雒奇用它来治病，常得奇效，于是推荐给朝廷，朝廷最后予以采纳。南宋时国家法定的医学九科以及元朝时的医学十三科，祝由术都在其中。祝由术之后一直流传于民间，后来演变为符咒术，是现在道士治病的主要方法之一。

我们通常会以为甲骨文是最早的文字。其实甲骨文是一种比较成熟的文字，与篆书大致同期，产生于距今约 3600 年前，而在甲骨文之前的 900 多年，是黄帝时期，黄帝命仓颉造字，首先创造出了中国文字的鼻祖——黄帝文字。那时的文字还不成熟，主要是符号，是依据法天象地的原则，尽可能形象地描绘出各种事物。在黄帝时期，医学主要是以巫的形式存在，巫是一些可以通灵的人。所谓的通灵其实就是一种对外界的轻微变化异常敏感，并能够通过自身的直觉去感知一些无形事物的能力。巫在作法时，需要向天祷告，将病者的情况一一诉说，祈求去病消灾。这个过程中要凭直觉去感受病者的变化，从而推断出哪些方法可能对病者有用。远古时巫能够用的方法只有水、火两种，水法就是热水或冷水沐浴，火法就是用艾火之类的燃烧物去灼烧身体的某个部位，祷告之后由巫最终决定用哪种方式方法去治疗病者的疾病。在黄帝文字制造出来后，黄帝将文字与阴阳理论相结合，创造了最早的方术，这是一种巫医术，也就是祝由术。祝是祷告、祝神的意思，由是指诉说缘由，祝由就是说清楚自身的缘由，向天祷告祈求的意思。巫在祷告后，可以依据黄帝创造的秘字，将这个秘字用植物浆液等物，书写在病者身上的某些部位以治疗疾病，从而改变了之前部落里的老者、婴幼、孕妇这些体弱人群，因为不耐火灼水激，难以治疗，生病后常常只能等死的悲惨情况。

术，之前谈到是智慧的道路，从它的古体字"術"来看，像一个智慧的人在探索前行，其实也表示通灵这样一个意思，方术就是指通向阴阳平衡之道的通灵技术。祝由术是以文字为根基的方术，以文字符号做基础来沟通天地，实现暂时的阴阳平衡。黄帝创制的祝由秘字由上下两部分的符号组成,上部属阳,下部属阴。上部的符号可以是一个完整的文字符号,也可以是部分文字符号,如果选取文字的一部分则一般都是选取一个完整文字的上部或左部。因为上、左属阳,在古代都是吉位。古代君王的左手位是最尊贵的位置,汉服的穿法也是要将衣服的前襟从左边开始向右边压好拉紧,系上带,穿好后在衣服的前面部分是左衣襟压右衣襟的情况,这表示吉利。如果穿成右衣襟压左衣襟的样子,是表示治丧事,也提示他人,穿衣者是在致哀期间,希望生人勿近。祝由秘字下部的符号可以是单个完整的文字符号,也可以由多个完整的文字符号组合而成。上部文字符号常与天地有关,常见的有风、雷、雨、电、云等字,下部文字符号多与人有关,常见的有食、鬼、虫、兽等字。道家的符咒上写的就是祝由秘字,它们直到现在还在民间不断地流传和运用着。

在《黄帝内经》的第一篇开篇,就提到了健康长寿之道,它说:**"上古之人,其知道者,法于阴阳,和于术数……故能形与神俱,而尽终其天年,度百岁乃去。"** 这是说上古时期,有一些得道之人,可以活过百岁,是因为他们做到了以阴阳为法,遵从天地自然,并能够用术数的方法调和自身的缘故。这里提到的术数,就是方术的第二种体系,以数理为根基推演的方术,合称术数。术数中充分运用了五行的体系,因五行系统晚于阴阳系统,所以术数的产生,是在祝由术之后。

在中国古代的数理体系中,分为大数和小数。与现在大小数字的理解不同,古时候的大数是指数字的原生数,就是指一二三四五六七八九十，小数则是指大数之后的衍生数，比如几十、几百和成千上万的数。古代对数字的推理，是往数字的源头去进行的，也就是推演大数，所以古代的数理就是一二三四五六七八九十之理。

吴清源是现在公认的，近代以来最伟大的围棋大师，在从1939年到1956年的十几年时间里，打败了当时世界上的所有顶尖棋手，无人能敌。虽然之后因车祸体力变弱，不能再实战于第一线，但是他一直致力于围棋研究，提出了许多理论，这些理论在当时无人能真正理解，甚至直到他在2014年11月底，过一百岁去世的时候，他的理论也还很少被现代的一流棋手所采用。吴清源在他一百岁的时候说，我在一百年的人世中下围棋，到了天堂我还要继续下围棋。在2016年初，人工智能围棋取得了巨大突破，一个名叫AlphaGo的智能人工程序，与当时享有14个世界围棋比赛冠军头衔的顶尖棋手李世石进行比赛，最终AlphaGo以4∶1的比分战胜了李世石，这是人工智能第一次战胜人类的围棋顶尖棋手。之后，AlphaGo继续提升，又与其他围棋界的顶尖棋手继续对局了100多次，但它再也没有输过，从此以后围棋人工智能就完全性地超越了人类。在对局中，AlphaGo的围棋布局战略及着法，很多都与吴清源曾经提出的理论不谋而合。直到现在，经过围棋人工智能的不断升级，可以发现吴清源提出的围棋六合理论，也可能是围棋人工智能在一直不断前进的目标指向。输给人工智能后，现在许多的世界顶尖年轻棋手，都开始学习人工智能的招法，也逐渐重视起吴清源的六合理论来。

在之前，六合理论之所以不被大多数棋手所认同，还因为它是属于围棋中古代术数的范畴，没有中国传统文化的一些底蕴，是不可能领悟到它的精华的。吴清源说过，他在每次重大比赛的前一天，都会花一整天的时间，安安静静地读一本书，这本书就是《道德经》。而在中国古代术数的运用方法论形成的过程中，《道德经》起到了提纲挈领的作用。《道德经》的作者是春秋时的老子，而要想弄明白《道德经》，还需要先了解它的源头——《易经》。

《易经》的易字，在甲骨文中，上面部分是个日字，下面部分是个月字，所以易就是讲日月转变的道理，现在我们则把易字理解为交换，比如易物，交易等。古人通过领悟日月阴阳变化的道理，从而指导人们产生处理无形事物的能力，这就是"易"的作用。在古时推算无形事物最主要的方式是"卜筮"，卜筮是对某些事物的未来事态及发展状况进行预测的手段，而《易经》便是指导和解释这些预测结果的理论书籍。《易经》最早产生于夏朝，夏朝是在距今4100年前至3600年前，夏朝有约500年的时间，这期间产生了《连山》易；之后的商朝，在距今3600年前至3000年前，商朝约600年的时间里，发展出了《归藏》易；到了周朝，距今3000年前至2800年前，形成了《周易》，就是目前所出现的《易经》的最终形态。在《易经》中，对数理的研究仅限于阴阳部分，提出了"天一地二，天三地四，天五地六，天七地八，天九地十"，就是单数属天属阳，双数属地属阴这个比较基础的理论。又经过了300年，到了距今2500年前的时候，一本叫作《尚书》的书出现了，尚字古代通上字，表示至高无上，这本书是由孔子编撰而成的。《尚书》里开始提到了数理的五行归类：**"天一生水，地二生火，天三生木，地四生金，地六成水，天七成火，地八成木，天九成金，天五生土。"**之后的几千年，五行数理就以此而定。

一/六	二/七	三/八	四/九	五/十
水	火	木	金	土

《黄帝内经》最终成书于距今约 2100 年的时期，是在《尚书》之后，两书的成书时间相隔近 400 年。《黄帝内经》里提到的术数，其五行的理论基础，就是源自孔子编撰的《尚书》。孔子的老师很多，其中一个是大了孔子 19 岁的老子，老子活了一百多岁，在当时是很了不起的。《黄帝内经》里提到的"上古之人，法于阴阳，和于术数，度百岁乃去"，很有可能就是指老子，因为在老子之前，应该还没有形成真正的术数理论。直到老子写了著名的《道德经》，提到了**"道生一，一生二，二生三，三生万物"**，成为了孔子《尚书》里的数理与五行相配的原始依据之后，才形成了以阴阳五行为基础的术数。所以老子应该是《易经》的阴阳术数之后，又经过几百年才最终形成完善体系的阴阳五行术数的奠基人。

《道德经》分为道篇和德篇两部分，天地有道，万物有德，道篇是讲天地的奥秘，德篇是讲万物的奥秘。道篇的第一句说：**"道可道，非常道。"**很多书上都解释为，道如果可以讲明白的话，就不是寻常的道，这样的解释是非常错误的，这是把《道德经》第一句里的第二个道字，解释为知道、明白。在《道德经》之后四百年才成书的《黄帝内经》里，提到了"上古之人，其知道者"，这里的知道者是指明白"道"的人，可见道字不能解释为知道。只有在近几百年的时间里，因为褒义词的用法增多，人们喜欢赞誉明白人为知道者，这才慢慢形成了知道就是明白这样的解释。

那么，道是指什么意思呢？老子说："有物混成，先天地生。寂兮寥兮，独立而不改，周行而不殆，可以为天下母。吾不知其名，强字之曰道。"就是说有一种混沌状态的东西，它在天地形成之前就有，不受现有天地的影响，也是现有天地形成的基础，我不知道它是什么，勉强称之为"道"。它的状态是既独立，又有循环性的，也就是说，它虽然是循环往复的，但是没有一定的规律。因此，"道可道，非常道"就是形容道的这种又有循环往复，又无规律的现象。另外，从道字自身来看，是首字加了一个走之的偏旁，首表示主宰，是形容主宰经过的意思，主宰的行踪，是可期待但不可预测的。

"道可道，非常道"的下一句是"名可名，非常名"。这个"名"字是动词，这个动词的主语是"道"。一个婴儿刚刚出生，需要取个名字，才表示他是个独立的人，取名是个无中生有的过程。道能够生成天地，这个过程也是无中生有，老子把这个无中生有的过程就叫作"名"，所以"名"也有道的特性：可"名"，但是不一定会"名"。

再下一句是："无，名天地之始；有，名万物之母。"

是说天地是从"无"中产生的，而万物是从"有"中产生的。《道德经》中还有一句话是："天下万物生于有，有生于无。"一是说新事物的诞生是基于既有事物，二是说天地从"无"中来，有了天地之后才有了万物。天地生成之后会不会轻易地改变？老子说不会，他是这样说的："故常无，欲以观其妙；常有，欲以观其徼。"天是一直维持着空虚无物的状态的，智者可以通过观察以领悟它的奇妙；地是一直反复不断地生成万物的，智者可以通过观察以领悟它的生机。老子写的《道德经》是中国古人对宇宙产生的感知体悟，与我们现在对宇宙的观察所知相比，老子的认知从宏观上看，还要领先于现在的科学。

无中生有是一个非常奇妙的过程，老子接着说："此两者，同出而异名，同谓之玄，玄之又玄，众妙之门。"就是说，"无"和"有"这两者，都出自于"道"，在它们产生的时候，可以称作"玄"。无和有，在玄的阶段，到底是无还是有，是不是相互循环转变，是奇妙而不可锁定的。如果读者对现代的量子科学有所了解，就会发现这段话几乎就是准确地形容了量子的状态。

现代人往往没时间像古人那样全身心投入地感悟天地，在自然智慧的领悟方面，应该说确实不如古人。大家如果能够多读读古书，慢慢感悟出一些古人的智慧精髓之所在，就会为博大精深的中国传统文化而感到自豪。有一些自诩是科学精英的愤青，明明自己从来就没有深入地研究过中国的传统文化，却经常满嘴跑火车似的，把古人的智慧批得一无是处，这些人真是自大而可笑。在此，我们应该再通读一下《道德经》的第一篇，从中感受一下中国古人的智慧，领悟古人自然智慧的博大和精深：

"道可道，非常道。名可名，非常名。无，名天地之始；有，名万物之母。故常无，欲以观其妙；常有，欲以观其徼。此两者，同出而异名，同谓之玄，玄之又玄，众妙之门。"

我们要想弄明白中医方剂的剂量之秘，就需要从古人的思路出发，推演出一二三四五六七八九十这些数字的五行意义及其原理。在术数系统中，一和六、二和七、三和八、四和九、五和十的五行属性相同，其中一三五七九属于天数为阳，二四六八十属于地数为阴。

在中国古代是没有零这个数字的，因为中国古人认为道生一，一的数字之前是混沌态，并不是空无一物的零的状态。比如，在古时候，一个婴儿刚出生时是计为一岁的，而不是零岁，出生之前就是混沌态。古人年龄的增岁和计岁是以每年的立春来算的，立春为每年的岁首，人过了立春就算长了一岁。按古法计算的这个岁数现代称为虚岁，因为虚岁是在人出生之时就算一岁了，所以多数人的虚岁一般是比阳历的岁数大了一岁的。但有些人是出生在1月1日至2月3日的这段时间里，这些人当年出生时算一岁，过了当年2月4日立春时又算增长了一岁，这些人在出生的当年就算两岁了，因此这些人的虚岁数会比实际岁数大两岁。

"一"，也叫太一，表示一个事物经过无中生有的过程，刚刚产生时的初始状态，这个状态也是新事物的母体状态。

术数理论认为，一数的五行属水。《道德经》中说："**上善若水。水善利万物而不争，处众人之所恶，故几于道。**"就是说事物的最初始阶段就像水一样，纯洁无瑕，无私奉献，处污恶之地而不弃，水是最接近道的。老子又说"道生一"，因此一数的五行就是水。

西方的基督教强调，人之初性本恶，人一生下来就是有罪的，需要不断地忏悔，洗涤罪恶，要在人世间多做善事，死后才能上天堂。而中国传统文化却强调人之初性本善，老子说："**载营魄抱一，能无离乎？抟气致柔，能婴儿乎？**"就是说，修炼者洗筋伐髓地修炼，力图做到气血平衡，阴阳合和，身心归元，意图长生不老，但要如何才能够回到最初的胚胎状态？养生者苦练内力，拉伸筋骨，意图筋柔百病消，但能比得过婴儿的柔若无骨吗？老子以诘问的方式，赞美了初生婴儿的至纯至善。一数属水，六数也数水，古语叫作"**天一生水，地六成之**"。

"二"，是一分而二，是指一个事物从初始状态开始出现了阴阳两面性的变化，但这个变化还没有达到形成一个完整性事物的程度，它处于一个事物从萌发到成熟的中间阶段。有句古话叫作"三足鼎立"，到了三数的阶段事物就代表真正地成熟了，三数之前的二数是一个变动的数，这个变动充满了活动性和不确定性，古人将这种变动性形象地归属为"火"。

二和七的属性都是火，但属性有阴阳区别，二为阴火，七为阳火，阳火也称为君火。古人认为，身体内的五脏六腑之中，心脏是主宰，心也是充满了活动性的，所以七数就对应心。有些时候，看到有人解释筷子为什么是七寸六分长时，说这是代表七情六欲，提示要禁欲节食，这是非常可笑的解释，是对中国古代数理知识一无所知的表现。七寸为先，代表君主，六分为后，代表辅臣，两者合一表示君臣的相辅相成。六数属水，在五脏六腑中对应的是肾，故中医常说肾水。肾字的古体字写作腎，上半部的左边是个臣，右边是个又字，又字在甲骨文中是一只手的形象，臣又组合就是辅臣的意思，肾是辅佐心的。

大多数现代人到了中年都会有肾虚表现，甚至在青少年时期也会发生肾虚。按普通人的理解，肾虚一定是房事不节制，胡搞瞎搞导致，一旦肾虚了就要赶紧找些鹿鞭狗鞭的大补之物，时不时地炖汤或泡酒进补，但如果真的这样去吃往往会更加伤肾。如果按照肾是心的辅臣这样的含义去理解，就容易明白，心火太旺才是肾虚的主要原因。一个人的心火太旺，往往是因为欲念太多不能满足，或现实中受到的挫折太多，或因爱慕虚荣不切实际地过度追求让身心过于疲乏而导致。

美国的一个心理学家团队，曾做过一个心理实验。他们征集了一百名学生，并随机分成了两组，每组各五十名由导师分别组织起来，同时做相同的一个工程。其中一组的五十名学生，在两周的时间里，顺利地完成了这项工程；另一组的五十名学生，一开始顺利地做了一半的工程，然后导师不讲任何原因，突然停止了工程，遣散学生回家，之后也不解释。过了一段比较长的时间之后，心理学家们再去访问这些学生，发现第一组顺利完成工程的学生，几乎都将这件事情忘记了，过程中的细节很难回忆起来，而第二组中途被截断工作的学生，都对这件事情记忆犹新。他们被强行停止的那一刻，在做些什么工作，事后几乎都能详细地描述出来。

这个实验告诉我们，受到外因干扰，不能达志是心结的主要原因。在每个人的幼儿时期，五脏六腑是比较柔软的，即使出现心结，也能够很快地缓解。比如，在儿时，有些时候本来准备痛痛快快地玩一场，已经约好小伙伴了，突然间要被大人强行压制着做些不想做的事，比如做功课、打扫卫生等，当被逼着一边做着这些事，一边眼睁睁地看着，约好去玩的时间一点点地接近又超时过去，心中产生的那种憋得难受的感觉，实在是难以形容，既难受又难以发泄出来。如果仅仅过了很短的时间，小孩子的憋屈就得到了大人适当的补偿，那么这种憋闷的心结感觉是能够很快被缓解的。但当一个人长大成人后，五脏六腑就没有那么柔软了，可塑性减弱，形成的心结很难轻易地消除。久而久之，一个人的心结积累得多了，就会郁而化火，形成心火。

在现代人中，因为心火过旺而引发肾虚的情况是极为常见的。心火过旺引发肾虚的这个过程，就好像现实中锅里有水和锅下有火，火势过大却来不及补充水，锅里的水就会慢慢地被烧干一样。

中国古人的十二生肖对应着十二地支——子丑寅卯辰巳午未申酉戌亥，第七个是午，午就属于君火，也称君阳。古代处斩犯人，要选在午时三刻，是因为午时是天地君阳在主令，三是生成数，午时三刻是君阳最强的时候。犯人被斩后，恶鬼煞魂会被君阳熔灭，不会流窜到周围的人群身上后继续作恶（这里只是转述古代官方刑律，反映古人的神鬼观念，对此需要辩证对待）。

古代医者用的针灸针，也是很有讲究的，最好的是黄金打制的针。黄色属土，土能生金，黄金针灸针的金性最强。其次就是马衔铁针。马是午马，属君火，君火能辟邪，比如在堪舆术中煞位就要靠铜马来镇。要用铜来造是因为铜是红色的也属火，铜马最好是凑一对，一对就是二数，二数也是属火的。马衔铁就是马口里咬住的缰绳系结，它是用生铁制成的，与午时三刻的寓意相同。马衔铁也要在马口里佩戴三年后才最佳，用马衔铁打制的针灸针，克制病邪的能力最强。再次就是银针了，因为白色为五行金的正色，银针的性质不偏不倚，比较平和。

七数属于君火，而二数属于相火，中医讲一个人火气偏旺，心火偏旺是比较显性的，还有一种就是相火偏旺，是比较隐性的。君火寄于心，相火寄于命门。相就是宰相，宰相本来是要听命于君主的，但是如果君主虚弱不能主事，宰相当政，就是相火偏旺。相火旺了，就会从命门中溢出，寄居于肝、胆、肾、三焦中，导致这些脏腑的火气偏旺。肝火旺了，会容易发脾气；胆火旺了，容易口苦，胆囊炎发作；肾火旺了，容易思淫欲；三焦火旺了，容易口渴，引发糖尿病。相火偏旺是在心火虚疲之后才产生的，一个人在什么情况下容易导致心火虚疲呢？平时思虑过多，压力过大，欲望过多无节制，时间久了都会损耗心气，导致心火虚疲。二和七的五行属性，古语叫作**"地二生火，天**

七成之"。

"三"，在术数中是个成数，《道德经》说"三生万物""万物生于有"，就是说三数的生成性非常强，它属于"有"的阶段。什么是"有"，它是不是一个固定态？这里我们需要先学习一段《道德经》的条文，才能真正明白古人的循环性思维。

"三十辐共一毂，当其无，有车之用。"就是说我们将三十根木条做成一个车轱辘，当这些木条不能再用作他用时，我们就能做出个平板车来用。

"埏埴以为器，当其无，有器之用。"埏埴就是做陶瓷的黏土，这里是说用陶土去做器皿，当陶土被烧制，再也没有柔软可塑之性的时候，我们反而有了牢固的器皿。

"凿户牖以为室，当其无，有室之用。"户牖是指门和窗户，这里是说盖了一个密不透风的木屋，是不能住人的，只有凿开木屋四周的一些木材，做出门和窗户，才能让人进出和通气，木屋缺失了一些部分，反而才能作为房屋来居住。

"故有之以为利，无之以为用。"这句话是《道德经》里关于"有""无"的最精髓的表述，说明了一个事物可以通过其部分性质的转变，获得整体的变化。"利"是指好处，做生意要获利，战争要胜利，办事要顺利，命运要吉利，事物要具备"有"的状态才能获取到好处。怎样才能具备"有"的状态？老子说要"当其无"，就是要先放弃之前事物的一部分，接纳别的事物，形成新的事物，从而获得更大的成就，类似的一个智慧名词叫"舍得"，也是讲有舍才有得。

我经常接触开中医馆、养生馆的一些朋友，其中有些朋友过于注重效益，把财务管理放在第一位，对一些小事过于严苛或疏于理会，或者对大的方面不计损耗，小的方面却非常吝啬。其实管理中那些与员工、客户密切相关的，恰恰是一些不起眼的小事，抓大事不抓小事，很容易最终引发大的问题。比如员工的工资偏要晚发那么一两天，客户要用的一些耗材像床单、抹手纸偏要选最便宜的，这些因为想节俭而疏忽细节的做法很容易影响员工的忠诚度，也慢慢会让客户最终弃你而去。服务业与制造业是不同的，制造业是以降低制造成本为先，而服务业是以获利为先、控制成本为后。在服务业中，客户才是最大的资本，如果没有客户，再怎么控制成本也无法扭亏为盈。

"用"在甲骨文中是一个桶的形象，远古时期用木材做出一个桶是非常不容易的，所以"用"是表示有大才，有大用，能够为众人所用。"无之以为用"，就是指有不足时才能有更好的发展，才能有成才的能力。名师挑选学生，一般都是选择某方面很突出但其他方面缺陷也很多的学生。如果是各方面都很完美的学生，他的各方面能力就会相互制约并形成固定难改的习惯，反而没有了进步的空间。公司招新员工，喜欢聘用刚毕业的大学生，因为他们是一张白纸，是在"无"的状态，只要针对性地进行培训，便可以塑造成大才，可能会有大用。而有很强资历的人，到了公司里则是被"利"的状态，以他们的强处直接换取好处，是一个交换的过程，也就是"有之以为利"。

无和有是循环发展的，无可以成为有，有可以通过弃舍，重新成为无。通过《道德经》的讲解，我们就能够理解古人为何把"三"数的五行属性定为木，因为木性是欣欣向荣，充满可塑性的，与"有"的状态是非常符合的。三和八的五行属性都是木，古语叫作："**天三生木，地八成之。**"

"四"，是个收藏数，三数有生长性，到了四数就要收藏了。四字在甲骨文中是一个象形字，它形象地比喻了人的鼻孔，表示呼吸，而呼吸就是一个收藏的过程。人体主管呼吸的肺，在五行中属金，所以四数的五行是属金的。

有一次在一个中医界的探讨会上，中医师们就对道教中的丹田到底在哪里进行了讨论，有说在肚脐的，有说在肚脐下 1.5 寸的，有说在肚脐下 2 寸的，也有说在肚脐下 3 寸的，因为每种说法都在古籍上有出处和依据，古籍中对这些部位都有过丹田的称呼，所以大家谁也说服不了谁。其实，如果懂得古代"四"的含义就是呼吸的话，就很容易搞清楚丹田的问题了。

在肚脐下 2 寸的正中央，有个穴位叫石门穴，在石门穴左右各旁开 0.5 寸的地方，有个穴位叫作四满穴，四满的意思就是呼吸到此为止的意思。道家功法强调呼吸吐纳，吸气要绵绵不断，纳气至脐下，这个部位就是指四满穴。因此，肚脐下正中央 2 寸的石门穴，是呼吸吐纳的基点，可以称之为"基丹田"。以肚脐下 2 寸的石门穴为中点，旁开 0.5 寸画个圆，会经过左右的四满穴，以及肚脐下 1.5 寸的气海穴。吸气时会先到一侧的四满穴，绕半圈后再到另一侧的四满穴，这个旋转的方向男女是有别的，男子吸气时先纳气到左四满穴，顺时针转半圈到右四满穴，再转到上方的气海穴收纳起来，成为身体宗气的源泉；女子则与之相反，吸气时先到右四满穴，逆时针旋转到左四满穴，再转到气海穴，因此，气海穴就是"纳丹田"。

另外，一个人身体的左右气血属性，古人认为是不同的，比如一个人中风偏瘫了，出现左侧肢体麻木、活动不遂，或右侧肢体麻木、活动不遂的症状，在病机上是有区别的，中医治疗上有个原则："左主肝与血，右主痰与气。"就是说身体左侧有问题了，要去追究肝血虚或血瘀的问题，身体右侧出问题了，则要追究肺气虚或气郁等问题。中医认为身体左侧血多，而右侧气多。男子呼吸时气机由身体左侧转到右侧收纳，最终形成的宗气就会多气，所以"男子以气为本"；女子呼吸时气机由身体右侧转到左侧收纳，最终形成的宗气就会多血，所以"女子以血为本"。

我们知道，男女在繁殖生育中承担的任务是不同的。女子负责提供卵子，卵子中充满了血的能量，男子则负责提供精子，精子中充满了气的活力。如果论身体的整体气血，男女是没有太大差别的，但是只论宗气的话，男女就是有别的，男子的宗气是气多血少，而女子则是血多气少。古语说"传宗接代"，宗气是生育的主能量，因此中医在治疗不育症方面，男女的治疗用药也是有很大区别的。男子用药重在调气养气，而女子用药重在调血养血。

人体在以石门穴为中点进行呼吸吐纳之后，产生了宗气的精华，这些精华分成了两类。一种是以阳气为主的，阳性容易上浮，会集中到肚脐中央，肚脐中央也叫神阙穴，阙是指宫殿，神阙就是元神的宫殿。一个人如果虚脱了，四肢瘫软，手松散开，甚至大小便都失禁了，这些都是元阳极其衰弱的表现，有生命危险，如果马上用艾火来灸神阙穴，这个病人就有可能还有得救。**灸神阙救治的原理就是刺激病人身体元神的深处，希望病人的元神复苏，以引导阳气归位，中医叫回阳救逆。** 呼吸吐纳后产生的另一种宗气的精华，是以偏阴为主的，阴性会下沉，这些精华会集中到肚脐下 3 寸的关元穴。关的古体字写作關，象征门中间有把锁，关元就是将元阴藏而不泄的意思。有些人以为艾灸关元穴可以补元气，可以壮阳，这是不对的，艾灸关元穴主要的意义是加强身体对元阴的封藏作用，防止人的过早衰老。**如果一边艾灸关元穴，以为可以壮阳，一边又过度行房事，反而会加速身体的衰老进程。** 四数和九数的五行都属金，都有收藏性。在《易经》中，九是老阳数，九九归一，九数收藏到了极点，就会引起质变，重新生成一数。四和九的属性，古语叫作**"地四生金，天九成之"。**

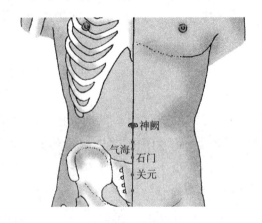

"五"，在甲骨文的写法中，是上下两横，中间加个 X，这个图形的意思是交接，也表示转化。"五"数的五行属土，它位于收藏数"四"之后和初生数"六"之前，能起到承接转化的作用。五行土以黄色为正，在各种颜色的泥土中，黄色土的转化能力最强。

中医有个很有名的外伤药，叫生肌散。各种溃烂伤口甚至空洞，撒点药粉进去，隔天就能看到肉芽噌噌往上长，有时肉芽长得太快，皮肤来不及收口，肉芽就会长得高过皮肤，这时还需要不断及时地用剪刀将肉芽剪平，由此可见古代生肌散药力的强大和神奇，可是现在的生肌散已经没有这个效果了。

其实，古代生肌散的药方并没有失传，现代药厂最初按照古方的配比生产出药粉，给病人使用后，结果病人会疼得跳起来甚至晕过去，并不能像古法制作的那样，一丝疼痛感都没有。后来药厂慢慢将古代配方不断地进行改良，加冰片等清凉止痛，虽然再给病人用药时，病人感觉不到痛了，但改良后的生肌散也没有多大的疗效了。古法制作的生肌散为什么既疗效突出，又不会引起疼痛呢？这是因为古人在制药的过程中用到了黄土的转化作用，是黄土让生肌散既产生了蓬勃的生机，同时又清除了药粉中的燥火之性。我们知道，所有的有机物埋在地下，最终都会被土壤所分解，这就是土壤的转化力在起作用，土壤也能够将废物转化为有用的物质。

古法制作生肌散时，要把炮制好的药粉装在一个陶罐里，罐口用黄蜡密封，然后埋在黄土地下 3 米深处。埋的地方也有讲究，要选在农村化粪池的旁边，离化粪池 1 米远处，埋 3 年左右挖出来，就制成了真正的生肌散。现代人可能觉得古人怎么这么恶心，病人的伤口最怕感染细菌，西医在治疗或护理的时候，甚至连空气都要隔离无菌，以防感染，怎么可能会接受这种方法制成的开放性创伤药呢，开放性创伤药必须是无菌的才行。但在实际临床中，越强调无菌，有时治疗效果越差。

比如，中医治疗烧伤是全球领先的，其所用的方法是湿敷法。纱布泡中药水里浸透，然后敷在烧伤皮肤的表面，在这个过程中是不可能做到无菌的。西医一开始完全不赞同中医的方法，一直强调要无菌，空气要杀菌，要用抗生素，要用双氧水冲洗干净烧伤的皮肤，但最终效果不佳，皮肤烧伤面积超过身体的 80% 时就无法救活，而中医的方法能救活烧伤面积超过身体 95% 的人。

在历史上曾经出现过两例初生婴儿无皮肤症的案例，无皮肤症就是指婴儿生下来身体表面是红彤彤的，没有形成皮肤的角质层。一例出现在西方国家，结果因为不知道怎么治疗，婴儿最终很快死亡；一例出现在中国古代，当时医者认为，婴儿在母体胎水中便能存活，没有形成皮肤是源于母体缺少五行土所导致。因为中医讲肺主皮毛，皮肤毛孔都属于肺的主管范围，肺属金，而土能生金，所以只要给婴儿补土就能救活。当时古代的中医采用了什么方法呢？就是把婴儿固定后泡在米糠水里，只露出口鼻，泡了几天后，婴儿皮肤表面的角质层就长出来了，最终这个婴儿活了下来并长大成人。

中医认为，治病要分轻重缓急，如果病人的生机不受影响，用点抗生素控制下病菌的生长，对疾病的恢复是有利的。但如果病人的生机已经受到了严重的威胁，就必须按扶助人体生机为先的原则来治疗，不能因为害怕细菌感染就不顾一切地进行抗菌治疗，而不管病人的生机。

生机从哪里来？五行土告诉我们，要从转化中来。

如果我们打开一个健康正常人的正在消化食物的胃肠道，就会看到里面是非常恶心的，食物渣滓在胃肠道里不但污浊而且异臭，但那里却是人体的生机出处。身体最具生机的穴位是神阙穴（肚脐眼），以及肚脐下3寸的关元穴，它们都最接近肠道。生肌散为什么要埋在化粪池旁边，就是因为那里能产生足够的生机，这些生机会慢慢地渗入到生肌散药粉中。经过三年（三数是个生成数），生肌散就能具备最好的疗效了。数理中的五和十都属于土，古语叫作："天五生土，地十成之。"

我们总结一下古代数理的意义：

一 / 六	二 / 七	三 / 八	四 / 九	五 / 十
初生	发散	生成	收藏	转化

读《伤寒论》的经方时，对中药剂量为何会用到一两，或二两，或三两，或四两，或五两等问题，就应该想到用一数，是提升药材的补益能力；用二数，是提升药材的驱邪能力；用三数，是提升药材的生发能力；用四数，是提升药材的收敛能力；用五数，是提升药材的转化能力。六七八九十的意义，等同于一二三四五。

除了数理外，我们还要弄懂重量单位的意义。汉代《伤寒论》的重量度量衡标准，是源于黄帝时期的，在重量单位制定中有明确的五行属性。汉代的重量标准如下：

16 黍米 =1 豆　　6 豆 =1 铢　　24 铢 =1 两　　16 两 =1 斤

黍米是黄色的，它的五行属性是土，五行相生的关系中"土生金"，金数是四,四乘四是十六，因此黍米传接下一个重量单位，是以 16 倍来算，这样豆的属性就是金。

五行相生的关系中"金生水"，水数是六，因此豆传接下一个重量单位，是以 6 倍来算，这样铢的属性就是水。

五行相生的关系中"水生木"，木数有三和八,三乘八是二十四，因此铢传接下一个重量单位，是以 24 倍来算，这样两的属性就是木。

五行相生的关系中"木生火"，但在实物中火是无形的，要再向下传接，"火生土"，因此在两传接下一个重量单位时，两的属性要定为土，与黍米同义，要按土生金，以 16 倍来计算，这样斤的属性就是金。

在《伤寒论》中，常用的重量单位有铢、两、斤，用铢作单位时，是突出了水性；用两作单位时，是突出了木性和土性；用斤作单位时，是突出了金性。明白了汉代重量的五行含义，对理解《伤寒论》中方剂的术数之理是有很大帮助的。

【桂枝汤】

桂枝三两, 去皮　　芍药三两　　甘草二两, 炙

生姜三两　　　　　大枣十二枚, 擘

桂枝汤中，桂枝、芍药、生姜都用了三两，三数是生发数，"两"既属木也属土，有生发之性。桂枝、芍药、生姜的药性通过生发之力，能够到达皮肤表面，从而祛邪外出。甘草用到二两，二是发散数，发散之性能助药力上浮。大枣用十二枚之数在《伤寒论》中是很常见的，张仲景大多数的方子中用大枣都是 12 枚。《神农本草经》中说："大枣，主心腹邪气，安中养脾，助十二经。"所以用十二枚是助十二经的意思。

桂枝汤煎煮法：

"以水七升，微火煮取三升，去滓，适寒温，服一升。"

汉代的一升水相当于现代的 200 毫升，差不多是小碗一碗的量，用七碗水煮药，七数可以增加发散力。用微火煮，是因为桂枝汤是治疗太阳病的主方，太阳是三阳之中，最虚而不实、最清的阳，煮药的火力要很小，这样才能产生清阳之性。微火煮药时药材会在水中很轻微地翻滚，这样煮出来的药汁也是很清薄的，符合清阳之性。煮到剩三碗水的水量时，就要停火不煮了，因为三数是生发数，达到三数时比较有助于身体正气的恢复。最后，去掉药渣给病人服药时，药液的温度要温温的，并以病人服药时的自我感觉为准，怕冷的时候可以稍微喝热一些，不怕冷的时候就喝温一些。煮出三碗药来，先给病人喝一碗，如果喝一碗药后病就好了，张仲景强调**"不必尽剂"**，就是剩下的药液不用喝，也不要喝。

对于桂枝汤药物的剂量，古人的记载是很明确的，但是现代在运用时，有些地方是需要改变的。

首先，汉代用的中药材与现在的有区别，汉代是普通药材，现代多用道地药材。道地药材是指在全国范围内的某一个产地，该种中药材的功效绝佳，并冠绝其他产地的该种药材，道地药材的药力一般是普通药材的 1.5 倍以上。

其次，汉代多用鲜药材，如桂枝汤的原方中，桂枝要先去皮，可是只有鲜药材才容易去皮，现代都是用晒干了的药材，桂枝晒干后是很难去皮的。新鲜桂枝树的枝条，夏季含水率在 80% 左右，冬季 70% 左右，干燥制成中药材桂枝后，含水率一般在 15% 以下。我们做个计算，假设 100 克鲜桂枝，含水率 80%，干燥后含水率 15%，那么干燥后的干桂枝重量就是：20+20÷0.85×0.15=23.53 克，因此鲜桂枝与干桂枝的重量比大约是 4∶1。

经过以上的计算分析，现代用药的剂量应该比汉代减少 80% 左右，也就是 1∶5。汉代的一两为 15.625 克，近代一般是把《伤寒论》中的"两"看作"钱"来计算，一钱为 3.125 克。有些老中医开药时，剂量喜欢写作钱数，比如桂枝三钱，去药店抓药时，现在药店一般都是算作一钱 3 克，这样三钱就是 9 克。

换算以后，桂枝汤的现代用量用法应当如下：

桂枝（三钱）9 克，白芍（三钱）9 克，炙甘草（二钱）6 克，生姜（三钱）9 克，大枣 3 枚。4 碗水，微火煮成 2 碗，分两次服。

想要认识《伤寒论》的处方及治病机制，离不开对术数的理解，术数贯穿了《伤寒论》中每种疾病从诊断到治疗的整个过程，也是经方的精髓之所在。"术"是在帮助病人达到阴阳平衡时所运用的道理；"数"是在运用平衡治疗的手段时所采用的技术基础。医者要想将两者结合起来并有效地运用，是需要经过长期的领悟和实践才有可能成功的。古代医者对于效验方的组合术数一旦有所领悟，就会将其作为最大的核心机密，秘而不宣，只有找到灵性俱佳的弟子，才会传承下去，或者暗中传给后人，以做延续。但张仲景却把这些不传之秘清清楚楚地写在了《伤寒论》之中，只待聪慧者自我领悟，能者自取，这种博大的胸怀是非常值得称道的，所以后世医家都把张仲景尊称为"医圣"。

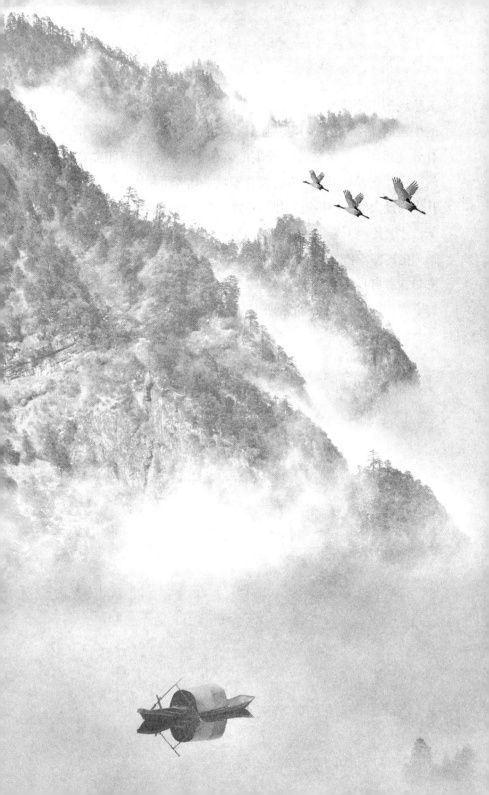

太阳御敏妖

西医进入中国以后，在很长的一段时间里，从就诊量看，中西医是不分伯仲的，但自从医疗保险制度实施以后，中医的比重就下降得很厉害了。主要的原因是，西医是共性化思维，它着重研究疾病的共性，寻找压制疾病的共性有效方法，一旦某方面有所成功，就能快速并大量地进行群体化运用，这样的医疗及预防模式，宣传和复制性很强，经济效益稳定且可观，符合保险业的可控及盈利模式。而中医讲究因人而异，每个人的疾病状况都是有差别的，这样就很难有可控的固定治疗模式，也难以形成规模性的可复制模式。而且中医多被监管于西医的医疗系统之下，按西医的模式强求中医治疗的规范性及可控性。中医古时很多有效但非常规的治疗手段，在现在的临床中已经是不可能去实施了。被绑住手脚的中医，治病疗效在逐渐下降的不良结果已经开始慢慢地显现了，疗效下降了，病人自然都往西医那里去了。

西医注重共性化，中医注重个性化，那么一个人的疾病到底是以共性化为主，还是以个性化为主？一般来说，急性发病或传染性发病，大多都是共性明显，而职业病或慢性病则个性化明显。慢性病之所以个性化明显是因为在慢性病形成的过程中，不但有不同的致病因素相组合的复杂因素，还有差异性体质因素，以及每个人身处的不同外界环境、不同经历所相关的个体性因素等，都在相互间起着作用。

　　有一个日本的心理学家，花了近一辈子的时间，想研究出来到底哪种源自父母的教育模式，会对孩子的成长更为有利。他把父母的教育模式分作了四个类型：民主型、溺爱型、专制型、放任型。民主型就是和孩子打成一片，凡事都和孩子商量着办；溺爱型则是不断地满足孩子的各种需求，把孩子供着；专制型是从各方面都严格管控，追求完美；放任型则是几乎不管孩子，任其自由发展。经过长达三四十年的观察，积累了几千个实例，结果发现，没有一个教育模式是最好的，它们都各自有各自的长处或短处。成才率较高的教育模式并不是我们想象的民主型或专制型，而是放任型，但放任型又是最终的优劣比中差异最大的，好的孩子会特别地成功，差的孩子则会特别地落后。从最终的健康指数来看，孩子长大后长期身体健康率较高的是专制型的教育模式，但专制型中那些非健康者的疾病恶化程度却也是最高的。

　　这项研究最终的结论是，每个人自出生后，就在不断地妥协，以妥协的方法来适应自然、父母、家庭以及社会，并不断地打磨着自己。每个人妥协适应外界的方式都是因人而异的，有受父母的影响而变化的，也有受外界环境及机遇的影响而变化的。虽然每个人所受父母等外界影响不同，但最终大多数人总体上得到的益处与其他人相比，并没有太大差异，每个人的获益有先有后，而受到的损害也是一样，有先有后。因此，每个人的健康状况，都是长期与外界妥协和平衡的结果。慢性疾病是从事业中来，从家庭中来，从社会关系中来的。个性化疾病的因人而异的特性，几乎让每个人的慢性病情况都与别人不同，因此西医的共性化治疗方式是没法有效地治疗个性化疾病的，它对慢性疾病的治疗方法只能是压制，甚至终生压制。而在治疗慢性病方面中医更具优势，就是源于中医本身就是以个性化治疗为主的医学模式。

我们每个人，如果始终能与外界妥协共存，应当是百病不侵的，但实际上，有些时候我们可以妥协，而有些时候我们却是不能妥协的。在人生中，那些不能妥协的事情，一定是涉及自身的原则问题的。一个人的自身原则可能是立命之根，放弃了自身的原则就有可能会放弃自己的生机，最终有可能会生不如死。每个人的人生都会不可避免地在某些时候要面对一些不能妥协的事，虽然那时一定是自己最困难的时候，但也只有忍住苦痛，奋力抗争，永不妥协，才能够不违本心，保持人生的正道。

在天人地的三才系统中，共有厥阴、少阴、太阴三种阴，以及太阳、少阳、阳明三种阳。其中少阴和少阳都是半实半虚，它们自身能够自我平衡，是与外界妥协的主要部分。而太阳和厥阴，以及太阴和阳明，它们是相互转化的，没有平衡性。比如人之太阳与天之厥阴的邪气是不会妥协的，人之太阳对外邪会不断地进行着抗争，直至完全驱邪外出为止。外界气候的非正常变化，首先影响的就是人之太阳，人之太阳是清阳，一旦浑浊就会生病，因此它是绝对不能妥协的，妥协就会清浊不分，始终带病。

现代的许多传染病，按照中医的理论，都算是太阳病，多数传染病在发病的时候，主要症状就是发热，发热是人之太阳与外邪做斗争的表现。如果病邪比较轻微而顽固，人之太阳没有与之产生抗争反应，比如艾滋病毒等，它就会长期潜伏在人之太阳中，这就是人之太阳的清浊不分，病人会长期带病。人之太阳按照生理学的解释，可算作是人的免疫系统，艾滋病毒通过长期潜伏慢慢地壮大起来后，就会引发太阳病症状，最开始的反应症状就是怕冷发热。如果通过身体的抗争不能将艾滋病毒这个外邪从人之太阳中驱逐出去，最终就可能会导致人之太阳的崩溃，也就是免疫系统的崩溃，引发病人体内五脏六腑功能的衰竭，最终导致病人的死亡。

人之太阳生病的时候，中医的治疗原则就是御敌于外，一定要把病邪从太阳中排除出去。**太阳中的病邪向外排，有三条比较快捷的出路。**

一条是向外排，治病方法就是汗法，通过出汗向外界排出病邪。

另一条是向里排，太阳病邪向体内传递时可能会传向阳明，阳明是可以看见的阳，病邪会与水液等体内物质相结合形成实体性的结构。病邪在身体的胸膈上部，中医就用吐法，催吐痰液、恶水、积食等，向上排出病邪；病邪在胸膈下部，就用下法，通过泻下积滞、宿便等向下排出病邪。

还有一种情况是，病邪是半虚半实的，这是由于病邪从太阳传递到了少阳，而少阳是半实半虚的，病邪没有形成实体化的结合，就没法通过吐、下等方法排出体外，这时就要用"和"法治疗。"和"就是妥协的意思，暂时与病邪妥协，待病情缓和后，再通过少阳的自身平衡系统将病邪化解掉。

在《伤寒论》的太阳病篇中，张仲景主要就是用"汗""吐""下""和"四种方法治疗太阳病的。

《伤寒论》中讲到，人之太阳受到天之厥阴的影响而致病时，会产生两类情况：一类是伤寒类疾病，一类是温病类疾病。

学习古人的东西，如果不去仔细推敲的话，是很容易迷失方向的。比如，《伤寒论》这三个字里的"伤寒"，与伤寒证的"伤寒"就不是一个意思。要解释清楚这个问题，需要从更早的伤寒理论源头去了解。在《伤寒论》之前的约300年，与《黄帝内经》同时期的名著，还有一本是《难经》，它相传为扁鹊所著。"难"是问难的意思，就是解释当时一些最疑难的问题，书的全名叫作《黄帝八十一难经》，一共解释了八十一个疑难的医学问题。《难经》的第五十八难，解释了伤寒的问题，它说："**伤寒有五，有中风，有伤寒，有湿温，有热病，有温病。**"这里面提到的两个伤寒，第一个就是《伤寒论》的"伤寒"，是指天地外邪侵犯人体，首先伤到的是人之太阳，太阳的五行属性是寒水，因感受天地之邪致人之太阳受损而引发的疾病，都叫作伤寒。第二个"伤寒"，是伤寒证，一方面是指病人表现出非常怕冷的症状，即使加穿衣服有时也不能缓解，另一方面是指病人受病时感受的天地外邪以寒邪为主。

《难经》把伤寒分作五种，是源于黄帝的五行思维。外界的邪气也有五行的属性，人体受到不同属性的外邪侵犯，就会对应地产生不同属性的病证。中风是受到了风邪的侵犯，风在五行中属木；伤寒是受到了寒邪的侵犯，寒在五行中属水；湿温是受到了湿邪的侵犯，湿在五行中属土；热病是受到了燥邪的侵犯，燥在五行中属金；温病是受到了暑邪的侵犯，暑在五行中属火。

《伤寒论》的分类体系与《难经》是不同的，张仲景按照外邪的天地属性，将疾病分为伤寒和温病两类。人之太阳与天、地的厥阴都是相接的，张仲景认为，人之太阳受天之厥阴侵犯会形成伤寒病，人之太阳受地之厥阴侵犯则会形成温病。

［伤寒类］

（天）厥阴～少阴～太阴～少阳～阳明～太阳
（人）太阳～阳明～少阳～太阴～少阴～厥阴
（地）厥阴～少阴～太阴～少阳～阳明～太阳

［温病类］

（天）厥阴～少阴～太阴～少阳～阳明～太阳
（人）太阳～阳明～少阳～太阴～少阴～厥阴
（地）厥阴～少阴～太阴～少阳～阳明～太阳

在古人的认知中，天之气是下降的，地之气是上升的，天之气下降以寒，地之气上升以热。所以，人之太阳受到天之厥阴的影响，是寒性的，引发的病证是伤寒类的；而人之太阳受到地之厥阴的影响，则是热性的，引发的病证是温病类的。

天之气下降为顺，地之气上升为顺，所以在《易经》中，表示吉祥的泰卦，就是天在下，地在上，如下图：

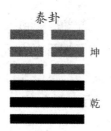

泰卦中，乾为天，坤为地。如果把泰卦翻转过来，乾在上，坤在下，就成了否卦，表示天之气不能下降，地之气不能上升。"否"是不好、不顺的意思。人身上也有一个泰卦，人有九窍，其中眼睛、耳朵、鼻孔都是双数的，位于身体的最上部，就像泰卦中的"坤"一样；而口腔、尿道、肛门这三窍，位于下方，是单数，就像泰卦中的"乾"一样。鼻孔和口唇之间，就相当于地天之间，在三才理论中，地天之间是人，所以位于鼻孔和口唇之间的部位，古人就称为人中。

《伤寒论》中，伤于天之厥阴引起的伤寒类病证，轻症叫中风，重症叫伤寒。伤于地之厥阴引起的温病类病证，统归于温病，后世医家则将温病细分为暑热、秋燥、湿温等。还有一种情况，是先受地之厥阴影响，引发了温病，之后又因为发汗等治疗方法的不当，导致再受天之厥阴邪气的侵犯而引发了伤寒证，病人最终形成两者共病的病证，张仲景称之为"风温"。

风温是非常严重的疾病，张仲景在《伤寒论》中没有提到具体治法，只是强调汗、吐、下的方法都不行。风温病人会有自汗出，不能再用汗法；会嗜睡、身体沉重，不能用泻下法，用了泻下法的话，病人会双目直视，失去意识，甚至大小便失禁；也不能用火针法、艾灸法、熏蒸法等，勉强用的话，病人会出现抽搐、惊痫等症。以上这些都是错误的治疗方法，张仲景称之为"逆"，并说："**一逆尚引日，再逆促命期。**"用错一次的话，还可以残存性命，错上加错就会立刻要人命。

从汉代直到明朝，中医治疗外感发热类疾病，基本都是采用《伤寒论》的方法，直至明朝末期出现一个医家叫**吴又可**，在他提出了新的论点后，才在清代早期时形成了新的疗法。明朝崇祯年间，公历 1642 年，全国瘟疫流行，十户九死，当时的医家们用治疗伤寒的方法控制疫情，毫无效果。医家吴又可在亲历了每次疫情后，将积累的丰富资料集中起来，闭门推究病情，最终提出了"疠气"致病的学说，写了《温疫论》一书，这是世界上第一次对传染病有了专门的研究。到了清朝康熙年间，出了一名大医学家**叶天士**，他在吴又可的理论基础上，创立了温病学说，写了《温热论》，以对应张仲景的《伤寒论》。因为叶天士的方法行之有效，后世的医家就基本上分成了两派：伤寒派和温病派，两派直到今日，还在不时地进行着争论，想争出个高低来。**但在临床运用中，有时伤寒派的方法管用，有时温病派的方法管用，因此一直分不出胜负。**

实际上，叶天士是研究《伤寒论》的大家，用药特点是伤寒法和温病法俱备。温病法能够与伤寒法相提并论，是因为叶天士所讲的温病与张仲景所讲的温病是不同的。叶天士《温热论》开宗明义的第一句话就是："**温邪上受，首先犯肺。**"这里提出了身体感受外邪致病的另一种状态，即从口鼻感受外邪，而不是从人之太阳感受外邪。中医讲肺开窍于鼻，口鼻吸入的外邪都会进入肺，肺在阴阳里属太阴，所以叶天士讲的温病是太阴受病，而不是张仲景讲的太阳受病。人之太阴与地之少阳相接，因此温邪就是地之少阳的邪气。

（天）少阳～阳明～太阳～厥阴～少阴～太阴
（人）太阴～少阴～厥阴～太阳～阳明～少阳
（地）少阳～阳明～太阳～厥阴～少阴～太阴

少阳之邪是怎么形成的？在天人地系统中，地之气需要上升，气是由精化生而来的，地之气由地之精化生。地之精是太阴属性，它能转化为阳明，阳明再过渡到少阳，少阳又过渡到太阳，这是个从精转气的过程，也是由实化虚的过程。地之气的少阳，是半实半虚的东西，如果外界的气候环境变动剧烈，比如气候反常，过冷过热，干燥潮湿，或空气污浊，或有腐肉败血充斥大地等情况，都会导致地之少阳之气浑浊逆乱，形成温邪。温邪之所以容易侵犯人之太阴，一是因为少阳易传太阴，二是因为温邪源于太阴。

人之太阴有内外两部，外部为肺，指手太阴肺，内部为脾，指足太阴脾。肺开窍于鼻，脾开窍于口，从口鼻吸入温邪，或口中摄入污染了温邪的食物、饮水等，都有可能引发温病。幼儿和老人，身体的抵抗力弱，肺气不足，容易感染温邪导致发病，成年人的抵抗力则相对较强，发病率低。但抵抗力不是阻止温邪感染人体的主要因素，在传染病流行的时候，如果有一群人同时接触传染病源，我们会发现这些人是否发病与个人身体的强壮程度是不成正比的，有些人看似强壮却发病，有些人看似柔弱却不发病。从中医的角度就比较容易解释这个问题，长期脾胃虚弱或脾胃功能紊乱的人，以及长期肺气不足或肺阴不足的人，还有肺脾柔弱的婴幼儿，容易被温邪传染而引发温病，肺脾柔弱、虚弱或功能紊乱是引发温病的主要内因，这是因为温邪就是从肺开窍的鼻以及脾开窍的口进入人体的。但肺脾因素是人体的内在因素，它们的强弱从一个人的外表往往是看不出来的，所以只凭外在的身体强壮程度很难判定一个人是否容易感染温病。

叶天士是清朝最有名的医者，一生忙于诊务，无暇多著书，他的学生把叶天士临床的医案记载，整理成册，编成《临证指南医案》一书。之后，吴鞠通总结了叶天士的临床经验，编写成《温病条辨》，将温病理论系统性地进行了整理，后世医家多从此书中研习温病疗法。

对于温病疗法，本书后面就不再讨论了，因为我们要想学习到古人的自然智慧，从更经典的《伤寒论》中能获益更多。

汗、吐、下是张仲景提倡的太阳病祛病之法，在外邪处于人体表面时，最适宜用汗法，这样可以不让外邪深入，病人易于痊愈并且不会有后遗症。以发汗法治疗发热证，降低病人的体温，在远古时期就有，当时采用的方法有热水浴、艾火烧灼、烧针针刺等。但在张仲景所处的汉代，这些只适用于强壮者的方法，已经很不适宜了，用这些方法发汗会让虚弱者病得更重，死得更快，所以张仲景提倡用药物发汗。实际上，在张仲景之前，药物发汗法其实已经在民间流传了很久，但因为当时用药物发汗的理论比较缺乏，导致使用药物发汗时事故率很高，所以在当时的临床治疗中，多数的医者都不太敢用。张仲景将民间有效的发汗法进行了整理，以中医六经理论为体系将它们重新进行了系统性的构建，这样就给予了药物发汗法相当大的完善和提升。药物发汗法在张仲景将其形成完善的理论体系后，就成为了汉代以后医家治疗病人外感发热的重要手段。

《伤寒论》中，药物发汗最主要的原则就是要有表证。表证就是指病邪还停留在人之太阳，而且人之太阳与外邪还正在做着斗争。在实际临床中怎么观察病邪在人之太阳中是否还停留着呢？病人如果有怕冷、怕风的症状，或者会有意识地多穿衣服，是还有表证；体温升高，仍有发烧，是还有表证；受寒后出现头痛、颈项痛，是还有表证；医者摸脉发现病人脉浮，也是还有表证。在这些情况下，就可以考虑用汗法来治疗。

汗法在《伤寒论》中有两个基础处方，一个是麻黄汤，一个是桂枝汤。**用麻黄汤的先决条件是皮肤紧绷无汗，而用桂枝汤的条件是皮肤松软有汗。**体表无汗用发汗的方法治病是比较容易理解的，但体表已经有汗了却还要用发汗的方法治病，就会比较难以理解了。在这里，我用一个洗杯子的生活经验来给大家解释。在天寒地冻的时候，杯子里如果有水和油污，水和油污就会凝结成块，不能流动，如果把水比喻成人体的汗液，表寒严重时人的汗液也像是被闭结在体表下，不能流出体表形成汗液。要想洗干净这个杯子，我们需要注入热水，油污块溶解后，还要用力洗刷，才可以倒出油污，从而洗干净杯子。麻黄汤就像是热水和刷子，可以温阳并打开毛孔，服药后病人身体会出汗，病邪便随着汗液流出。而在天热的时候，杯子里的油污会黏在杯壁上，杯里的水却还是流动的，水可以倒出来，但油污并不能完全倒出来。如果把水比喻成人体的汗液，就像是体表的通道没有关闭，汗液可以自然流出但是病邪还会停留在体内一样，要想洗干净这个杯子，只需要注入温水，加入洗涤剂，油污化解后就可以轻而易举地倒出，洗干净杯子了。桂枝汤就像是温水和洗涤剂，所以服药后身体还会稍微再出汗，病邪便会随着微汗而被驱除出去。下面我们用古人的思维方式，按照阴阳五行的原理来学习一下麻黄汤和桂枝汤。

【麻黄汤】

麻黄三两，去节　　桂枝二两，去皮

甘草一两，炙　　　杏仁七十个，去皮尖

（上四味，以水九升，先煮麻黄，减二升，去上沫，内诸药，煮取二升半，去滓。温服八合，覆取微似汗。）

麻黄在《神农本草经》里属于中品药，功效："主中风、伤寒头痛，发表出汗，去邪热气。"麻黄是治疗伤寒类病证的主药，能够发汗退烧，药性较猛，不能常服，在麻黄汤方剂中是臣药。麻黄是细小的簇生植物，茎端开小黄花，簇生时像黄点密密麻麻的样子，所以叫麻黄。麻黄要立秋后才能采收，茎杆必须是青色的才行。因为秋季五行属金，肺属金，肺主皮毛，立秋后采摘的麻黄，开毛孔的力量才最强。青色五行属木，风属木，青色的麻黄祛风能力最强。麻黄的茎杆是中空的，按古人取象比类的理解，中空就能通孔窍。

麻黄茎杆的中部是有节的，节是不通的，麻黄节有关闭孔窍的作用，因此麻黄汤中的麻黄要去节使用。古代用的是鲜麻黄，比较容易用刀切去麻黄节，现代用的麻黄是干品，很难去节。如果用干品麻黄开孔窍之力不足时，我们可以用温水将干麻黄泡软后刀切去结，以增强麻黄开孔窍的作用。

鲜麻黄要提前煮，煮的过程中要捞去浮沫，如果不去浮沫的话，服用后可能会让人烦躁不安。麻黄中空故能通，常用食材中的葱也是中空的，因此葱也有通窍的功能。葱比麻黄的中空要大得多，中医就用葱通大窍，比如鼻孔、耳道等。如果感冒鼻塞不通，可以用些蜂蜜加葱白煮水喝，白色在五行中属金通肺，所以要用葱白才行。女孩子适逢经期的话，可以将蜂蜜换成红糖。如果因一时生气或烦事骚扰，出现耳鸣耳聋的情况，可以用陈皮加葱茎煮水喝，这里要用绿色的葱茎部分，因为绿色属木通肝，可以清泄肝火。

桂树的枝条就是桂枝，桂树的树皮就是肉桂。"桂"字的右边是上下两个土，表示土多的意思，五行讲"火生土"，所以桂就是内含火性较强的植物。桂枝气温，能够温阳，在麻黄汤和桂枝汤中的主要作用就是温阳祛寒。桂树树干的皮，油性含量重的，就是好的肉桂。肉桂是常用的食材调料，加工油腻的肉食时，加些肉桂能够降火气，因为肉桂的温性是向下走的，可以引火归元，这样就不会因食材过于温热而吃了上火。中成药里的金匮肾气丸，也加了肉桂，作用就是使药丸的药力能够下行并集中于下腹部。因为桂枝树皮中的油性，是引阳下行的，所以在麻黄汤、桂枝汤中，桂枝都需要去皮使用，这样才不会减弱桂枝温阳上行祛寒的作用。

杏仁在《神农本草经》里是中品药，有小毒，毒性主要集中在皮上，所以杏仁要用温水浸泡后去皮使用。杏仁分为甜杏仁和苦杏仁两种，甜味属土，能够润脾，苦味属火，火克金，肺属金，苦能泻肺火，因此麻黄汤中的杏仁要用苦杏仁。在学习《伤寒论》的时候，许多同学都会对麻黄汤里用到杏仁而迷惑不解，想要弄懂这个问题，就需要仔细地阅读麻黄汤的适应证。

张仲景说："**太阳病，头痛发热，身疼，腰痛，骨节疼痛，恶风，无汗而喘者，麻黄汤主之。**"这些病证里面出现了"喘"，杏仁的主要功效是"主咳逆上气"，就是专门针对喘证的。为什么麻黄汤的病证中会有喘？这是因为病人的身体在抗病！你看病人体表的寒气非常严重，闭阻得全身气血都不通了，导致病人出现头痛、身痛、腰痛、骨节疼痛等症状。身体要对抗这些寒邪，就像是背了几十斤的负重在行走，怎能不喘，只有身体抗病才会喘，如果身体不抗病就不会喘。**古人用药讲究因势利导**，身体在对抗寒邪，就可以用麻黄汤，如果身体不对抗寒邪，那就不能用麻黄汤。因此，是否有喘证是能否用麻黄汤的重要先决条件。

有些中医没有注意到这个要点，只关注病证中是否有无汗恶寒的症状，如果有就敢开麻黄汤给病人服用，其实这属于乱用麻黄汤。乱用麻黄汤可能会出现很强的不良效应，就好比身体没有抗病的意愿或者能力不足无法抗病，却偏要勉强迫使身体拖着疲惫之躯去战斗，疲兵伐战，之后的结果可想而知。杏仁含有一定的油性，可以润肺，我们如果去长跑锻炼，跑到气喘的时候，会感觉自己的肺好像运转不过来了，很想要加加油，润一润。杏仁就像润滑油一样，既可以润肺，也可以泻肺热，还可以排除肺里的瘀积，在麻黄汤里是个很好的佐药。杏仁在麻黄汤里使用的时候，除了去皮，还要去尖。因为古人认为，尖锐之性有破结的作用，杏仁在这里面主要起润滑作用，不需要破除肺里的硬结，杏仁有尖就会影响润滑作用，这个细节体现了古人用药的取象比类之意。

麻黄汤中，麻黄用三两，三数是生发数，有助于麻黄的升阳发汗作用。桂枝用二两，二数是发散数，有助于桂枝的温阳作用，这里桂枝是佐药，不打头阵，所以不用三两。甘草用一两，用一数是取生成、补益的意思，甘草作为君药，要为这场战役积极筹备物资，做好后勤辅助。杏仁用七十个，七十是七数乘十数，七数有助阳发散之意，十数有转化之意，两者相合就是温运的意思。煮麻黄汤时要用九升水先煮麻黄，九升就是九小碗水，九数属金通肺，与麻黄的药力相合，可以更好地宣通肺气。煮到七升水的时候再下其他药，七数是发散性的，与麻黄汤发散祛寒的意义相符。最后煮到二升半，汉代一升等于十合，二升半就是二十五合，二十五是五乘五数，五数是运转，麻黄汤煮到这个分量时，帮助肺气复苏并运转的能力最强。病人一次的服用量是八合，一合相当于现在的20毫升，八合就是160毫升，就是大半碗的药量，八数是生发数，可助发汗之力。麻黄汤中这些数理的运用，是为了达到阴阳的平衡，以数理达致阴阳平衡就是术数。麻黄汤整个的数理搭配，是一个经历了多次考验的有效术数。我们如果运用麻黄汤效果不好，需要先去想想是否正确地运用了古方中的术数，而不应该过早地否定古方的作用，妄以为古方不能今用。

《伤寒论》中，如果既有表证又有自汗出，就要用桂枝汤。

【桂枝汤】

桂枝三两，去皮　芍药三两　甘草二两，炙
生姜三两　　　　大枣十二枚，擘

芍药花是很漂亮的花，被称作花仙，它的根就是中药材芍药。芍药有赤芍、白芍之分。赤是指红色，中医用赤芍通血分，白色通肺，用白芍润肺阴，桂枝汤中的芍药用的是白芍。《神农本草经》曰芍药："主邪气腹痛……寒热……"是说芍药有缓急止痛的作用，能平衡身体的过寒或过热。桂枝汤中的芍药，是一味佐药，它是辅佐桂枝和生姜的，可以防止因桂枝和生姜温阳药力过大而可能导致的身体汗出过多等不良反应，也能缓解因受寒而引发的身体多处的酸痛不适。

生姜有比较强的发汗作用，它的挥发油能打开皮肤的毛孔。把生姜晒干，彻底清除掉挥发油后，就是药材干姜，干姜就没有发汗作用了，中医用干姜主要是取其温热之性。如果仅仅只是脾胃受寒，而没有怕冷怕风等表证，我们就可以用煨生姜。煨生姜的制法是将生姜切片，用棉纸包裹，在热锅里反复煨烫，直到闻不到生姜的辛辣味时就可以了。煨生姜既去除了生姜的挥发油，减少了发汗作用，又保留了生姜的鲜嫩和止呕作用。而且鲜嫩的煨生姜与干姜相比，温热性更为柔和，非常适合温脾胃。

其实发汗疗法在实际生活中是很常见的，平时让身体偶尔出些微汗，对保持身体健康是非常有益的。我有一段时间在瑞士从事中医工作，来治疗的病患中有不少的抑郁症患者，瑞士的抑郁症患者大多是四五十岁的人，男女比例差不多。瑞士是一个相当富裕的国家，民众的各种福利非常优裕，但为什么还有那么多的抑郁症患者呢？

我观察后发现，西方人的独立性很强，年轻人18岁成人之后就要独自生存了，在这种独立意识下，很少有来自父母兄弟姐妹的家庭帮扶，因此西方人与同事、邻里的相互攀比之心会非常重。瑞士是一个靠北的山地国家，四月份还可以飘雪，九月份天气已经凉下来了，每年只有六、

七、八月是云开雾散，阳光明媚的好天气，这期间就是瑞士人的度假期。在我们诊所，长期来治疗的病人在每年度假期来临的时候，都会提前请假，暂时中断治疗，全家人出去度假。

度假对西方人来说，是个可以攀比的事，如果哪家人有一年不能去度假，或者度假不如别人玩得好，这家人会难受一整年。还有其他许多攀比的习惯，在西方人的生活中都普遍存在。其实如果人的一生都要在与别人的相比中度过，是件很痛苦的事，西方人中患抑郁症的比例要远远高于东方人，很大的可能就是因为他们独立生存的压力过大，加上过分攀比，如果人生不顺的话很容易引发自卑和产生挫折感。

我发现瑞士有抑郁症的病患，大多数都比较怕冷，或者已经麻木到不觉冷暖，说明在情绪抑郁的时候，病人自身的抵抗力也会下降，寒邪会不知不觉地侵入到身体里面。当人感觉受寒了，就会想要出点汗，把寒气逼出去，这时去泡温泉和蒸桑拿就是个很好的方式。在欧洲凡是有温泉的地方，大多是最受人欢迎的度假胜地，人们可以通过泡温泉，发汗祛寒，同时也把积累下来的抑郁心情发散出去。

温泉在中国古代也是达官贵人们非常重视的养生场地，与西方人通过检测温泉水质、微量元素含量来区别温泉好坏的物理认知不同，中国古人更强调温泉的水温。古人认为，温泉重要的是来自地底的热气，而不是水质，这种天然形成和孕育于水的阳气，即是水中阳。水中阳在八卦中是坎卦，道家的内家功法里常常讲究坎离交媾，离属火为心，坎属水为肾，温泉中的水中阳是最补人的先天肾气的。

我们要想通过泡温泉来补益肾气，泡的时候采用的姿势也是很重要的，最好采用以下两种姿势：一种是平躺法，这样可以让心肾处于同一水平线上，心肾相交，方能使肾气得到温煦；另一种是盘腿坐法，这样可以让前后阴直接受热，热气沿脊骨上行，以温肾养骨。要记住，温泉水中只有天然形成的热气，才是有用的，有些地方的温泉宾馆，把温泉水从地下抽出来，又再输送到住客的房间浴池里。在这段长距离的输水过程中，水温往往已经降到常温了，店家只有将温泉水通过加热后才能再变成热水，但这种再加热产生的热气，对身体已经完全没有用了。因此我们去泡温泉时，一定要选在温泉水从地下刚涌出来的地方才最好。

据说，几乎每个人在一生中，都会有抑郁的时候，我就曾经感受到一次。那是我还在医院里工作的时候，有段时间里我总是感觉自己的颈项酸痛，有种说不出来的难受。我们科室每天都有很多的颈椎病患者前来治疗，同事们都是治疗颈椎病的好手，于是我就请他们给我推拿按摩和理疗，结果治疗了一段时间后我仍没感觉到颈项酸痛有所好转。后来我静下心来反思，到底自己的颈项为什么会有酸痛的症状产生，最终才恍然大悟，原来是我自己的心理状态有些抑郁了。我对那时的工作岗位从内心里感觉到枯燥乏味，产生了有些抵触的厌烦心理。第二天，我就向科主任要求换一个工作岗位，等换了新的岗位后，颈项酸痛果然很快就不知不觉地消失了。我们每个人在抑郁的状态下，都可能会不知不觉地受寒，这个寒邪是很轻的，但会很长时间地停留在人之太阳，主要就是头颈部位。受寒后颈项部位的血液循环会受很大的影响，如果工作繁忙，学习辛苦，睡眠不足，就会感觉颈项酸痛。在《伤寒论》中，有两个方子对这种颈项酸痛的症状特别有效，这两个方子就是葛根汤和桂枝加葛根汤。

"太阳病，项背强几几，无汗，恶风，葛根汤主之"。

"太阳病，项背强几几，反汗出恶风者，桂枝加葛根汤主之"。

太阳病就是指人之太阳受到外邪侵犯后所生的病。项背强几几是指颈项背部处感觉僵硬难受，"几"在古语里是隐微的意思，这里形容颈项背部的僵硬是隐隐约约说不清楚的。恶风是指颈项背部怕被风吹到。在深圳等南方城市，许多办公室白领都有颈项酸痛的毛病，这与空调温度调得过低，或者空调风长期直吹后背是有很大关系的。在这种情况下，如果身上的毛孔紧闭不出汗了，可以用葛根汤治疗；如果身上反而出汗更多了，就要用桂枝加葛根汤治疗。

【葛根汤】

葛根四两　　　麻黄三两，去节　桂枝二两，去皮　生姜三两
甘草二两，炙　芍药二两　　　大枣十二枚，擘

（上七味，以水一斗，先煮麻黄、葛根，减二升，去白沫，内诸药。煮取三升，去滓。温服一升，覆取微似汗。）

【桂枝加葛根汤】

葛根四两　　桂枝二两，去皮　生姜三两

甘草二两，炙　芍药二两　　　大枣十二枚，擘

（上六味，以水一斗，先煮葛根，减二升，内诸药。煮取三升，去滓。温服一升，覆取微似汗。）

　　这两个方子都是在桂枝汤的基础上加药，它们唯一的区别，就是有没有麻黄，无汗要用上麻黄，汗出反而更多的当然就不用麻黄了。

　　小时候在热天的昆明街头，常常会看到有人将一大块长圆形的根状物用桌板夹好，然后用长刀切下薄薄的一片，供游人购买食用，吃下去后会有甘甜清润的感觉，可以生津止渴，这个东西就是葛根。葛根在《神农本草经》里是中品药，可以治"诸痹"，就是解除各种痹痛。古人认为藤类的植物，可以治疗筋病，葛根在地表是细藤，到了冬天会落叶，藤枝不会枯死，能够生长很多年，所以葛根能够治疗身体筋痛，对颈项部位的经筋有很强的解痹作用。葛根也有滋液升清的作用，可以提升清阳，能够让药力往头颈部集中。葛根汤中用到葛根四两，是为了让葛根的药性更为集中，能够更好地聚阳通络除痹。现在的许多中医师都喜欢用猛药，碰到颈项酸痛的病人，就开羌活、伸筋草、透骨草、石楠藤等药性猛烈的舒经活络药，但往往把病人都吃得胃疼了，颈项痛还没有减轻。其实应该多参考下古人的思路，用柔性的方法来治疗。

　　葛根是非常柔性的通络药，还能滋液生津，桂枝汤的

药力也很柔，两者相合轻轻松松地就把颈项的寒邪祛除了。现代的许多中医师很容易受到西医思维的影响，病人一旦发现有颈项酸痛的症状，就立刻让病人去拍片检查，医生脑海里只想着那些脊椎退化、肌肉劳损等病因，只想着要纠正病人的脊椎，改善劳损的肌腱，治疗时也只会采用活血通络的方法。有些推拿师给颈项酸痛的病人做推拿时也是越来越用力，有些针灸师不给病人扎个几十针就认为不叫扎针。但如果这样长期地给病人治疗下来，病人往往还是只能缓解部分疼痛，不能除病，没法去掉病根，甚至会形成推拿上瘾症，隔天不去做推拿就感觉难受得要命。

葛根汤证的病根是什么？它的病根是无形的寒邪。对无形的病机认识不足，脑海中没有"无"的思维，是现代的许多中医师都存在的传统中医思维缺陷。《道德经》说："**为无为，则无不治。**"要想解释清楚这句话，需要先了解老子的思维。老子将做事的状态分成两种，一种是有为，另一种是无为。无为并不是不作为的意思，不能解释为"有为是在做事，而无为不做事"。有为、无为的"为"字都是指要有作为，关键是要用"有"的状态去做事，还是要用"无"的状态去做事。"有"是有形，有物质性，有利益，有选择，有喜恶；"无"是无形，无物质性，无利益，无选择，无喜恶。"为无为"，就是为人处世时要内定下无私无欲的原则，并顺其自然。"则无不治"，是说只有无私无欲才能做好每件事情，或管理好员工下属。在古代中医的思维里，天地的风寒暑湿燥火这些无形之邪，是医者医治疾病时的主要方向，能够以无治无，才是最高明的手段。

比如，古代中医治疗婴儿夜啼症时就会用到"无"的手段。夜啼症是指婴儿一到夜晚就哭闹不止，如果婴儿的舌尖较红，就是心火过重，可以用灯心草煮水来治疗。灯心草可以清心降火，煮出来的水没有什么味道，婴儿不会抗拒。但现在中医用灯心草水治疗婴儿夜啼症时，发现有效率并不高，为什么古人用这个方子就效之若神，几乎百分百有效，而今人用就效果减半了呢？因为按照古法，这个方子里其实还有一味药，按照现代人的思维很容易把这味药当作无用的而弃之不用，这味药就是黄金。古人认为，黄为至尊，贵为君王，人之心就是一身之君王。黄金至重，能够重镇，用黄金可以镇心安神，用一两黄金加灯心草煮水喝，才会有效。要知道，在这个方子里，黄金可是君药啊，没有君药的方子效果当然就会大打折扣了。黄金是非常稳定的金属，煮水的话几乎不可能有成分溶到水里，也不可能为灯心草水添加什么味道，**但是就是这种无形的东西，反而是最管用的**。所以，用现代人的科学思维，轻易地去否定不能解释的自然智慧，是很愚蠢的行为。**如果学习中医的人，始终保持着科学唯上的学习态度，对科学不能解释的事物就完全否定，是很难学好中医的**。

《伤寒论》中的发汗法，在古人看来，就是一场战役，大战之前必须要先评估取胜的把握，战斗中要随时调整，战后还要对两败俱伤或是战斗失利等情况能够及时弥补，这些缜密的思路都体现在了《伤寒论》中。当医者面对一个受寒的病人，发现病人有了适宜发汗的临床症状指标后，医者在最终决定能不能用发汗的方法治疗时，还需要参考病人的脉象指标。张仲景认为只有脉浮才能发汗，脉浮表示身体在对抗外邪，并已经做好了发汗的准备。人的脉象为何会"浮"？浮与沉相对，浮是指物体浮在水面上，物体下面会有水的浮力向上托举，如果想要把物体压到水面下时还会有水中浮力加大的感觉。摸到病人的浮脉时，如果将摸脉的指腹稍微向下用力压，会感觉到脉象中有一个向上顶手的浮力。

　　我在瑞士行医时，有个30多岁的年轻人，患有中高度的高血压，想要用中医的方法试试。我一摸他的脉，发现他的脉象比较浮，有一种在表面就顶手上浮的感觉，手指再用力将脉搏压到底部后，还微微有上浮的力存在，这就是一个明显的浮脉。这说明他高血压的形成是源于寒邪束表，周身的毛细血管因寒而束紧，导致微小血管的血流不通畅，心脏会被迫加大供血压力以力图输送血液到缺血的身体远端，这个身体自救的过程，病人在临床上就会表现为血压增高的症状。当时我采用了温阳解痉发汗的方法，给他开了吴茱萸汤和桂枝汤的合方，服了一个星期的中药后，他的血压就一直保持在正常的水平了。

　　由此说明，脉象中的浮力，是产生于心的，中医讲**"汗为心液"**，能否发汗必须要有心的支持，心力充足才能发汗，否则就是竭泽而渔，会引起很多不良的发汗后遗症。明白了发汗要有"心"的支持这个原理后，我们就比较容易理解张仲景讲的那些不能发汗的禁忌证了。《黄帝内经》讲：**"诸痛痒疮，皆属于心。"**就是说各种疼痛、瘙痒、肤疮，都与心有关，其中的瘙痒、肤疮是心阴不足的表现，心阴不足就不能发汗了。这是因为"汗为心液"，汗液源于心阴，心阴不足则汗源不足。《伤寒论》中说**"疮家不可发汗"**，**"淋家不可发汗"**，身上有肤疮、尿路感染的人，不能采用发汗的方法治疗受寒，这些症状都是心阴不足的表现。除此之外，若还有其他一些阴虚的症状表现，或者有导致阴虚的病因存在时，也不能发汗。

"咽喉干燥者，不可发汗"，因为咽喉干燥是肺阴不足的表现。

"亡血家，不可发汗"，失血过多的人，或是女性在经期时，或是手术后的病人，都有血虚的情况，不能发汗。

"汗家不可发汗"，长期有盗汗、自汗情况的人，不能够再发汗。

"衄家不可发汗"，血热的人，比如经常流鼻血的人就是血热的人，也不能发汗。

按照人之太阳受病，一定要往外排的原则，如果病人有以上不能发汗的情况存在，医者又要怎样才能给病人进行治疗呢？张仲景说：**"里虚，须表里实，津液自和，便自汗出愈。"**就是说如果因为里虚的原因不能发汗，需慢慢调理等待里虚恢复，一旦表里都不虚了，就会津液调和，自己出身汗就好了。在这里，张仲景没有给出方子，强调不一定要对病人用药，这是非常值得我们学习的。

在张仲景之前的一百多年前，有个叫班固的人编写了一本书——《汉书》，书中有句话说："有病不治，常得中医。"意思是医生的医术水平有上、中、下之分，上等水平的医生治病，病人会好得很快；中等水平的医生治病，病人会好得慢些；下等水平的医生治病，病人的病情有可能不往好的方面发展，反而更加恶化。因此，病人有病时不去找医生医治，慢慢等待自己的疾病好转，往往会得到找中等水平医生治疗一样的结果。

当大家仔细研读《伤寒论》时，会发现书中的太阳病篇是文字最多的，而且整篇几乎有一半的内容是在讲当医者发汗不当导致病人出现变证，引发各种不良反应的时候，应当用何种方法去解救。还有近四分之一的内容是在讲医者应该对病人用汗法治疗时，却误用了泻下法，导致病人出现各种不良症状的时候，又应当用何种方法对应着去解救。由此可见，如果医生对病人自身的身体状况不加分析，只求尽快地治好病人，在还没完全搞清楚病人病机的情况下，就开始盲目地对病人进行治疗，多数情况下病人反而会越治越糟糕，病人还真是不如当初就不去找医生做治疗。以上这个问题里面，既有医生的问题，有时也有病人自身的问题，但现在看来，可能是病人自身的问题更大，因为病人更希望快治快好。很多病人不切实际地想在一天时间里就把病治好，却不会去想想自己的病到底是积累了多长时间的不良习惯才造成的。

张仲景讲的"里虚"，是指与"外"相比，"里"会显得比较弱小，是相对性的虚。里虚一般源于内部不和、气血紊乱、阴阳失衡等原因。"虚"字在古代通墟字，意指一个大的山丘，外表恢宏内部却有空洞，形容外强中干、不坚实。里虚是一种紊乱态，并不是缺乏什么东西。清朝有个名医叫徐大椿，他说："大凡人非老死即病死，其无病而虚死者，千不得一。"他指出了在正常的情况下人不可能无病而虚死，且非常反对滥用药物补法，认为这种做法不治虚反添乱。张仲景在书中隐含的里虚治法，也是强调要通过休息和饮食调养，待其自和，不能用药物等方法勉强治疗。古人的这种调和治虚，稳步前进，不做妄进，徐徐图之的做法，是非常值得学习的。

发汗要讲究时机，可以发汗的时候就不要迟疑，尽快采用适宜的药方进行发汗。但每个人的情况也都是不同的，有些人在发汗前没有显现出"里虚"的情况，发汗后这些隐藏的后患就可能凸显出来了，那要怎么办呢？这时《伤寒论》中那些本来不适宜发汗，医者却强行给病人发汗治疗，当病人出现各种不良症状后的处理方法，就能够派上用场了。

"太阳病，发汗，遂漏不止，其人恶风，小便难，四肢微急，难以屈伸者，桂枝加附子汤主之。" 有些人发汗之后，会出现汗出不止，还会特别怕风，小便量减少或难出，四肢感觉有点僵硬，关节屈伸或用力时会比较吃力，出现这些症状的原因是"里阳气虚"，是体内的阳气不足。中医讲**"气能摄液"**，体液的流动靠阳气来控制和摄纳，体表阳气不足了，就会控制不住汗液，导致汗出不止；小便量减少是由于不停出汗流失了大量体液导致，小便难出是因为阳气不足导致尿道口的开阖功能受到了影响；手脚关节僵硬也是体表阳气不足的表现。这种情况下，可以用桂枝加附子汤治疗。

【桂枝加附子汤】

桂枝三两, 去皮　芍药三两　甘草三两, 炙　生姜三两, 切

大枣十二枚, 擘　附子一枚, 炮, 去皮, 破八片

（上六味, 以水七升, 煮取三升, 去滓, 温服一升。）

这个方子就是在桂枝汤的基础上, 再加上了一味药——附子。方中桂枝、芍药、甘草、生姜都用了三两, 用三数是为了加强生发作用, 能使附子提供的阳气更快地生发。附子在《神农本草经》里是下品药, 有大毒, "主风寒咳逆邪气, 温中"。附子是大热之药, 属火性。我们如果坐在火堆旁边烤火, 会感觉烤火的身体部位有一阵阵的、波浪般涌来的、麻麻并轻微跳动着的温热感觉, 这就是火性。如果去尝一点点煮了没多久的附子汤, 也能体会到舌头和口唇有麻麻的感觉, 敏感的人甚至能体验到附子药液在肚子里温热并传导全身的过程。附子的这种火性是非常罕有的, 中医经常用附子来回阳救逆, 治疗阳气虚脱的急危重症。这个方子中的附子, 用的时候要先炮制, 方法是把附子埋在一个已熄灭的火堆灰里, 然后在灰的上面再架上新的柴火, 重新烧个火堆, 等火堆烧完熄灭后, 把附子刨出来, 去掉焦皮, 破成八片使用, 八数和三数一样, 都有生发之性。这种利用火堆炮制的方法, 可以更好地提升附子的火性。

可惜的是, 因为古法炮制附子的方法不容易被现代人采用, 现在药店里附子的炮制方法已经不同了。现在的方法是, 把附子切片晒干, 再用加热的河沙来炒。我们想象

一下，火堆里烤出来的红薯，与用沙子炒的干红薯片，能是一样的味道吗？甚至市面上的很多中药店，把炮附子解释为炮制的附子，这样盐水泡的盐附片，蒸熟过的白附片、黑附片，用盐附片再经多次漂洗后制成的淡附片，都可以叫作炮附片，中药师给你哪种炮附片完全随意。现在的这些做法已经把老祖宗的用药精髓和细致精神丢得一干二净了。

还有值得注意的是，张仲景提到附子是破八片，而不是切八片，说明分开附子的工具不能是金属的刀，只能用竹刀或锋利的陶器片削割，因为火克金，炮制好的附子碰到铁器会损失功效。以前有经验的老药工会提醒患者一定要用陶罐煮附子，并且要用开水煮，不然会损失疗效。可是现在呢，代煎药机都是金属的，很多患者也不愿花时间自己煎药，方子中用到附子时的治疗效果会很大地削弱也是可想而知的。

桂枝加附子汤在临床运用中，对老年性前列腺肿大导致的小便不利也有很好的效果。老年人患前列腺疾病一般都是因为阳气不足导致，如果伴有夜间容易盗汗，四肢关节有些僵硬、活动不便的症状，这就与《伤寒论》中桂枝加附子汤证的描述基本一致，因此对应着用桂枝加附子汤的效果就会非常好。

"服桂枝汤，大汗出后，大烦渴不解，脉洪大者，白虎加人参汤主之。" 桂枝汤的发汗力并不强，大多数情况下病人都只是微微地出汗，但有的人服桂枝汤后会出大汗，还会感觉非常口渴，想大口大口地喝水，并感觉心烦得坐不住，医者给病人一摸脉呢，发现病人的脉象是洪大脉。"洪"是指能发出哄哄声响的大水，洪大脉给人的感觉就像是有潮水涌来，一阵子非常有力而外形壮大，但一瞬间又好像消失得无影无踪。

为什么会出现大汗出并脱水的现象呢？这是因为病人也有"里虚"，这种里虚是一种典型的外强中干般的里虚。现代社会的生活工作节奏很快，给人的压力大，有少数年轻人看着身体非常强壮，但突然间就可能毫无征兆地倒在地上，抢救不及而猝死，这就是因为他们的整个身体已经是外强中干的了。外强中干的里虚，是阳盛而阴虚，阳盛大多是因为饮食过多过热，或饮酒过多形成，阴虚则多是因为睡眠过少，或欲念太多，或郁怒频发导致。

如果把发汗当作一场战争，阳气就是士兵的战斗力，阴液就是后方的兵器、粮草等补充物资。阳气强而阴液弱，那么士兵打了一阵之后就没有武器弹药和食物补充了，可想而知这会是一场虎头蛇尾的、冲上去后反而崩溃的战斗场面。阳气过于旺盛，发汗时容易出大汗，汗出多了立刻就显现出体内阴液不足的后患，会表现出非常口渴但怎么喝水都感觉不够的症状。汗出多了体内的阳气也会随之泄掉很多，又会再出现阳气不足的情况。外界的水不是体内的津液，喝下去的水要转化成体内的津液，需要经过体内各系统多次循环，要在血管里循环，还要在体液循环系统里多次渗透，这些过程都需要体内能量的参与，这些能量就是中医讲的阳气。如果体内的阳气不足，摄入体内的多数水分就不能转化为体液，体液不足就会有口渴的感觉。

没有转化为体液的水分会从尿液或汗液中排泄掉，这个过程又会大量地损失体内的能量。

身体内能够快速供给能量的主要成分是葡萄糖，上面讲的这些情况如果不能缓解，身体就会自救性地增大血液里的含糖量，使得体内的水液在代谢过程中能有充足的能量供应，以暂时缓解身体因阳气不足不能代谢水液而致口渴干燥的窘境，但这也可能会让病人出现血糖升高的症状，最终可能形成糖尿病。目前，糖尿病的人群比例在逐年增加，甚至儿童糖尿病的发病率也提高得很快，最主要的原因就是现代社会中人群的进食热量普遍过高，体内阳气过盛，另一方面又普遍入睡得过晚，导致体内的阴液慢慢不足，这些不良习惯很容易让人形成外强中干的里虚证。而且目前病人的感冒受寒发热等外感疾病，从当前的治疗效果来看，不论中医还是西医，很多都不能算作是正确的，又或者医生及病人都过于求快求猛，出现了过度医疗的情况，反而过犹不及，这些都是诱发体液代谢失衡并最终导致糖尿病产生的罪魁祸首。

张仲景说："**太阳病，发汗后，大汗出，胃中干，烦躁不得眠，欲得饮水者，少少与饮之，令胃气和则愈。**"就是讲如果最初的体液代谢失衡，还不严重，刚刚出现胃中干、睡眠质量下降的情况，则只需要采用少少饮水的方式，就可以治疗好了。胃中干就是胃的阴液不足，那么会有些什么样的表现呢？一是吃不了硬米饭，否则会感觉胃里硌得难受；二是胃部可能会有酸痛胀闷的感觉；三是可能会有胃液上攻熏蒸刺激喉咙，出现喉咙经常干痒易咳的情况。

胃中干加上睡眠不佳，是很多糖尿病患者发病之前的普遍症状。张仲景认为在这种情况下不需要用药，只需少少饮水，每次饮一小口，这样做能让进入体内的水分都被充分地代谢掉，不做一点浪费，不再损耗阳气，可以使得胃中的阴阳逐渐平衡起来，待胃气平和后，疾病就能够自然痊愈了。

这里提到的水，必须是净水，不能带有其他的成分，有些人不喜欢喝净水，觉得没味道，总是想加点茶、糖什么的，感觉水没有能量就喝不下去，这些也是身体对水分代谢有轻微障碍的早期表现。如果想把普通水加些能量再喝，便可以制作阴阳水来喝，阴阳水是一种特殊的冷开水。晚上先烧一壶开水，有条件的话最好用铁壶或银壶，烧开的水趁热倒进一个有金属内胆的有盖水杯，只能刚刚倒到4/5杯的程度，然后盖好杯盖静置一整夜，第二天这杯水就是阴阳水了。在一整夜的时间里，热水的水汽会聚到杯盖下，慢慢凝结成水滴，再滴到杯子里，反反复复，阳升而阴长，所以叫作阴阳水。用金属壶烧水、金属杯装水是金生水的意思，4/5杯水中的水与空的比例是4:1，四数属金，一数属水，也是金生水的意思。每天多次少少地喝阴阳水，一天之内只需要喝完这一杯即可，同时也减少其他水液的摄入，这是治疗轻度糖尿病非常有效的自然疗法，一般坚持2周左右的时间后，血糖就会开始下降了。

如果发汗后病人出大汗，出现非常严重的口渴症状，病人怎么喝水都还感觉口渴，这种情况下可以用白虎加人参汤治疗。

【白虎加人参汤】

知母六两　　石膏一斤，碎，绵裹　　甘草二两，炙

粳米六合　　人参三两

（上五味，以水一斗，煮米熟汤成，去滓，温服一升，日三服。）

青龙、白虎、朱雀、玄武是古代的四象，代表东、西、南、北四个方向。白虎位于西方，西方的五行属金，五行金以白色为贵。金能生水，白虎汤的命名用意就是指它能补体内的水分和阴液。人参可以补阳气，白虎加人参汤就是气阴双补。在这个方子中，知母、石膏、甘草、粳米构成了白虎汤，白虎就是暗指石膏。清代名医张隐庵说："石膏质坚色白……坚白若精金，禀阳明金土之精。"石膏是白色的，有金、土两种五行属性。石膏分为生石膏和煅石膏两种，两者的区别在于一个内含结晶水，一个则没有。

在汉代，医者只用生石膏。煅石膏是将生石膏煅烧后去除掉结晶水的产物，在明清后才开始用于外科药中。"膏"是指物质的精华，石膏就是指金石里面的精华，这个精华就是生石膏里的结晶水。生石膏的五行属性是金，金生水，能产生结晶水；煅石膏的五行属性是土，土克水，煅石膏去除了结晶水，对外界的水液就具有很强的吸附力，所以常用于外科伤口的干燥处理或皮肤湿疹等渗出液的燥湿处理。

生石膏里的结晶水是寒凉性质的，阳气不足的身体不容易吸收，张仲景就采用了与米同煮的方法，可使结晶水的寒凉性质转变为温性。煮药时用到了一斗水，约10碗

水，2000毫升左右，先将生石膏打碎，使结晶水容易被煎煮出来，又用棉布包裹，使生石膏的矿物质与结晶水分离后不能再融合，结晶水煮出后很快就被粳米吸附，等到米煮熟了，结晶水就转化成温性的了。在这个转化的过程中，结晶水的消耗很大，所以生石膏的量用到了1斤，1斤等于16两，15.625克×16=250克。这么大的生石膏用量，在现代临床中已经见不到了，一是医生不敢用，二是没明白古人这样用的道理。

知母在《神农本草经》里是中品药，"主消渴热中，除邪气……补不足，益气"。消渴的主要表现是三多一少，喝得多、吃得多、尿得多、身体消瘦，也就是现在典型的糖尿病症状。知母是一种非常抗旱抗寒的植物，在干旱缺水的荒漠、荒山中都能生长，它的根部具有很强的聚水能力，这个植物的根部就是中药材知母。知母益阴，人参补气，两者相合在方剂中能产生很好的气阴双补作用。人参在汉代是指长在中原的五加科属人参，但因为过度采挖，在汉代以后，张仲景用到的中原人参已经没有了，后人就以山西上党出产的桔梗科属党参做替代。党参的药力微上浮，可以健脾益气，而中原人参的药力居中，补气力强。在这个方剂中，补气的主要对象是居中的脾胃，如果用党参替代人参的话，为避免药力上浮，应该加些西洋参，西洋参的药力是下沉的，能够补气益阴，想将两者的药力居中于脾胃，党参与西洋参的配比在3∶1比较合适。而长白山人参的药力比党参更为上浮，不适合在这个方子中使用。

白虎加人参汤的气阴双补法，除了对糖尿病有用外，我们还可以用于其他有气阴双亏证的病证，比如干燥综合征、口腔溃疡、烦躁性失眠等。

"发汗后，腹胀满者，厚朴生姜半夏甘草人参汤主之。"如果有里虚，发汗后还可能出现腹胀满的情况，这种里虚是"里中阳虚"。我们如果饭后腹部受凉，就会出现腹胀的情况，这是因为受凉会导致腹内的中阳受损，食物不能消化，停滞肠胃而形成胀气。如果病人有里中阳虚的话，发汗后体内的中阳会处于亏空的状态，消化功能会受到影响，腹内的积食不化，病人就会一直有腹胀满的感觉。哪些生活习惯容易形成里中阳虚呢？一是经常在空腹的情况下吃冷食、喝冷饮。二是经常饿肚子，不定时吃饭。三是经常生闷气，阳气郁遏不舒。四是长期过于劳累，阳气耗损。五是卧房阴冷潮湿，睡卧长期受寒。这五种情况是最为常见的。这些会损伤体内中阳的生活行为，我们应当尽量避免。里中阳虚的人，除了发汗损耗阳气后会出现腹胀外，劳累、熬夜、发怒、受凉等损耗阳气的原因，也会诱发腹胀满的症状。对于这种里中阳虚型的腹胀满，张仲景用厚朴生姜半夏甘草人参汤治疗。

【厚朴生姜半夏甘草人参汤】

厚朴半斤，炙，去皮　生姜半斤，切　半夏半升，洗
甘草二两　　　　　　人参一两

（上五味，以水一斗，煮取三升，去滓，温服一升，日三服。）

生姜有很好的祛寒温胃作用，平时我们如果脾胃轻度受寒了，可以马上煮生姜红糖水喝，就能够快速地恢复脾

胃的正常功能。方中生姜用了半斤，等于八两，是人参用量的八倍，生姜温、人参补，温重于补，这样才能形成很强的温运作用。现代的很多中医师，对脾胃虚寒的病人用药，往往只重视补法，用大量的党参却只配少量的生姜，这样补重于温的方法，是不对的，会更加重脾胃的气滞，病人服药后可能会更难受。

厚朴辛温，气味厚重故称"厚"，厚朴能下气除胀满。方子中要把厚朴炙一下，并去皮使用。"炙"就是火烤的意思，通过炙法可以去除厚朴中的挥发油。厚朴的挥发油主要存在于表皮中，它的作用为辛温发散。辛温发散的性质是上行的，这个方子需要用厚朴的降气作用，所以要通过炙法炮制并去皮，以减少厚朴的上行之力。

半夏在《神农本草经》里是下品药，有小毒，"主伤寒寒热心下坚，下气"，有散结降逆下气的作用。半夏在《伤寒论》中是比较常用的药，古人都是用生半夏，入汤药前用热水洗七次即可。现代人比较畏惧半夏的毒性，一般先用清水浸泡数十日，又加白矾、石灰、甘草再泡，搞得药效大减，降逆之性几乎不存。而且受西医有毒药品管制制度的影响，中药铺只能出售几乎没什么作用的制半夏，生半夏不能进药也不能出售。用这样的制半夏治治小病还勉强可以，治疗重病就无能为力了。《伤寒论》中能够起死回生的附子与半夏，在面对急危重症时都必须是生用才管用，而现在的中药铺却都不能用生附子、生半夏，所以现在的中医不能治重病，很多时候也跟不合理的西管中制度有关。

生姜八两、甘草二两、人参一两，这一组中药是温补提气的；厚朴八两、半夏半升，这一组中药是降气化逆的。半夏半升就是 100 毫升，实测后为 45 克，约等于方中的三两。所以这两组药的分量相当，加起来都是十一两，一组升一组降，这样药方的升降之性才能相互平衡。腹部是中医讲的中焦，古人的这种治疗中焦病证时用升降法并平衡药量的思维，是非常值得我们学习的。

《伤寒论》中的太阳病篇，虽然表面上看起来只是为了治疗受寒所致的外感病，但实际上我们可以借鉴张仲景处理里虚问题的用药方法，去治疗一些因病人里虚再加上医生医治不当或疏于治疗，而形成的现代难治性疾病或慢性病。太阳病篇里的很多内容都非常值得我们再进一步地进行研究和探讨。

阳明通里求

人之太阳受病后，经过一段时间病邪可能会从太阳传到阳明形成阳明病。在《伤寒论》中，病邪的传递是以每日一经来计算的，受寒的第一天是太阳病，第二天是阳明病，第三天是少阳病，第四天是太阴病，第五天是少阴病，第六天是厥阴病，如果第七天病邪还在，就会继续往下传，再传到太阳。记住这个传递规则，对理解《伤寒论》书中的很多条文都有用。比如说，书中经常会提到伤寒后多少日时，因什么样的治疗方法不对，病人可能会出现一些病证，以及应该用怎样的方法去治疗。这时就要去想伤寒后的第几天病邪是传到哪条经了，以及错误的治疗方法是伤到了病邪传递到的哪条经，才会出现条文中的病证的，只有以这样的思路去推敲，才有可能想明白书中对应的方子为什么会那样用。

病邪回到太阳后，可能会自愈，但也有可能还要继续往阳明传。张仲景说：**"太阳病，头痛至七日以上自愈者，以行其经尽故也。若欲作再经者，针足阳明，使经不传则愈。"** 就是说如果到了第七天病邪还要往下传的话，可以针灸足阳明胃经的穴位，使病邪不能再往下传经，病人就能够恢复健康了。这个穴位一般是指足阳明经的下合穴——足三里穴。足三里穴是重要的保健穴，中医说："若要安，三里常不干。"这句话是指古代的足三里保健化脓灸法。

古代做艾灸都是直接灸，就是捻米粒大小的艾绒团，直接放在病人的穴位皮肤上，用线香点燃。艾绒燃灭后会对皮肤形成灼伤，引起皮肤起疱和皮下无菌性化脓，从皮肤起疱化脓到完全恢复的时间间隔，因人而异，需要 2 ～ 6 周。"三里常不干"就是当足三里穴的化脓处快好时，继续做艾灸，继续让它化脓，这样可以长期保健身体。这个在唐朝时比较盛行的保健方法，传到日本后，一直被日本人引为圣术，直至今日还能在日本民间见到。足三里化脓灸保健的原理，就是防止太阳病往下传经，遏制疾病的进一步发展，并能通过对人之阳明功能的加强，间接地增强太阳经的抗病能力，所以长期灸足三里穴能起到防病治病的保健作用。

阳明承担着转化为太阴的化实责任，也存在着与少阳连接的化虚作用，是个承上启下的阳部分；同样，太阴承担着转化为阳明的运化责任，也存在着与少阴连接的化虚作用，是个承下启上的阴部分。人的阳明居于腹部，主要是指体内的食道、胃、肠等消化系统，消化系统具有升清降浊的功能，与阳明的承上启下作用是相符的。人的阳明有升清降浊的功能，阳明病就是体内的胃肠在升清降浊的功能上出现了问题。

张仲景把阳明病分作了三种类型。第一种是"太阳阳明"，它的主证是"脾约"。太阳阳明病是指病邪的主要部分在太阳，次要部分在阳明。足太阳膀胱经主水、利小便，人之太阳有病邪的时候，小便次数会增多，当体内的水分通过小便流失之后，肠道内就会缺乏津液。人之阳明的功能正常情况下应该是胃气主降，当阳明有病邪的时候，胃气就会升多降少，或者胃气不降。肠道内缺津液和胃气不降，这两个原因就会导致大便困难。脾气在中医理论里是往上走的，叫作"脾主升清"。脾要将水谷精微等物质提升出来，上输到身体头胸体表等部位，如果水液代谢和消化功能都出现异常，脾的功能就受到影响了，古人称之为脾约。"约"是缠束的意思，脾约是形容脾的功能被束缚住了，这种情况下病人会有大便少而且大便困难的症状出现。

第二种是"正阳阳明"，它的主证是"胃家实"。正阳阳明病是指病邪的主要部分在阳明，病邪会直接影响脾胃的升清降浊功能，导致脾胃的运化功能出现停滞，这种情况古人称为胃家实。"实"是充满的意思，中医讲五脏（肝、心、脾、肺、肾）是藏精而不泻，六腑（大肠、小肠、胃、膀胱、胆、三焦）是泻而不藏，胃家实就是违反了六腑泻而不藏的特性，出现食物停滞胃中而吃不下东西的情况。

第三种是"少阳阳明"，它的主证是"胃中燥烦实，大便难"。少阳阳明病是指病邪的主要部分在少阳，次要部分在阳明。病邪在太阳的时候，通过发汗或利小便，虽然将病邪驱逐出太阳了，但有可能损伤了津液，导致胃中干燥，病邪转属少阳和阳明。足少阳胆经属木，津液亏损导致水不涵木，人的少阳功能就会受到严重影响。中医讲木克土，木能疏土，脾胃的消化功能属土，如果人的少阳功能不足，木不能疏土，胃肠的降浊排泄功能就会受到影响，出现大便困难。与脾约证的大便少症状不同的是，少阳阳明证表现的是大便干燥，肠道里可能都是干结的宿便，体内宿便多了还可能会导致毒素进入血液，导致病人出现烦躁不安的症状，甚至会有神志不清或胡乱说话的表现。

现代人有很多的亚健康问题，比如睡眠不佳、情绪抑郁、肥胖乏力等，还有血糖高、血压高、血脂高等，这些健康问题的根源大多是胃肠功能不佳或紊乱，就是中医讲的"胃失和降"。阳明胃气以息息下行为顺，借这个下行之力，食物所化的乳糜能够下行到小肠，更传送小肠吸收后所余的渣滓至大肠，出为大便。如果阳明胃气的下行运转功能一直正常，像三高症、肥胖这些问题就不会存在。

那为什么胃气会息息下行呢？

如果你会煮饭做菜，应当可以观察到一个现象，就是炒菜结束关火的瞬间，菜里的水汽会哄地一下子冒出来，雾气腾腾一样地弥漫在菜的上空，而在锅下有火的时候反而没有这些雾气。这是因为适当的火力会吸附住菜里的水汽，使得水火能交融于锅中的菜里。如果在炒菜的过程中减小一点火力，就会发现菜里的水汽反而会增多并散溢出来，再加大些火力时，菜里的水汽就会减少并不再溢出。

高明的厨师往往都是用火的高手，他们能一直准确地调控炒菜所需要的火力，让火力不大不小，如果火力过大会糊锅，过小则会损失菜的滋味。他们能始终把菜里的水汽控制在适当的程度，让水汽始终与菜互相交融。甚至在出锅的时候，如何离火也是非常讲究的，一是不能马上关火，否则会快速失去菜的水汽，流失滋味；二是要慢慢离火，并不断做颠锅翻菜的手法，或者适当加些芡汁以收住菜里的水汽，这样才能够炒出色香味俱全的菜。

西方的厨师喜欢用平底锅，这样方便煎牛排、鱼排等，甚至炒菜也用平底锅，并用木勺搅拌着炒。而在中国古人看来，这样的方法完全不对，炒菜其实也像是人体内胃腐熟水谷的过程，一定要用像胃这样形状的锅具才行。古人强调必须是用圆底锅，这样在炒菜时，菜才能在锅底聚集，而不是像平底锅那样分散开来。聚集形态的菜，菜里的热力远远大于平摊分散形态的。而且平行搅拌的方法也是不对的，不能让菜的两面均匀受热，只有翻炒才能确保让锅里的菜充分和均匀地受热，并做到火候适当。

在生活中，只有把菜炒得色香味俱全，人的肠胃才更容易消化和吸收，才更有利于饮食健康。很多人以为西方的饮食习惯好，蔬菜要生着吃才不会损失营养，要不就凉拌着吃，或者炒菜都炒半生，因为这样按科学研究来说才能够做到不损失菜的营养。其实研究型的健康知识只关注于微观层面，往往过于偏颇，经不起宏观层面如天地和自然界的考验。我们可以观察到，国人如果按照科学设定的饮食方法去烹饪食物，长期吃半生食品，反而没有几个身体健康的，他们往往会出现各种各样的慢性胃病，最后吃东西反而变得更挑剔，这也不能吃，那也不能吃，吃不对食物就会很难受。小孩子平时就算只吃家常热菜，也能既开心又健康，照样长得高高壮壮的，可见吃得愉快比吃得科学更能保持健康。

胃能够产生息息下行之力，就源于适当的火力，这个火力就是人的胃阳。如果胃阳不足，一方面会导致消化不良，另一方面会导致虚火上攻，就像是炒菜中减少火力会有水汽上升一样，胃里的胃液会夹杂着未消化的食物之气，从食道反攻上来，刺激咽喉引起发炎导致咳嗽，或者引起口腔溃疡。

胃阳不足时，人的抵抗力也会下降，很多小孩都会在吃了冷食加燥热食品之后出现喉咙痛，紧接着就会受凉感冒了。因为吃了冷食首先会损伤孩子的胃阳，燥热食品又加重了热气，胃液和这些热气一起上攻孩子的咽喉，就会引起孩子的喉咙发炎。喉咙是抵抗病菌的门户，孩子的抵抗能力不如成年人，一点点小的身体防御能力受损都会导致病菌入侵，引起感冒发烧等疾病的产生。这个类型的感冒发烧不能用发汗的方法治疗，否则会更加重胃阳的损伤而导致变证的出现，要用清虚火、和胃阳、轻疏表、消积食的方法组方配药，重在调理脾胃功能，次在疏风解表，再配合正确的饮食调养，尽量做到清淡饮食。只要不乱治疗，很快孩子就能通过这些调理脾胃的方法恢复健康了。

如果胃阳太过，会造成胃的消化功能亢奋，导致消化食物过快，进而表现出吃得过快过多的情况。一般来说，如果你的胃的消化功能是正常的，在进食时，当胃被撑大，胃的体积扩张到空腹时的 1.5～2 倍时，胃壁的压力就会让你感觉到饱胀。但如果胃的排空过快，进食跟不上排空的速度，那么只有在进食超多食物后才会有饱的感觉。甚至有的人会一直吃，直到小肠和胃都塞满食物了，才能感觉得到饱，但紧接着又因消化不掉这些塞满胃肠的食物，继而再出现把吃下去的食物又呕吐出来一部分的反常情况。

一个人吃得过多的结果一定是肥胖，紧接着就有可能出现高血脂、高血糖、高血压的三高症状。中医讲这种情况的原因是"胃强脾弱",胃好像一个高功率的挖掘机,开足马力地挖了很多矿石出来,但脾这个矿石精炼机只是正常的功率,很快就会应付不过来了。最后脾只有采用降低精炼程度的办法,去勉强跟上胃的节奏,最终的结果一定是体内不达标的产品数量越来越多,这些不达标的产品积累过多就会引发许多问题,也就是许多慢性疾病。

常见的因"胃强脾弱"而引起的疾病有肥胖、湿疹、痤疮、失眠、脚气、三高症、脂肪肝、静脉曲张等。胃强脾弱治疗起来是比较困难的,见效较慢,就像减肥一样难。需要一方面调理脾胃,一方面还要控制饮食和多做运动。以治疗效果来看,采用针灸疗法一般会比中药疗法好些,因为服下的中药也容易受胃强脾弱的影响,补脾的成分会先被更强的胃夺走,泻胃的成分也会先伤更弱的脾,这样就可能会让开药的医生很困惑,很多时候难以调配出一个比较合适的处方。

阳明病不一定有大便硬或者困难的症状表现,《伤寒论》中鉴别阳明病主要是判断病人是否有怕热以及汗出的情况。

张仲景说:**"阳明病外证云何?答曰:身热,汗自出,不恶寒,反恶热也。"**阳明病表现在外的症状,是身体感觉潮热,有汗自出,不怕冷反而怕热。

我还在瑞士工作时,有次在昆明上幼儿园的女儿感冒发烧了,感冒好了之后就出现了咳嗽症状。于是我就在瑞士远程开中药方,让家里人煮中药给她服。我的女儿几乎不去医院看病,一有生病问题,给她开中药吃一两剂就好了，但是那次吃了一个多月，换了三四次方子都没用，那时我也正好就要回国了，就不再给她开中药方，等我回去后摸摸脉再决定怎么治疗。等到半个月后回到家里，女儿还在咳嗽，晚上和夫人一起陪着她睡，发现她一晚上都在蹬被子。夫人整晚几乎都睡不熟，她一蹬开被子，夫人就马上给她再盖好，又蹬就又盖，搞得母女两人整晚都睡不好觉。我后面就马上纠正夫人给孩子盖被子的行为，孩子蹬开被子后就让她敞着，一直到两三个小时后感觉她的手脚凉下来了，再稍微给她的肚子上盖上薄被。就这样处理了两晚，什么中药都没服用，女儿的咳嗽症状就完全消失了。

还有一次给一个长期咳嗽的小女孩看病，一问也是有蹬被子、母女俩折腾整夜的情况，后面也是按我的方法，别孩子一蹬被子妈妈马上就又盖严实，之后这个小孩也很快恢复了。

有句笑话是说，"妈妈认为我冷"，形容给孩子穿了比同龄小孩多得多的衣服。刚开始受寒感冒时，孩子会有怕冷的症状，确实是需要保暖。但是当病证由太阳病转为阳明病之后，孩子就不再是怕冷而是怕热了。如果孩子一直穿得多，睡觉时盖得多，就会一直有身热汗出的情况。汗出多的症状不减，胃中就会干，一方面会消化不好，孩子没胃口，另一方面就是会有胃液向食道反流的情况。当孩子一睡下来，身体躺平，胃和食道及喉咙形成一个水平位时，胃液的烧灼之气就会从胃里向上熏到喉咙，刺激咽喉部位的黏膜引起咳嗽。很多小孩感冒后，白天活动时不咳嗽，一睡下来不久就咳嗽，也是因为同样的原因。

如何从出汗的情况判断是否是阳明病呢？《伤寒论》说："**伤寒转系阳明者，其人濈然微汗出也。**""濈"读作集，戢是把兵器聚集起来以做战备的意思。"夫兵戢而时动，动则威。"濈就是形容安静状态下几乎不出汗，可是稍微一动之后马上就出汗。这种动辄汗出的情况，就是病邪由太阳传到阳明，变成了阳明病之后的表现。这种出汗的情况可以是全身出汗，也可以是局部出汗，比如说头汗、手汗、脚汗、脖汗、面汗、背汗等。

有些小孩一有身体活动就会从头发里大把大把地冒汗，别的身体部位反而出汗不多，这种情况就是"但头汗出"，简称头汗。头汗是因为人的太阳仍有表虚，头部是人的太阳之位，在阳明热气迫汗外出时，头部表虚的地方就会控制不住汗液。就好像身体本来有个完整的保护伞，如果受病的话，全身的保护伞都会起来抗争，但有了一个缺口后，所有的争斗都会集中在缺口处，别的部位反而平安无事了。

脖汗和头汗的原理相同，也是由于太阳表虚。脖汗多数发生于成人或健壮的小孩。由于健壮者的体表比柔弱者的要强壮，健壮者体表表虚的缺口会变小，主要集中在后颈部的后脑勺处，出汗时汗液会从后脑勺的发际处濈濈流下，顺着脖颈绕一圈，沾染衣领，形成脖汗。一般情况下小孩子的头汗多，成人的脖汗多。

手脚汗是许多人常见的病证，他们常常一紧张或者剧烈运动时就会不停地从掌心或脚底向外冒汗。掌心和脚底是手足三阴经循行的部位，手汗是心肺阴虚有热导致，脚汗是肝脾肾阴虚有热导致。小孩子如果出现发烧，可以摸下他的手脚心，如果发现他的手脚心比别的身体部位都更热，说明他抗争病邪的主战场在身体内部，这时候仅从身体外部进行治疗是不够的。比如只是采用发汗退烧的方法，这样做往往汗出后体温是会下降一会儿，但紧接着又会烧上来，或者始终不退烧。这种情况下，需要积极地配合治内腑的方法，或消食，或清肺，或润肠通便，这样才能有效地退烧。另外，有的时候小孩发烧，还出现手脚心比别的身体部位都凉的情况，这就说明小孩的体内脏腑受凉了，体内阳气不足，这时可以用一个创可贴，撕开后在中间的棉团上滴 3～4 滴藿香正气水，然后把创可贴正对着肚脐贴上。这种外部给药法能够起到温中阳的作用，孩子贴药后一旦手脚热起来，不久后就会退烧了。

面部和背部，都是人的阳气最为集中的部位。在寒冷的冬季，人的面部是最抗寒的，因此面汗就是因为体内的阳明之气过盛了，面汗多的人有时痤疮也很严重。背部为阳，腹部为阴，单纯背部出汗是比较少见的，这种情况必须是在阳明之热过盛而太阳之气过虚时才会出现。

动辄汗出是阳明病的主要表现，如果汗液慢慢减少，皮肤反而干燥不出汗了，这是因为体内的气血都变虚了。**"阳明病，法多汗，反无汗，其身如虫行皮中状者，此以久虚故也。"**

如果气血虚的情况持续过久，就会出现皮肤麻痒，好像有小虫在皮肤下穿行，又麻又痒又刺又痛的感觉。这个古人形容的症状与糖尿病后期出现的周围神经炎症状相符，可见阳明病是形成糖尿病的主要原因。如果阳明病人长期拖延没正确治疗，气血久虚后，汗液反而会减少，皮肤失去濡养，从体表和肢体远端就会开始出现衰老退化性的病证。按照西医降血糖的治疗方法，很多时候，虽然进行了长期的服药治疗，但糖尿病人血糖高的情况还是不能消除，多数的糖尿病人最终都会走到引发周围神经炎的地步。所以在治疗糖尿病方面，医者还是需要从中医的思维入手，从阳明病的认知方面入手，去寻找真正有效和正确的治疗方法。

在《伤寒论》中，对阳明病的治疗，强调要尽量恢复胃肠正常的通降功能，泻下法就是一种比较快捷的治疗方法，张仲景称之为"攻里"法。阳明病人能否通过"攻里"法很快地恢复胃肠的通降功能，则需要有相应的治疗时机做配合，当观察到病人开始有潮热症状出现时，才是比较适合的时机。

"阳明病脉迟，虽汗出，不恶寒者，其身必重，短气，腹满而喘，有潮热者，此外欲解，可攻里也。"

阳明病的主脉象就是"迟"，脉迟是指脉搏反应慢，不灵敏。当血脉受到胃肠功能停滞的影响，气血的运行速度就会被拖累，脉象会有迟缓的表现。脉象迟不是指脉搏的速度慢，不是计算下来脉搏每分钟搏动的次数比正常情况下要少，而是指脉象反应慢。在一次正常脉搏的搏动中，从搏起到消失应当是连贯的、顺滑的、不拖泥带水的，脉象反应慢就是脉搏有拖泥带水的感觉。脉搏搏动起来时不滑利，或迟缓，或呆滞，或沉闷，脉搏消失的时候又比较模糊黏滞，不像正常脉象消失时表现得那么自然。这种脉象在大多数的糖尿病患者中都可以摸到，大家可以给身边那些有糖尿病的亲朋好友尝试把把脉，多数情况下都可以体会到这种脉象反应迟的感觉。

"虽汗出，不恶寒"，这是病人的太阳证已经缓解的表现，医者不需要再给病人发汗解表了。"**身必重，短气，腹满而喘。**"病人的身体会感觉比健康时要沉重，活动不灵活，如果做运动的话会感觉气短，腹部胀满，转腰滞重，没运动多久就会感觉很喘。

"**有潮热者，此外欲解，可攻里也。**"不恶寒，又有了潮热的现象，就可以用攻里法来治疗了。"潮"字的本义是形容海水的涨落，比喻一种比较大规模的起伏形式，比如寒潮来的时候规模巨大，持续一段时间后消失，但紧接着又会再来一股寒潮，反反复复。潮热就是形容这种来的时候几乎无可抵挡的，由体内涌然而出的发热，等体表被熏蒸出一些汗后，发热的感觉又慢慢消失，但不久后又会再来一股潮热，一阵又一阵反反复复地发作。潮热如果发生于白天安静时常常就会表现为自汗，发生于夜间睡眠时常常就会表现为盗汗。

"**其热不潮，未可与承气汤。若腹大满不通者，可与小承气汤，微和胃气，勿令至大泄下。**"

承气汤是《伤寒论》中用于攻里的一套方剂，有小承气汤、大承气汤和调胃承气汤三种，如果阳明病人没有潮热的情况，就不可以用承气汤类的方剂。很多时候病人自己也说不清楚有没有潮热的情况，他以为是身体正常的发热出汗，这时我们可以用望法和闻法判断。如果观察到病人的面部有潮红的现象，一会儿明显，一会儿又不明显，这就说明他存在潮热的情况。还有些病人，大家会感觉他们的精神有些亢奋或不正常，经常答不应题，说话驴唇不对马嘴，喜欢自言自语，除此之外如果他们的身上还带有一股异味，这也表明有潮热的情况。因为他们的内衣会不断受汗液浸渍，又受身体潮热熏蒸，时干时潮，反反复复而积攒出异味来。如果病人有潮热的情况出现，再加上两三天都没有大便，以及腹部有胀满的感觉时，就可以服用小承气汤，通过轻泻让胃肠的动力能够有所恢复。但需要严格控制服用量，不能出现多次腹泻的问题。

【小承气汤】

大黄四两，酒洗　厚朴二两，炙，去皮　枳实三枚，大者，炙

（上三味，以水四升，煮取一升二合，去滓，分温二服。初服汤当更衣，不尔者，尽饮之，若更衣者，勿服之。）

更衣是古人对上茅厕排便的文雅说法，更衣排便比较从容，也表示服药后一般只是轻泻而已。方中的厚朴通过灼炙和去皮，提升了下行的药力，是推动胃气产生通降之力的主药。枳实是酸橙的幼果，在《神农本草经》里是中品药，据记载可以"除寒热结"，能够破开腹内的积滞。等酸橙的幼果再长大些，但还没有成熟，果实表皮还是绿色的时候，剥下果皮晒干，就是另一味中药枳壳。枳壳"散留结、胸膈痰滞，逐水消胀满"，枳壳与枳实相比，散结的能力较弱，比较适合散软结，比如痰滞留饮。中医认为

果皮主利水，枳壳是果皮，故有利水作用，能够驱逐胸腹部的积水，消肿胀。在承气汤的对应症中，大便一般都是干燥的，有胃肠道缺乏津液的情况，不能再利水了。所以煎服之前要把枳实灼炙一下，使得枳实的果皮失去利水功效，否则可能会进一步损伤胃肠道的津液，从而降低通便的功效。

在承气汤类方剂中，只有大黄没有被替换过，所以大黄是承气汤类方剂的君药。大黄在《神农本草经》里是下品药，下品药按理说是没资格作为君药的，但张仲景以"承气"来重新定义大黄的作用，以大黄为君药创造了一类有化生作用的方剂。《神农本草经》记载，大黄能够**"荡涤肠胃，推陈致新，通利水谷，调中化食，安和五脏"**。大黄是泻下药，生用时有比较强的泻下作用，但久煮后泻下作用会大大减弱。现代中医一般都是把生大黄作为泻下药使用，煮药时强调后下，后下就是在其他药煮好后再加入大黄，只煮3～5分钟，这样大黄就可以保留比较强的泻下作用，起到荡涤肠胃，通腹泻下的作用。

承气的"承"字，在古代的意义是承托，比喻非常慎重地托举起某物。"气"在这里是指腹中的清阳，承气就是托举起腹中清阳的意思。大黄作为一种泻下药，为什么会有承托清阳的作用呢？在古代，古人对药材的命名极为慎重，大黄这个药材用到了"黄"字，黄的五行属性是土，土能够运化万物，从腐败中获得生机，命名大黄就是暗示这个药材有大运化的作用。在张仲景之前的300多年前的西汉初期，大黄就已经作为中国的名贵药材出口到了欧洲，可见中国古人对于大黄这个药材是极为推崇和重视的。大黄能够推陈致新，就是指在胃肠中能把浊气推降出去，并运化出清气来，这也就是阳明病最需要的升清降浊功能。

张仲景在运用大黄时要用酒洗，酒洗就是用清米酒泡透大黄，再沥干。酒洗可能是洗三次，因为三数主升发。酒有升阳的作用，酒洗大黄就能使大黄的清阳作用大大地增强，起到张仲景所命名的"承气"的作用。与现代中医用大黄时采用后下及短时间煮的方式不同，《伤寒论》中的承气类方剂用到大黄时都是采用久煮的方式。小承气汤用水四升（800毫升），要煮到一升二合（240毫升），在汉代都是用柴火烧，柴火的火力与现在煤气炉的小火相仿，这样算来小承气汤大约要煮1个小时左右。大黄煮了这么久以后，它的泻下作用已经大大地减弱了，而调中化食、提升清阳的作用却大大地增强了，所以张仲景以承气来提示这类方剂不只是泻药，而是更具化生作用，降中有生才能治好阳明病。

承气汤类方剂服用时有个非常重要的注意事项，就是"得下止后服"。病人服药后出现泻下大便的情况，就不能再服剩下的药汁了，不能泻了还泻。但是如果病人服了药没有泻下大便，就要再服，直至泻下大便为止。

我在瑞士时有一个便秘的病人，她是一个20多岁的年轻女孩，几年前曾经以服泻药的方式减肥，减肥几个月后虽然停药了，但却马上出现了便秘的情况，她一般是一个星期左右才能排便一次。后来没办法又只能用泻药来帮助排便，可便秘的情况却越来越严重，最后已经是不用泻药就不能排便了。因为感觉服泻药的不良反应太大，她想尝试戒掉泻药，但没有成功。在来找我看病之前，她坚持不用泻药，已经观察等待了三个多星期，但还是没有办法自行排便。西医的泻药只有泻力没有升力，长期多次服用会导致腹内的清阳下陷，与宿便黏合，出现清浊不分的情况。中医讲"清气不升，浊气难降"，清阳升不起来是她难以自行排便的主要原因。

在瑞士我主要是用针灸给人治病，她的病我就给她扎了两个穴位——中脘和天枢。中脘穴在腹部正中线肚脐上四寸，是胃的募穴，"募"有征招的意思，比如募兵、募捐，中脘能够提聚胃的清阳之气，是治疗胃清阳不足的主要穴位；天枢穴在肚脐的水平线上，在肚脐旁开两寸的地方，左右各一个，天枢是大肠的募穴，能够提聚大肠的清阳，并有通便作用。这两个穴位一共要扎三针，中脘穴一针，左右天枢穴各一针。

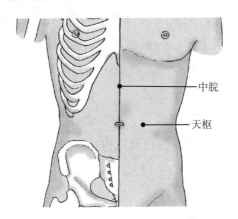

中脘

天枢

　　我治病有个慢慢养成的习惯，叫作"针不过三，药不过九"，就是治病扎针不超过三针，开方用药不超过九味，因为我曾经下决心要督促自己尽力去悟医理，每次看病都要用心，不能不动脑筋，只凭经验就堆砌处方，动则二三十味药，却弄不清半分医理。我给自己定了一个治病准则："针不过三，过三心无谋；药不过九，过九算无策。"以此督促自己每次治病都要尽力地深算。这个女孩之后每个星期来针灸治疗一次，治疗期间她都能每周自行排便一次。治疗一个月后，她觉得非常满意，就停止了治疗。过了一段时间后电话回访，得知她一直保持着一周左右时间就自行排便一次的规律，她说她去请教过西医，西医认为如果没有其他不舒服的感觉，一周排便一次也可以算作是正常。

　　小承气汤是在大便硬的时候使用，如果大便不但硬，还很干燥的话，服用小承气汤肚子里就有可能出现汩汩的转气，放臭屁，但就是难以泻下大便的情况，这时候就要用大承气汤来治疗。一般情况下，如果一开始不能明确地判断出病人有没有燥屎，不能确定是不是应该用大承气汤，可以先用小承气汤来测试一下。张仲景说："**阳明病……若不大便六七日，恐有燥屎，欲知之法，少与小承气汤，汤入腹中，转矢气者，此有燥屎也，乃可攻之。**"这里说的若不大便六七日就是指一周左右排便一次，因为阳明病也是七日后又转回本经，第七日为转回本经之日。阳明复阳明的第七日才能排便，说明肠内大便过于干燥，需要津液来复才能排便。如果想要弄清楚病人肠内是否有干燥的宿便，

可以先用小承气汤来测试，就是在病人七日排便周期的第
三、四、五天，如果给病人服用少量的小承气汤后，出现
肚子微痛，放臭屁的情况，这就是肠内有燥屎的表现，医
者就可以给病人服用大承气汤来泻下通便了。在瑞士治疗
的便秘女孩，后期其实就是属于以上这个情况，可是在瑞
士将中药材煎煮是不允许的，只能用颗粒剂，而颗粒剂是
无法做到以上疗效的。

【大承气汤】

大黄四两，酒洗　厚朴半斤，炙，去皮

枳实五枚，炙　芒硝三合

（上四味，以水一斗，先煮二物，取五升，去滓，内大黄，更煮取
二升，去滓，内芒硝，更上微火一两沸，分温再服，得下，余勿服。）

大承气汤与小承气汤相比，厚朴由二两加到了八两，
枳实由三枚加到了五枚。厚朴和枳实是大、小承气汤起通
下作用的主要成分，基于大承气汤中厚朴、枳实这些通下
成分的增加，可计算出大承气汤的泻下药力大约为小承气
汤的2倍。另外，大承气汤中还增加了一味药——芒硝。

芒硝多产于海边碱土地区以及矿泉和盐场附近较潮湿
的山洞中，它是一种结晶体，具有玻璃光泽，入水即化。
"芒"是形容针状的物体，芒硝与朴硝同类，结晶体外周
呈针状的簇形晶体部分就是芒硝，根部杂质较多的部分就
是朴硝。在《神农本草经》里，朴硝被列为上品药，"主
百病，除寒热邪气，逐六腑积聚"，朴硝和芒硝都有泻下
通便的作用。古人认为芒硝这种针状的结晶体是秉地气所

生，地六成水，芒硝是地水之精，所以在大承气汤中加芒硝，是为了增液以软化燥屎。现代中医用的芒硝，大多是无水芒硝，就是芒硝干燥后去除水分的粉状物，也叫玄明粉，去除了结晶水的无水芒硝，就像煅石膏之于生石膏一样，没有了增液的作用，却增强了脱水的作用。

在20世纪九十年代的时候出了个"神医"胡万林，他认为万病皆因于水，所以要用无水芒硝来脱水。他治疗的病人在服用大量的无水芒硝后，均出现上吐下泻的反应。这样不明医理地乱医乱用，结果当然会很严重，最终胡万林因乱用芒硝治病引起了多人死亡，被判刑蹲了监狱。这件事情发生以后，很多不明真相的老百姓开始对芒硝敬而远之，一些中医师也不敢用芒硝了。

芒硝和大黄同样是泻下药，为什么芒硝是上品药，而大黄却是下品药呢？张仲景虽然用酒洗的方法提升了大黄的承气之性，但这个性质毕竟不是大黄本身所主要具备的，所以大黄只能列为下品药。而芒硝被列为上品药，就源于芒硝本身的"生"之性。燥屎就如同土地里的干燥结块牛粪，如果以适量的水浇灌，牛粪就会变成好的肥料，能够促进植物生长，这就是变废为宝，化腐朽为神奇。芒硝润燥屎，也有这种化生作用，能促发"生"之力，使得结聚燥屎的干燥肠道，能够恢复生机，重新濡润。

张仲景用大承气汤时一泻就止后服，也就是泻一次就解决燥屎内结的问题，与芒硝的这种"生"之力是分不开的。现代的很多中医用无水芒硝——玄明粉来做泻药，只是因泻而泻，只想到要泻下宿便却没想到要恢复肠道的生机。有些医生给病人开泻药方也是十几剂连用，却根本达不到古人一泻就好的神奇疗效，就是因为这些医生的脑海中缺乏古人无中生有的自然思维。大承气汤中的芒硝一定要用芒硝的结晶体才行，在厚朴、枳实、大黄这三味药煮好后，去除药渣，在药液中放入芒硝，微火慢慢煮化，等药液再煮开稍微沸腾一两次，就可以了，不用久煮。

能否用大承气汤要看有没有燥屎，那么还有什么方法可以判断体内有没有燥屎呢？

"病人不大便五六日，绕脐痛，烦躁，发作有时者，此有燥屎，故使不大便也。" 在中国古代，最早称呼患病的人就叫"病人"，到了元代才出现了"病患"一词，古语的病患是指病人患病，不是指病人。而现代的医书里经常用"患者"来代指病人，自以为这样称呼是尊重病人。其实"患者"一词并不是中国的词语，它源于日本。而"患"在中国古语里是祸害、灾祸的意思，比如有备无患、防患未然等词语的字面意思中，都是要对"患"进行远离和防备的，所以称呼病人为患者反而是极为不尊重的。判断一个人有没有燥屎，可以通过是否有绕脐痛来鉴别。如果病人已经有五六天不排便了，绕脐痛时发时止，并有烦躁坐立不安的感觉，这种情况就提示病人的肠内有燥屎。

"手足濈然汗出者，此大便已硬也，大承气汤主之。" 手足心是三阴经循行的部位，手足心有濈然般动辄汗出的表现，说明体内的阴液已经严重不足，如果还有好几天没排便的情况，说明肠内已有燥屎形成，这时就可以用大承气汤来治疗了。

"发其汗，津液越出，大便为难，表虚里实，久则谵语。"《庄子》里有一句话："大言炎炎，小言詹詹。"就是说一个人说出有大道理的话能令人振奋，而猥琐的言语只会给人琐碎和喋喋不休的感觉，詹詹是言语琐碎的意思，谵语就是指病人喋喋不休地自言自语，或者是说胡话。病人谵语的表现，很像现在的一些精神病表现，或者短暂性的热病神昏症状，又或者老年性痴呆表现。如果有谵语症状的出现，张仲景一般都提倡用小承气汤治疗，但如果还伴随着手足汗出过多，就要用大承气汤治疗，比如"但发潮热，手足漐漐汗出，大便难而谵语者，下之则愈，宜大承气汤"。用小承气汤治疗谵语是越早越好，但是用大承气汤治疗谵语却需要等待时机。"须下者，过经乃可下之。下之若早，语言必乱，以表虚里实故也。下之愈，宜大承气汤。"过经就是指没有排便的情况要超过七天，不超过七天是不能用大承气汤的。

临床上观察到的老年痴呆病人，分为两类，一类是几乎不说话，另一类则是口中喋喋不休，经常胡言乱语。后一种类型的老年痴呆病人，如果有排便困难的情况，则可以考虑用小承气汤来治疗。

在阳明病中，除了大便困难的典型症状外，还有一个胃家实的症状。胃家实是正阳阳明病的典型症状，主要表现为胃的运化传导功能停滞，腹部可能有胀满的感觉，吃不下东西，或者感觉心烦难受。张仲景说："阳明病，不吐不下，心烦者，可与调胃承气汤。"这里所说的"不吐不下"，是指想吐却吐不出，想屙大便却屙不出的感觉，除此之外，还可能伴有心烦和胸腹梗塞难受的感觉。西药中有一类胃动力药，专门针对胃肠胀满、胃轻瘫等胃动力不足的病证，但是多数情况下都无法根治这类病证，只能靠长期地用药来维持，而长期用药却对心肾血液代谢循环系统和大脑神经系统都有很多副作用。胃动力药能增强胃动力这类的广告语听着很顺耳，但却只是一时起效，要知道，维持疗法只能让人得过且过，并不是真正理想的解决疾病之道。胃家实的形成，除了直接受寒导致外，还可能因呕吐等损伤胃气的不良病证所引发，比如**"伤寒吐后，腹胀满者，与调胃承气汤"**，就是指出了病人受寒呕吐后可能会形成胃家实，这样的情况下可以用调胃承气汤来治疗。

【调胃承气汤】

甘草二两，炙　芒硝半升　大黄四两，清酒洗

（上三味，切，以水三升，煮二物至一升，去滓，内芒硝，更上微火一二沸，温顿服之，以调胃气。）

调胃承气汤中芒硝的用量，比在大承气汤中的用量还要大，由三合增加到了五合，五合为 100 毫升。古人用称液体的工具来称芒硝，是因为他们把芒硝中的结晶水当作了入药的主要成分。芒硝中结晶水的含量约为 60%，芒硝脱水变成玄明粉后体积大约要减少 80%，古人用量杯装固体的芒硝，量杯中是会有很多空隙的，这些因素加起来，五合的芒硝大约等于 40 毫升的结晶水加 25 克的玄明粉。调胃承气汤的煎煮法是加 600 毫升的水煮成 200 毫升的药液，滤去药渣后加入芒硝微火煮化，最后大约会得到 240

毫升左右的药液，服法是一次性服完。

看《伤寒论》中服用调胃承气汤后的反应，并没有明确指出会泻下，也没有得下止后服的医嘱，从现代临床运用调胃承气汤的反应记录来看，有泻下臭便的，有次日解稀便的，也有没有反应的，可见调胃承气汤并不是以攻下作用为主的方剂。调胃承气汤中没有了厚朴、枳实这两个气味厚重、顺气通下的药材，大黄和芒硝的药力就会主要集中在身体腹部的中部。另外，炙甘草有调和胃阳的作用，且能助阳气上升，也减轻了大黄和芒硝的泻下作用。这样看来，调胃承气汤很像是一个洗胃剂，不但能清除胃中的积滞，又能补胃液以治疗"胃中干"，还能升清降浊以推动胃肠功能恢复，真是一个配伍非常精妙的方子。慢性胃病是现代人很常见的难治之症，其中表现出的许多症状，比如胃胀、食不下、胃中嘈杂难受，这些其实都属于《伤寒论》中胃家实的症状，所以在临床中我们可以参考调胃承气汤的立方思路，以润燥、去积、升阳的药性组合来治疗，应该会比目前常用的行气导滞或疏肝和胃的方法要好。

焦树德老中医曾经说："中国几十年没有培养出真正的中医。"裘沛然老中医甚至说："国内中医院校培养不出来合格的中医……现在培养出来的学生，对中医的理法方药根本不懂。这是中医教育很大的失败，中医教育已走入歧途。"国内很多从研读四书五经入门的老中医，对现代中医的方式方法论是不太赞同的，因为现代中医其实是一种思维妥协的产物。

为什么这样说呢？

　　这个世界上有很多事物的本质是不能直接通过感知寻求到答案的，于是人们就通过理性推理和逻辑判断去研究，这个研究的过程就是哲学。哲学的最基本法则就是研究事物的根源，比如说自然世界的本源是什么？灵魂是否存在？物体能否从虚无到存在，又从存在到虚无？人为什么会生病？这些问题都是对无形世界本质的思维及研究，古代中医的大部分成果都来源于这种无形的思维模式。中医集中了古代智慧的各种理论系统，中国古代从一数到十二数，有十一个理论体系，分别是一元论（一数）、阴阳论（二数）、三才论（三数）、四象论（四数）、五行论（五数）、六气论（六数）、七星天象论（七数）、八卦论（八数）、九宫论（九数）、十天干论（十数）、十二地支论（十二数），这些理论体系都是无形的哲学体系。在现代科学体系形成之前，对有形事物的定义认知只是哲学的一部分。但随着科学方法的广泛运用，这种认知体系逐渐转变成为了一种源于实验和数学的可靠方法体系，这样就与哲学的其他领域分道扬镳。

　　到了 18 世纪末，它开始被称为"科学"以示其与哲学的区别。公元前 60 年的时候，安德罗尼柯把研究事物具体形态变化的哲学部分称为"physica"（物理学），把事物本质、灵魂、意志自由等无形研究的哲学部分称为"metaphysical"（形而上学）。metaphysical 的中文译名"形而上学"，是根据《易经·系辞》中"形而上者谓之道，形而卜者谓之器"一语，由日本明治时期著名哲学家井上哲次郎翻译的。而中国的晚清学者严复则拒绝使用井上哲次郎的翻译，他根据老子《道德经》"玄之又玄，众妙之门"，把"metaphysical"一词译为玄学，这应该是对中国古代无形哲学体系最为贴切的翻译。但清末留日学生将大批日制汉语带回国后，崇洋媚外的学风渐长，玄学这一译法渐渐被形而上学所取代。

在18世纪的德国，有一个名叫黑格尔的现代哲学家提出了辩证法，强调"现实就是合理，合理就是现实"，这是一个基于科学的"绝对理念"，他否定了无形事物的存在。在以黑格尔作为起点的现代哲学开始之后，西方开始普遍质疑形而上学，开始重新开辟道路，开展对传统的革命，加上科学体系的大体完善，形而上学在19世纪的西方已渐成衰落之势。科学与辩证法紧密结合，在19世纪之后席卷了全球，逐渐统治了哲学研究的方向。

中国在20世纪时也开始了反形而上学的哲学革命，中医这门古老的形而上学体系开始被辩证法所取代。大家可能不敢相信，现在的中医教材其实是西医编的，在60年代初期，几个20多岁的西医，参加了一段时间的西学中班，就主编了全套18本供中医学校教学使用的中医教材，之后各所中医学校一直以这套教材为大纲教导学生，教材内容多年来虽经不断补充修改，但却已经完全不能体现出古代中医的智慧了。

这套教材对古代中医内容做了很大的修改，第一是以辩证法取代形而上学，完全去除了那些辩证法不能解释的非自然现象，总结出了辩证论治法，将西医的对症治疗和辩证分析经验融入中医的理法方药中。"辨证论治"这个词在清朝末年的中医古籍里都查不到，是一个现代造词，"辨证"这个词在中国古代倒是有，是指辨析考证，就是对文物考古的意思。第二是强调科学实证，凡是科学不能解释的古代中医内容都要清除掉，并在中医学校学生的课程中，加入了超过课程总量一半以上的西医内容，就是为了培养中医学生的西医思维和科学实证理念。以这样的思维方式来学习中医，反而更能培养出中医学生否定中医的理念，所以有些已故的中医大师曾经哀叹："教了几十年的中医，反而培养出了中医的掘墓人。"

中医在清末和民国的时候，就已经受到现代哲学的严重冲击，一些受国外科学知识影响的进步青年或反传统人士，如鲁迅、梁启超、胡适等，不断地要求取缔中医。中医在当时已经生存艰难，所以，为了继续生存下去，中医界就被迫地产生了用西医知识武装自己的现代中医，而现代中医其实是向辩证法妥协的产物，也必须在西医的实证监管下才能有条件地生存。近代以来，扭曲化的现代中医虽然得到了继续发展的机会，但是与古代中医相比已面目全非，精华丧失殆尽。比如，《伤寒论》这样的经典巨著，几乎古代的名医都是以读它来成才，但在现代中医学校里它却只是选修课。而且更糟糕的是，许多讲《伤寒论》的年轻老师按照执业医师法的规定，是没有行医资格的，他们只有在学校里做药理实验的经验，却从来都没在临床上用过《伤寒论》中的方子，他们完全是以一套纸上谈兵的方式在讲给学生们听。

讽刺的是，科学作为辩证论的有力武器排斥了形而上学两个世纪，但是，目前在最前沿的量子科学研究中却已经发现了大量的形而上学的内容。目前在西方的主流哲学里，当科学本身的形而上学本质逐渐地暴露出来，对科学的本体论反思发现它的形而上学特征，甚至于它的发展需要形而上学的支持时，形而上学的复兴最终将是一种理性的必然。

比如，在很多的西方国家里，中医已经开始非常热门，从中医的理论到实际运用都让西方人着迷。记得以前我在中医药大学里学五行的最基础理论时，书本上就短短两页纸的内容，任课老师讲了半节课就感觉没啥可讲的了。而在瑞士行医时，因为按照规定医生每年都要获得一定数量的学分才行，所以我经常要去听外国人讲的中医课。有次去听一个德国人讲中医五行理论，德国人的严谨性还真的名不虚传，他足足准备了60多页的PPT，并眉飞色舞地讲了4个小时，虽然我的德语不太行，听不大懂，但是看PPT上的图示，可以发现这个德国人讲了大量形而上学的中医内容，而不是以科学研究的方式来解释中医五行理论。国内的一些反中医人士，之所以听到中医就反感，是由于被旧科学理论洗脑洗得太深，脱不出辩证法中反形而上学的固有模式，以至于思维过于僵化，不能接受无形的思维概念所致。

现代中医受西医的管制很重，中医师只有在西医模式的监管下才能合法地存在，但其实很多的监管方式并不适合于中医。在西医医院里，如果西医师离开医疗岗位两年以上，就需要再接受医院科室半年的培训，才能重新获得执业医师资格，那是因为在这两年的时间里，西药可能已经有近1/4被淘汰了，医疗技术也有一部分被取缔或变更了，不重新学习就跟不上临床了，可见西医理论的根基是非常不稳的。有点可笑的是，国内中医也是按照西医的方式管理的。以前我认识一个50多岁的中医主任医师，因为离职后去国外工作了两年，回国后想重新注册执业医师证却不被允许，最后只能去医院实习半年，接受一帮小年轻住院医师的调教，在获得几个实习评语后，才又重新回到了执业中医师的行列里。

我们需要认识到，现阶段的科学还不能认知中医，它对中医的形而上学部分是起破坏作用的，我们想继承好中医，必须重拾古人的理论体系，首先要去弄清楚阴阳五行等玄学（形而上学）理论，不能再用科学思维的实证方式去对玄学内容大动干戈，把自认为明白的内容进行牵强附会地胡乱联系，而把不明白的内容就妄加批判或乱做修改。

在阳明病中，有一种叫作脾约的病证，主要的症状表现是大便困难。张仲景这里提到的大便困难，不是因为大便硬或干燥才排不出来，而是由于大便黏滞且稀少，想排便的人经常有便意却蹲了很长时间也排不出大便或只能排出很少的黏滞大便。这种难以排便的感觉，是一种有力使不出的感觉，肚子里空有一团气，却如同推到一团棉花，不能推动肠子里的大便向外排出。在中医理论里，脾主升清，脾能升清阳和清气，有了上升的清气，浊气才容易下降。泡茶的紫砂壶，壶盖上一定要有一个小孔，这样倒水

的时候才能使其快速流出，如果在倒水的时候用指头闭住
壶盖的气孔，受壶里空气的密闭拉力影响，壶里的水就倒
不出来了。脾的升清能力受到影响，就如同压住紫砂壶
的气孔不让空气进入，是一种受到制约的表现，所以叫作
脾约。对于这种脾约型的大便困难，张仲景用麻子仁丸来
治疗。

【麻子仁丸】

麻子仁二升　芍药半斤　枳实半斤，炙　大黄一斤，去皮

厚朴一尺，炙，去皮　　杏仁一升，去皮尖，熬，别作脂

（上六味，蜜和丸如梧桐子大。饮服十丸，日三服，渐加，以知
为度。）

麻子仁丸是在小承气汤组方的基础上，加了麻子仁、
芍药、杏仁三味药。麻子仁在《神农本草经》里是上品药，
"主五劳七伤，利五脏，下血寒气"。麻子仁在现代是指火
麻仁，在著名的广西巴马长寿村里，长寿老人主要食用的
就是火麻仁油。麻子仁含油性高，能够润燥养伤，滑利内
腑。在民间，如果有小孩子磕到碰到哪里有个小包的，或
者老人家因天气干燥手开裂的，用猪油抹一抹伤处就好了，
这是因为猪油的油性有润燥养伤的功能。同样的润燥养伤
功能，猪油用在体外，麻子仁油则用在体内。杏仁也有油
性，在麻子仁丸的制作过程中，要把杏仁的油性单独地提
炼出来，将杏仁去掉皮、尖，加水慢慢熬煮，煮到稀烂后，
静置等杏仁液冷透，冷透后，杏仁油会浮在最上面，刮取
杏仁油用作药，其他的不要，这就是书里的炮制法——别

作脂。麻子仁和杏仁的油性是方子里的润滑剂，又加上小承气方的通下作用，因此麻子仁丸就是一个润下通便的丸剂。

　　古代常用的中药剂型有丸、散、膏、丹、汤五种，《伤寒论》中常用汤、丸、散三种剂型。汤剂就是用水煮药，取药汁服用，"**汤者荡也**"，荡是形容力量广阔、一扫而过、无处不及，汤剂在体内具有吸收快、作用强、药力浑厚的特点。对于脾约型大便困难来说，用润燥通便的方法是需要缓缓之力的，汤剂的剂型不太合适，要用丸剂。"**丸者缓也**"，缓是指柔软而慢，丸剂在体内具有吸收慢、作用时间长、药力和缓的特点。散剂是将药材碾成粗末，再用少量水快速煎煮取汁的剂型。"**散者散也**"，散是分散、散布，散剂主要用于急性病证，具有药力发散迅速，吸收快消失得也快的特点。

　　麻子仁丸要用蜂蜜来混合药粉做丸，做成梧桐子大小，梧桐子相当于小豌豆那么大。古代的丸药有三种服法，丸药做成不同的大小是针对不同的服法的。麻子仁丸小豌豆大小的规格是适合吞服的，丸药吞服下后，基本上不会在胃里消化，进入肠道里才开始被消化吸收，这样就可以保证润燥通便的药力集中在肠道处。还有做成鸽子蛋大小的丸药，这种规格的药丸是适合嚼服的，嚼服的丸药能够将药力散布在整个消化道中，从喉咙、食道一直到胃肠道都能接受药力。一些对喉咙有刺激性的药物则要做成细小的水滴丸，水滴丸也是需要吞服的，但因为细小，所以溶化快，药力主要集中在食道和胃。现在市场上的许多麻子仁丸生产厂家，并没有将麻子仁丸做成小豌豆大小，而是鸽蛋大或者水滴丸大，这些规格服用时都不能达到肠道集中吸收的效果。将麻子仁丸做成水滴丸形状时，看似服用方便，但却是缺少了蜂蜜这一味药的，这样会让做出来的麻子仁丸的药力出现偏差。蜂蜜是非常重要的缓和药，能够缓和小承气药物成分的通下作用，避免在润燥通便的过程中因为泻下力大而损伤肠道。同样的，麻子仁丸中之所以要用到芍药，也是为了缓急止痛，一方面可以舒缓肠道，另一方面也能够减轻因肠道干燥而引起的痉挛性疼痛。

很多人会想，多吃点油不就可以润肠通便了吗？于是他们就会在大便难下的时候多吃些比较油腻的食物，结果大便确实是通了，但是仔细看大便是不成形的，因为这属于油性的滑肠性排便，肠壁上的黏滞宿便并没有排出来，只是泻出了刚吃下去的食物残渣而已。麻子仁丸中的油性物是火麻仁油和杏仁油，这是两种有针对性功效的油。火麻仁油是世界上唯一可以溶于水的植物油，这个特性使得火麻仁油能够借助水溶态的高渗性，透过厚厚的肠壁表面积滞，到达肠壁深处，起到深层油性滋养的作用。杏仁能够润肺下气，对肺和大肠都有滋润作用，杏仁油的功效专长于肠道，有很好的润肠通便作用。所以在日常生活中，不是随便多吃点油就可以润肠通便的，需要有治疗效果的油并配合通便导滞的药材，而且要严格地按照古人的思维方式进行配方才行。

阳明病的主要治疗原则就是升清降浊，是以通为用的治疗方法。我们碰到有排便困难症状的病人时，就要首先考虑病人是否有阳明病，如果有就要以适当的方式对病人进行胃肠道的清理性治疗，并要注意照顾到病人胃肠道的生机，最终要以恢复病人正常的日常排便规律为治疗目的。

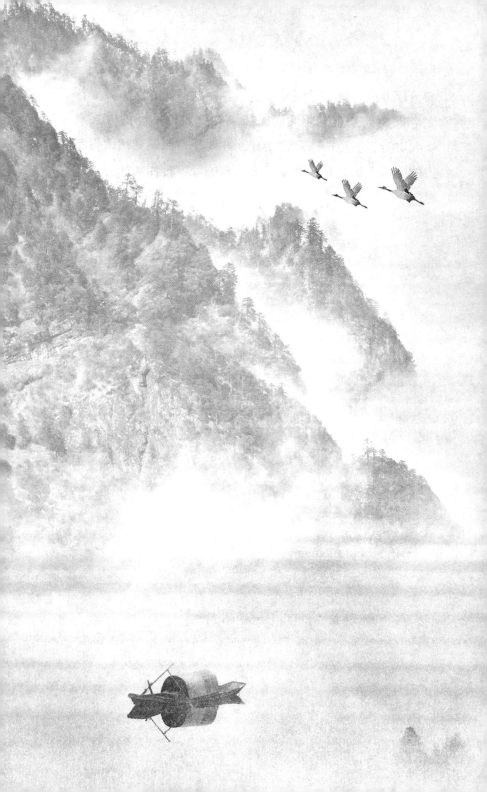

明阳帝心主

关于如何健康长寿的问题，西医和中医是有不同的见解的。西医强调生命在于运动，提倡多做运动；而中医则强调静养，提倡养精气神。

我认为养生长寿的方式是需要因人而异的，如果是欧美人的高热量饮食习惯，确实是需要适当地多做运动，才容易保持健康。而如果平时的饮食热量并不高，蔬菜水果吃得多，这样的饮食习惯往往保持静养更容易健康长寿。

许多到了四十岁以后感觉自己的体能在下降的人士，会开始认真地关注起中医养生来，但常常也会苦恼，到底怎样的养生方式才是对的？网络上充斥着大量的养生信息，读多了却发现很多的建议都是自相矛盾的，甚至会朝令夕改，刚刚说这样养生好，没几天就又说这样是不对的，要那样才行。

其实在养生方面，讲得最深刻的书莫过于《黄帝内经》，书中就有一段话分析了到底是应该多运动，还是应该多静养，这里面讲到了非常深刻的医学道理。

"帝曰：迟速往复，风所由生，而化而变，故因盛衰之变耳。成败倚伏游乎中，何也？"这里，黄帝是说，如果气候异常，春天时天气该暖和的时候却拖了一段时间才暖和起来，或者秋天时天气应该还不冷的时候却提前进入了寒冬，又或者春天时天气已经暖和了却又出现了倒春寒，这些迟速往复的天气异常现象，就会形成邪风，伤人致病。气候异常则传染病或外感病便会高发，是现代社会能够普遍观察到的现象，按照西医的思路，对传染病的治疗都是抗细菌、抗病毒，没有差异化。而中医则是通过分析气候异常情况，调整人体对异常气候的适应能力来治病，治疗方式是随气候而变的。

1945年近立秋，天气应当转入秋燥的时候，成都却大雨连绵，街巷积水，导致成都小儿麻疹流行，按照中医的常规治法，治麻疹要用宣透的方法，疹毒从皮肤下透出来后，麻疹病儿很快就会好了，但当时成都的中医用宣透的方法都治不好小儿麻疹。后来成都的名医蒲辅周，因考虑当时气候是多雨化湿，就采用了通阳利湿的方法来治疗小儿麻疹。通阳利湿这种从来就没有在麻疹治疗中用过的方法，却治好了成都大量的麻疹病儿，成都的其他中医改用这个方法后，效果同样良好。

1956年，石家庄市曾流行乙型脑炎，用清热解毒的常规中医方法治疗，治愈率达90%以上，而1957年北京流行此病时，用上述方法却没有了效果。当时已经奉调进京的蒲辅周，观察到北京长期阴雨连绵，湿热交蒸，属于暑湿偏盛的气候异常，所以又采用了通阳利湿的方法，这种方法同样是对乙型脑炎没有用过的中医治法，但也达到了良好的治疗效果，在当年治愈了大量的乙型脑炎病人。

由此可见，《黄帝内经》中提到的气候异常则邪风生成，邪风是致病的主要原因，这个无形的古中医思路，值得当代那些受西医思维影响的、见到传染病就借鉴抗病毒疗法、滥用清热解毒中药、却往往连病人的最初病证都没治好又搞出更多变证的、强调科学思维的中医人士反思。

"成败倚伏游乎中，何也？"是说当事物从化生中来的时候，会走向旺盛，极盛之后却又会产生变故而导致衰落。为什么在事物之中都会蕴含着又成又败这样矛盾的发展过程呢？

"**岐伯曰：成败倚伏生乎动，动而不已，则变作矣。**"回答黄帝的是当时的名医岐伯，他说一件事物有成有败是源于事物一直不断地在发展，在行动，发展和行动不停歇，才会出现转化和变故。

"帝曰：有期乎？"黄帝又问，事物从生成到毁灭，有一个明确的时间周期吗？

"岐伯曰：不生不化，静之期也。"岐伯回答说，没有。因为在不生不化的时候，事物的发展会处于静止期。而同一类事物的不同个体，出现静止期的情况是不同的，所以没法有一个共同的时间周期。

"帝曰：不生化乎？"黄帝说，那我一直不生不化，岂不是就能永远不死？

"**岐伯曰：出入废则神机化灭，升降息则气立孤危。**故非出入，则无以生长壮老已；非升降，则无以生长化收藏。是以升降出入，无器不有。"岐伯说，如果一个人不吸气、不呼气，口鼻没有气的出入，那他一定是个死人；如果体内的气血不升不降，那他很快就要危亡。如果没有进食和饮水的"入"，没有排便和排尿的"出"，人怎么能够有生有长，从幼到壮，到老到死？如果体内的气血和食饮不能升清降浊，人又怎么能够转化能量以为己用？推而广之，升降出入的性质是动物、植物、昆虫，所有生物体都必须具备的。

"故器者生化之宇，器散则分之，生化息矣。故无不出入，无不升降，化有小大，期有近远，四者之有而贵常守，反常则灾害至矣。故曰无形无患，此之谓也。"岐伯又说，所有的生物体都是一个独立的生化小宇宙，如果生物体受到损害而破损开来，就会导致生长转化出现停息，从而失去生机。生物体都要依靠升降出入才能维持生机，即便每种生物体的进食消化量有多有少，寿命有长有短，也不能例外。生物体的升降出入过程，最难得的是始终保持平衡，升降出入的过程如果出现严重的不平衡，就会发生灾害或疾病。"无形无患"，现在有一句流行语与它的意思非常贴切，就是"不作死就不会死"，不去扰乱身体正常的升降出入过程，不破坏平衡，往往就很难有疾病发生。

"帝曰：善。有不生不化乎？"黄帝说，受教了。那么有没有人能够做到暂时的不生不化呢？

"岐伯曰：悉乎哉问也！与道合同，惟真人也。"岐伯说，您这个问题提到点子上了。不生不化的状态是一个得道的状态，能够经常保持得道状态的人，唯有修真之人。

经过这一段古文的学习，大家应该可以领悟到两个要点：一是生命在于运动不假，但也需要保持运动与静养的平衡才能保持健康；二是不生不化的修真之法能够防病延寿。

古代把洞悉宇宙和人生本源，真真正正觉醒或觉悟的人称之为真人。《黄帝内经》中说："**上古有真人者，提挈天地，把握阴阳，呼吸精气，独立守神，肌肉若一，故能寿**

敝天地，无有终时，此其道生。”这里就讲的是真人如何修真得道之法。

不生不化这样的状态，在《道德经》中的论述是比较全面的，著书者老子自身就是一个得道之人。老子认为要想做到不生不化，必须有谦虚、安柔的美德。他主张安柔以待，避免事物朝刚强、雄壮、盈满的方向快速发展。因为“**物壮则老，是谓不道，不道早已**”，事物壮大了，必然会走向衰老，这就不合于我们所应遵循的“道”，不合乎“道”，必然很快就会死亡。老子说：“**古之善为士者，微妙玄通，深不可识。**”得道之人在外的表现，往往大智若愚，大巧若拙，其微妙之处，深邃而难以被常人认知。

这些得道之人常常有哪些外在表现呢？

“**豫兮若冬涉川，犹兮若畏四邻。**”这是说做事有条不紊，好像寒冬时准备远行一样谨慎；与四邻相处时不断忍让，好像害怕他们一样。

“**俨兮其若客，涣兮若冰之将释。**”这是说严肃庄重时能够让人保持肃穆威严，放松下来时也能够很快给人以释冰般的愉悦感觉。

“**敦兮其若朴，旷兮其若谷，混兮其若浊……澹兮其若海，飂兮若无止。**”这是形容一个人的胸怀广阔，集敦朴善良、虚怀若谷、与世无争、淡泊如海、飘逸洒脱于一身。

老子认为，如果想达到不生不化，必须具备这些美德，才能在短暂的不生不化状态中自得生机。老子说：“**孰能浊以静之徐清，孰能安以动之徐生？**”是什么样的力量能让浑浊的河水安静下来慢慢变得澄清，又是什么样的力量能让澄清的湖水波动起来慢慢再生浑浊？这个力量就是"道"，但是要让"道"在其中能够起到作用，需要有一个条件。**"保此道者，不欲盈。"** 这个条件就是不能太满，不能太盛。"夫唯不盈，故能蔽而新成。"因为只有不圆满，才有空间在旧的事物中获得生机，形成新的事物。

如果一个人能在他生命中的大多数时间里，按照《道德经》的描述做到不生不化，那他一定是个长寿的人。

我们已经知道，少阳是半虚半实的，它处于虚的太阳和实的阳明之间，是一个枢纽，也是一个能够自转化的"阳"。人的"出入升降"的功能，主要代谢物是空气、水和食物。其中空气是属于虚物，属于阳，专由少阳来主导出入升降；水是实物，无气味故无阳性，属于阴，专由少阴来主导出入升降；食物是有滋有味、阴阳性俱备的，所以由少阳和少阴共同来主导出入升降。出入升降就是生化，修道性质的不生不化，不会影响身体正常的出入升降，是因为修道时有一整套的炼精化气、炼气化神的自转化技术，以用来支撑身体的正常需要。而少阳病之时引起的生化功能受阻，出现的不生不化是病理性的，会影响身体正常的出入升降功能。修道时想在不生不化中获得转机，就需要保持适当的"虚"，不能太满，而要想实现"虚"，就要靠"心"。

古人把心作为君主之官，是所有身体器官之首。形容人的思想状态，古人都用"心"字，比如心思、心理、心旷神怡、心神不安、心神恍惚等。与思想情绪有关的造字也用到心的部首，如想、恐、悲、思、怒、意、虑等。现代科学认为人的主宰是大脑，而古人认为大脑是奇恒之府，大脑也是要受心的制约的。因为古人观察到，人在睡着时，四肢和大脑都不用了，心却不会停止跳动，当感受到危机被惊醒时，往往是先有心的惊悸发生，才会唤醒大脑，引发身体的其他行动，所以古人认为心主神明是人身之主宰。中医也讲"心主血脉"，少阳的出入升降功能所主导的气，就主要是在血脉中运行，气的虚实状况是要靠心来制约的。少阳病的治疗，需要通过化虚来调整不生不化的病理性状态，而化虚离不开心的作用，这就是少阳病的治则——"少阳需心主"的深层次理论基础。

有一次一个成功女士很苦恼地来看病，她说失眠了很久，并经常感觉口苦、喉咙干、视力下降、头晕等，但怎么治都没有效果。我只是随意与她聊了些心理因素，结果引出来她近一个小时的讲述，讲了很多她怎样教孩子，孩子工作了又要怎样关心他的保险问题，却感觉得不到孩子的认同。她的孩子很孝顺，对她很好，可她就是觉得孩子今后的生活还有风险，没有保障，应该按照她的经验多买保险，可孩子不愿意买保险，她花钱给孩子买，孩子也不同意。她觉得没保险就没安全感，就一直纠结，导致睡觉时都在矛盾不安，时间久了就慢慢地失眠了。她的这种情况就是少阳病，由于心理上对生活和孩子过于追求圆满所导致。于是我给她开了柴胡龙骨牡蛎汤的加减方，又给她讲了"夫唯不盈，故能蔽而新成"的道理，后来再经过几次调理，她的失眠症状就有了明显的改善。

《伤寒论》中说："少阳之为病，口苦、咽干、目眩也。"中医讲五味，酸苦甘辛咸，分别对应木火土金水的五行属性，也对应肝心脾肺肾这五脏，苦味是与心有关的。少阳病中形容的口苦，苦味是来自哪里的呢？苦味是来自于口中的舌头两边，中医理论中讲"心开窍于舌"，因此口苦就是心苦，而心苦是由心满所导致。在少阳病的治疗中，如果病人有口苦的症状，就需要配合一些心理疏导，并在中药配方中适当地运用一些性味苦降，能泻心肝火的药物。

咽干是指口腔和咽喉部分感觉缺乏津液，不够润滑，有一种口中黏黏、喉咙干燥、想喝水但却喝得很少或者总是觉得喉咙有痰却咳不出的感觉。得少阳病时，人之少阳的出入升降功能会减弱，清阳清气会难以升到口中，没有阳气则水不会化，口中就难以产生津液。所以当我们感觉到咽干时，就要考虑到可能有体内清阳不升的原因。这时需要观察身体的需求反应，如果想喝水并能大量地喝水，说明是体内缺水，一般喝水后就不感觉咽干了。但如果想喝水却喝得不多，喝了之后还是感觉咽干，这种情况就是清阳不升，需要从调理体内气机的升降功能入手来治疗。

有些人因为感觉咽干，就强迫自己多喝水，特别是多喝冷水，这种情况久了可能会引起更严重的后果，比如肾炎甚至肾衰竭。因为水喝多了不能消化，已经柔弱的清阳就会被加重地打压下去，清阳不升则浊阴难化，大量的浊阴涌入肾中，就会对肾造成严重的损伤。因为饮水过多而导致肾衰的年轻人很多，我在马来西亚行医时就碰到过一个。他是一个二十多岁的年轻人，因为家庭富有，年少时狂饮冰水并放纵身体，年纪轻轻就患了双肾萎缩并处于慢性肾衰的中期。幸好他还是一个年轻人，也坚信中医并肯坚持用药，后来我按照补气升阳化浊的治疗思路用方，一直给他治疗了近两年的时间，最后他才基本康复了。

目眩是指视物不灵活，跟不上外界的反应，有时会伴随头晕，有时会出现眼睛干涩、视力下降，有时会出现斜视或者愣视。中医讲"肝主目"，肝在中医五行里属木，清阳不升，水不涵木，就像自然界中树枝缺水后就不再柔软变得硬而易脆一样，眼睛缺水也会不再圆润灵活，会出现目眩的情况。有些人伤寒感冒或伤食感冒后，第二天可能会难以起床，一坐起来就会天旋地转，这个也是目眩，是因外邪侵犯少阳导致清阳不升后而出现的目眩头晕并作。

口苦、咽干、目眩都是少阳病的典型症状，在诊断中，三者不需要同时存在，只要见到其中两个症状同时存在，就可以判定病人处于少阳病的阶段。比如，口苦加咽干，或咽干加目眩，或口苦加目眩。口苦、目眩两个症状如果单独存在，也基本可以判定是少阳病。但是如果只有咽干症状的话，就不太好判定了，因为少阳病和少阴病都会出现咽干。少阳病是清阳不升，水不能化所致；少阴病是津水不能上升，不能供应到咽喉所致。

现代的很多增生类的慢性病，都可以归属为少阳病，比如乳腺增生、甲状腺增生、胆囊炎、胆结石、皮下脂肪瘤、冠状动脉阻塞、静脉曲张等，该类疾病患者多数都有体内气机升降失调的表现。可惜的是，张仲景写《伤寒论》的主要命题是外感后急性病的诊治，对这些慢性病证并没有提出过多的治法。张仲景只是在书中提示说，在少阳病的早期可以用柴胡汤类的方剂治疗，且少阳病不能以发汗、催吐、泻下、火针等方法治疗。如果运用了不当的治疗方法，可能会出现坏病，坏病则需要**"知犯何逆，以法治之"**。就是说少阳病的病机是出入升降失调，就不能再用汗、吐、下的方法治疗，因为这些方法归根结底就是出入升降法，误用了这些方法会加重少阳病出入升降的失调。如果误用了这些方法来治疗，或者是没有及时用到正确的方法，或者是拖延不治，都有可能转入慢性病、难治病的病程阶段，这时候的治疗难度会加大，需要针对体内气机升降不和以及郁结的部位，依法治疗。"逆"是顺的反义字，表示相反、不顺、逆向，"知犯何逆"就是要去寻查到底是哪个身体部位或经脉有气机升降逆反或不顺，从而引起各种病证发生的。"以法治之"是说治疗无定法，只能依证用方，随机应变。

那么在外感病传到少阳病的什么阶段时，就不能用汗、吐、下的方法了呢？

《伤寒论》中说："**伤寒脉弦细，头痛发热者，属少阳。**"就是说即使还有头痛发热的外感症状，但只要发现病人的脉象转为弦细脉，就表示病人由太阳病转为少阳病了，就不能用汗、吐、下的方法治疗了。"弦"是指绷得很紧的绳子，比如琴弦、弓弦等。弦脉摸上去的感觉就好像是摸到了弓弦，弦细脉摸上去的感觉则好像是摸到了琴弦。当病人有头痛发热的外感症状时，正常脉象应当是浮脉，表示身体正在与外邪做斗争，病人体内的气机主升，所以可以用发汗的方法治疗。而出现弦脉则表示气机升降已经失和，病人体内的气机纠结不开，因此脉象会表现出像弓弦一样发紧的现象。细脉表示气血不足，是血脉发生了收缩的表现，这也是由于体内的气血升降失和后，气血不能充分灌注经脉所致。如果病人出现了弦细的脉象，医生还给予了发汗治疗会怎样？张仲景说：**"发汗则谵语，此属胃，胃和则愈，胃不和，烦而悸。"** 就是说会出现谵语的情况，这是因为发汗后导致了胃中干燥，这时候可以用调胃承气汤来调和胃气。如果调和胃气的方法治疗不效，就可能出现长期的心烦失眠或者心慌心悸的情况。

古人形容的心悸证，常常在现代常见的心脏冠状动脉阻塞的病人身上出现。目前西医治疗冠状动脉阻塞常用安装血管支架的方法，就是用支架撑开病人心脏阻塞的一些冠状动脉，如果安装一个支架没解决问题时就可能要用上很多个。安装血管支架不但非常费钱，而且要终生服药。要知道，心脏的动脉如树根一样，有多条动脉分支，支架只是选择性地植入一条或两条动脉分支内。因此，即使植入支架的动脉血管不再发生狭窄，也不能保证没有植入支架的血管今后不狭窄。而且支架植入手术本身会对局部冠状动脉内膜造成损伤，容易在局部形成血栓、内膜增生，导致局部冠脉产生急性或慢性再狭窄，这种情况下可能需要再做花费巨大且十分危险的开胸心脏手术才行。

鉴于心脏支架治疗的严重不良反应，美国有些医学家组织了一次自然疗法对比实验，对一些已经有冠状动脉阻塞并达到安装心脏支架指标的病人，不采用支架疗法，而是采用合理膳食、科学运动、心理调节、加深睡眠的自然疗法来治疗。结果发现，这些病人在经过一年的自然疗法治疗后，心脏的状况比安装了支架的对比组病人还要好得多，已经完全不需要安装心脏支架了。但是，病人想要长期坚持这些自然疗法，良好的心理条件是必备的，心理因素能起到非常重要的管理和推动作用。所以对很多人来说，如果没有专业的心理医师指导，是很难用西医的这套方法自然恢复的。现代中医用活血通络的方式治疗该病，效果往往也不理想，因为活血通络的思维是源自西医的，是局部思维，而正确的中医思维应当是整体思维，应当运用调和升降法。

下面我们就来学习一下《伤寒论》中早期少阳证的治疗方法，希望一些中医师能够通过学习，领悟出后期少阳证的治法，从而增强现代很多增生类慢性疾病的中医治疗效果。

"本太阳病不解，转入少阳者，胁下硬满，干呕不能食，往来寒热，尚未吐下，脉沉紧者，与小柴胡汤。"

中医认为"寒主收引"，就是说寒邪进入身体后会引发机体组织出现收缩或牵引的情况。少阳在人体的分布部位是在身体两侧，以胁肋部为主。寒邪从头颈太阳部位传入少阳后，就主要侵犯人体的胁肋部，出现胁下硬满的情况。寒邪还会引起胸膈的升降功能失常，出现干呕不能食的情况。少阳居于太阳和阳明之间，太阳病主寒，阳明病主热，寒邪居于少阳时，会流摆不定，向太阳反复就会怕冷，向阳明反复又会怕热，会出现往来寒热的情况。往来寒热与疟疾的忽冷忽热是不同的，忽冷忽热的变化非常快，也比较严重，而往来寒热的症状表现相对比较轻，寒热转化也比较慢。脉沉在这里是指脉象从浮象转为不浮，沉是浮的反义字，太阳病转入少阳病后，脉象就不浮了。如果用了吐、下的治疗方法，太阳病的脉浮现象也会消失，病人的脉象也会变得不浮而沉，所以张仲景要特别强调没有用过吐、下法自然形成的沉脉才可以用小柴胡汤。紧脉是指脉象有些发硬，紧脉是弦脉的先兆，如果紧脉不能消除就会慢慢地转为弦脉，病人出现弦脉时就是往少阳证慢性病发展的征象了。能用小柴胡汤的脉象有两个指标：一是没有浮脉，二是脉象发紧。

【小柴胡汤】

柴胡八两　　　人参三两　黄芩三两　甘草三两，炙

半夏半升，洗　生姜三两　大枣十二枚，擘

（上七味，以水一斗二升，煮取六升，去滓，再煎取三升，温服一升，日三服。）

柴胡汤类的方剂，与桂枝汤类相比，君药有了变化。桂枝汤类的君药是甘草，而柴胡汤类的君药是柴胡。因为少阳病的主要治则不再是驱邪外出，而是调和升降，柴胡"主心腹肠胃中结气，饮食积聚，寒热邪气，推陈致新"，在《神农本草经》的记载中，柴胡能解开郁结、积聚，既能除寒邪又能清热邪，重要的是还能推陈致新，如同老子所说的"蔽而新成"一样，能从病理态的不生不化中获得生机，让身体恢复正常的出入升降功能。

柴胡在柴胡汤类方剂中都是用量最大的药材，几乎为

其他每味药材用量的两倍以上。中医在临床中观察到，柴胡用量大时，退热解痛的作用最强；而很小剂量时，升提阳气的作用最强，常常可以用于脱肛、子宫下垂等气虚下陷类疾病的治疗。张仲景提到，有柴胡汤证就要用柴胡汤类方剂，柴胡汤证没有了，就不能用柴胡汤类方剂了。按照柴胡汤类方剂中柴胡用量较大的使用原则推算，可以推算出所谓的柴胡汤证，就是大剂量使用柴胡治疗时最有效的病证，这些病证有"寒热往来""胸胁苦满""不欲饮食"等症状。

寒热往来中的"寒"，是少阳向太阳驱赶的寒，"热"是少阳向阳明驱赶的热。因此从少阳病人的寒热往来感受，能感觉到这种由内向外发作的性质。如果是外寒内热地反复发作，寒由外生，这种又寒又热的症状就不属于少阳病，不是真正的少阳病的寒热往来症状。推而广之，妇女在月经期中受寒感冒后，或者在有些妇女的更年期症状中，都常常会出现由内而发的往来寒热现象，这些病证就都属于少阳证，从而可以用大剂量的柴胡作为君药来组方治疗。

《伤寒论》中的柴胡是生用，主要用于外感受寒后传入少阳的病证。而妇女月经期受寒后的寒热往来症状，属于少阳病的变证，与妇女血分有关，中医称为"热入血室"，需要对柴胡进行炮制，让柴胡的药性能够进入血分才行。炮制的方法就是用鳖血和黄酒泡柴胡，柴胡浸透后再用文火炒干，称为鳖血柴胡。如果是更年期导致的少阳证变证，要用蜜炙柴胡，就是用蜂蜜炮制的柴胡。如果月经滴沥不尽或崩漏后出现的少阳病变证，要用柴胡炭，就是将柴胡制炭用，因为药材制炭后属于脱水状态，能够产生很强的收涩作用，能够止血。如果是胁下硬结的少阳变证，需要用到醋柴胡，因为胁下属肝胆，肝胆的五行属木，醋味酸，酸能入木，柴胡醋制后能引药性入肝胆。如果是脾胃积聚引起的少阳变证，要用麸炒柴胡，因为用麦麸炒过的柴胡，药性更容易进入脾胃经络。如果有神经痛类型的少阳变证，要用酒柴胡，因为酒性是走窜发散的，能引药性游走，循行周身及四肢手足。

中医用药讲究性味归经，中药的化学成分到底有哪些是不在考虑范围内的。比如中医的黄土汤，就是挖黄土地下中层的黄土，多加水煮，等煎煮液冷却下来沉淀后，取上面澄清的水服用，就可以非常有效地治疗消化不良引起的发热、呕吐、腹泻等病，这里就是用黄土的转化之性来治病。柴胡用各种不同的方法炮制过后，药性就有了很大的转变，这种重视性味、讲究阴阳的知识体系，是中医的自然之道，而现代的科学还远远没达到能够理解并解释的地步。

国家卫生健康委官微 @ 全国卫生 12320 曾经有一篇微博说"阿胶不过是水煮驴皮"，当时引起了轩然大波，又一次引发了中西医爱好者的大争论。关于这个问题，我认为两方面的争论者都有错。一方面来说，阿胶是需要按照药性来使用的，不可能对所有人都有用，也不可能在用错时都没有不良反应，所以把它作为保健品来用肯定是滥用，市场上大力吹捧阿胶功效的人，很多都是伪中医，或者是推销员。另一方面，以物质含量来推敲事物的整体功效，只考虑微观层面，不考虑宏观层面，是盲人摸象的行为。人体大部分成分都是由水构成的，动植物也是，难道就可以说生物不过是水？物质观察至上，是机械唯物论者经常容易犯的一叶障目病，他们常常会陷入只见物质不见生命的盲目妄想中，从另一个角度来说，也说明了目前科学对于生命几乎还是一无所知。

小柴胡汤中，除了柴胡，其他药都可以随症状变化或弃或取。比如，半夏是为止呕而设，如果没有干呕的症状，就要去除半夏；人参是为气阴不足而设，如果病人伴随口渴症状，就要对人参这味药加大剂量，用到四两半，并可以加些瓜蒌根以生津止渴；如果不口渴，**"外有微热者，去人参，加桂枝三两，温覆微汗愈"**，就是说如果病人还有自外而来的恶寒发热，是还有表证的情况，这时要去掉人参，并合用桂枝汤法以祛寒外出；如果有咳嗽，说明肺阴不足或津液不足，需要去除人参、大枣、生姜这些热性耗津液之物，加五味子养肺阴，加干姜以温阳化液；大枣是为缓和药力而设，如果病人有胁下痞硬的情况，在胁下可能会摸到条索状或气囊状的鼓出物，就要去除大枣，加用牡蛎以软坚散结；黄芩是为清热除烦而设，如果病人有腹痛的情况，说明有内寒，就要去掉黄芩，加芍药以缓急止痛；甘草是为温中补虚而设，如果病人出现干呕不止，心下满而烦，说明可能有里实的情况，就需要去掉甘草、人参，加枳实、大黄、芍药，变方为大柴胡汤，以去除里实。

小柴胡汤是运用非常广泛的一个经方，自古有许多名医都偏爱它。比如，当代著名的伤寒大家刘渡舟老先生，就以善用小柴胡汤而名,他曾用小柴胡汤治疗包括晚期乳腺癌在内的许多难治性疾病,颇为见效。享年97岁的成都名医田鹤鸣也善用小柴胡汤,田老先生诊病立方,法度谨严,方皆不离伤寒,药皆不超过八味,病人服药经常效若桴鼓,痊愈迅速,故民间称他为"田八味"。田鹤鸣老先生常说:"单小柴胡汤一方,即有二十多种变化,可治疗的范围相当宽广。但柴胡一味的用量必得八钱,轻则效缓。时人有畏其量重,实误。"

柴胡气轻而升浮,味苦而降泻,同时具备升降之性。用量少时,汤中苦味少而药气香味不减,故药力降少升多,可以用于提气;用到八钱的时候,汤中的苦味和药气香味力量刚好平衡,升降之力得以均衡,最利于调理治病。如果再增加柴胡的用量,则苦味会重于药气香味,出现降力大于升力的情况,这种用量用法极为罕见,只有在一些难治性气机逆反证,如顽固性呕吐、长期性呃逆、妄想性癔症中才会用到。

为了均衡中药的升降之力,小柴胡汤还采用了"和"法来煎药,就是先用一斗二升水来煎药,煮到剩一半水量即六升水的时候,要去掉药渣,然后再煮药液,煮到剩三升水为止。很多人想当然地认为这是古人的浓缩药液法,其实是他们不明白其中的道理,因为如果真的需要浓缩药液时,也不需要去药渣再煮呀。去渣再煎至三升时的药液,与煮到六升时的药液相比,并不只是水中药材成分比例增加一倍那么简单,两者的气味也有非常大的不同,这种再煎法是一种"和"法,是为了让药材的阴阳之性再进一步地相和与平衡。

还有，《伤寒论》中的煎药方法，都是一剂药只煎一次，分几次服，这样才能够保持药方的术数之性。而现代的常见做法是一剂药煎两次，两次药液合在一起，再分几次服，科学研究认为这样做能够最大程度地煮出药材的有效成分，这其实是丢了西瓜捡了芝麻之举，破坏了煎药的术数之理，丢掉了中医治病的无形精髓，却只为了多捡一些本就该丢弃的药渣药力回来。

还有，现在的煎药机煎药法，要用一个无纺布袋将药材装在一起扎紧才能煮，煮的时候药材都被束缚在一起，不能在水中自由地翻滚，很多大颗粒的成分也被无纺布袋阻拦，不能析出到药液中，导致煎药机煮出来的药液都是味道偏淡和气味稀薄的，这种也是非常不合古人医理的煎药法。

张仲景形容少阳病是半表半里，小柴胡汤是为半表半里而设，如果还伴随有表证或者里证，单用小柴胡汤就不适合了，需要用到合方，有表证时要加用桂枝汤，有里证时要加用承气汤。

"伤寒六七日，发热微恶寒，支节烦疼，微呕，心下支结，外证未去者，柴胡桂枝汤主之。" 伤寒过了六七天，已经传遍六经，又回到了太阳。发热微恶寒是太阳表证还没好又有少阳证的表现；支节烦疼是指四肢关节处疼痛不解，甚至关节里发热引起心烦难受，这是太阳、少阳同病的典型症状。微呕是指饮食没胃口并微微想吐；心下是指上腹部，相当于胃的上口——贲门，心下支结是形容胃的上口被堵住，饮水进食时会有胃上口处阻碍痉挛的闭结感觉，这两个症状都是少阳证。现代的一些急性风湿病，或者痛风、膝关节肿大等病，如果病人在发作期间的症状与上述情况类似，也可以用柴胡桂枝汤来治疗。

【柴胡桂枝汤】

桂枝一两半，去皮　黄芩一两半　　人参一两半
甘草一两，炙　　半夏二合半，洗　芍药一两半
大枣六枚，擘　　生姜一两半　　柴胡四两

（上九味，以水七升，煮取三升，去滓，温服一升，作如桂枝法。）

柴胡桂枝汤就是将桂枝汤和小柴胡汤的药材合在一起，然后将每味药材的药量减半，煎煮法用桂枝汤的方法，服药后也需要像服桂枝汤一样忌口，并适当地温覆出微汗。

"**太阳病，过经十余日，反二三下之，后四五日，柴胡证仍在者，先与小柴胡。呕不止，心下急，郁郁微烦者，为未解也，与大柴胡汤，下之则愈。**"这段话需要结合数理来理解。"太阳病，过经十余日"，是说最初发病的原因是受寒，十几天后才出现了比较严重的症状，在受寒后的这十几天里可能有发病症状，也可能没发病症状。"反二三下之"，二三日是传到阳明经的时间，代表阳明病，这里是指没有出现阳明病证却用了泻下法。"后四五日"，四五日是传到太阴经的时间，代表太阴病，太阴病有腹满而吐，食不下的主症，所以后四五日是指病人有吃不下东西，时常干呕的情况。"柴胡证仍在者，先与小柴胡"，是说如果有寒热往来，或胸胁苦满的症状之一，就可以先用小柴胡汤

治疗。"呕不止，心下急，郁郁微烦者，为未解也"，是说如果病人干呕或呕吐不止，胃上口有瘀堵痉挛感，胸腹郁结难受有烦躁感，这种情况就是伴有阳明病，虽然之前用过了泻下法，但也没有解决阳明病的问题。这种情况下，就可以用大柴胡汤，大便泻下之后就好了。

【大柴胡汤】

柴胡半斤　黄芩三两　　芍药三两　　　半夏半升，洗
生姜五两　枳实四枚，炙　大黄二两，酒洗　大枣十二枚，擘
（上八味，以水一斗二升，煮取六升，去滓再煎，取三升，温服一升，日三服。）

　大柴胡汤就是小柴胡汤和小承气汤的合变方，其组合是小柴胡汤去掉了人参和甘草这两味补中的成分，小承气汤去掉了厚朴这味苦温降气散气的药，再加上芍药以缓急化阴而成。大柴胡汤的煎煮法也用了和法，所以它的泻下作用很弱，书中的服法是一天服三次，第二天观察一整天病人有没有泻下，如果没有，第三天再继续服。

　一些患有厌食症的病人，以及部分不吃不喝的抑郁症病人，如果观察到他们的脉象有弦滑的表现，也可以用大柴胡汤来治疗，但因为这些都是比较顽固的疾病，所以应当减缓药力，并隔日服药，以缓缓图之。

　"伤寒十三日不解，胸胁满而呕，日晡所发潮热，已而微利。潮热者，实也。先宜服小柴胡汤以解外，后以柴胡加芒硝汤主之。"伤寒过了十三日，就是过了两次六经循环，如果病还没好，有时就会转入慢性病的阶段。胸胁满

而呕是少阳病的主症，所以可以用小柴胡汤治疗。"日晡所"是大约下午三点到五点的意思，这个时间也是申时，"所"是大约的意思。申时的阴阳五行属性是阳金，正好对应阳明，所以如果申时病人出现潮热发作的症状，就表示有阳明病的存在。"已而微利"是指潮热过后会有轻度腹泻或者大便稀软不成形的情况。这个病证同样是少阳病与阳明病的合病，但与大柴胡汤证不同的是，这是一个正病与变病的合病。张仲景在柴胡加芒硝汤的运用中说："**此本柴胡证，下之以不得利，今反利者，知医以丸药下之，此非其治也。**"就是说，这是个少阳与阳明的合病，本来应该是用大柴胡汤的，以和法及泻下法去治疗病人的大便困难等症状，但现在病人已经出现了轻度腹泻，说明有其他医生用丸药在给病人泻下治疗，这不是正确的治疗方法。由此而知，这个病人的少阳病部分是正病，而阳明病部分被治坏了，成了变病。张仲景提出要先治正病，用小柴胡汤治疗少阳证，再治变病，用小柴胡汤加芒硝治疗阳明病的变病。

这个连贯性的解病方式，是《伤寒论》中隐藏的一把金钥匙，它对很多疑难性疾病的治疗有重大的启示作用。我以前跟师学习的时候，接触过一位治疗癌症非常厉害的中医，他也是用伤寒方的高手，后来又跟着他的夫人学习了一些时间。我在跟着他的夫人抄方学习期间，发现他的夫人学历并不高，但也已经是一位妇科主任了，而他夫人的临床处方几乎不变，每一位妇科病人前来，给她开的处方一般都是16味药，其中前12味药雷打不变，每个妇科病人不管什么病都一样。摸清这个规律后，为了提高效率，我常常偷偷地在她们问诊对答时，就先把前 12 味药给写到处方上，这样不管这位妇科主任说得多快，我都能及时写好处方。跟这两位中医夫妇高手融洽相处后，我经常去他们家一起做饺子吃，慢慢地就弄明白为什么妇科主任只用固定方就能治好各种妇科病了。原来，中医高手的夫人并没有学过医，是这位中医高手拟了一个妇科效方出来，再把各种辅药的用法和变化规律教给他的夫人。他的夫人在临床中，只需要先用基础方给病人服用，然后根据服药之后病人的不同症状变化，再在处方中增加辅药进去，并多次不断地根据病人症状变化而调整药方中的辅药。这样往往经过一段时间的治疗后，有妇科病的这个病人就被调理好了。如果碰到不是妇科病的病人前来，这位妇科主任也会很聪明地不看病，直接推给其他科的医生去看，就这样她一直看了几十年的妇科病，直到退休后都还名声在望。

我们在面对一个病情非常复杂的病人时，可以先抓住病人的正病，对这个正病用经方来治疗。然后再在这个经方的基础上，增加治疗变病的药材，逐步像抽丝剥茧一般，去解决这些看似非常复杂的、盘根错节的疑难病。当你按照这个方法治疗好一个疑难杂症时，一定会真正地开心，因为这个治病过程就像下棋赢了一样。胜利是一步步走出来的，你明白自己为什么会赢，是怎样赢的，这样也能有助于自己领悟出更多的医理。

【柴胡加芒硝汤】

柴胡二两十六铢　　黄芩一两　　人参一两

甘草一两，炙　　　生姜一两　　半夏二十铢，洗

大枣四枚，擘　　　芒硝二两

（上八味，以水四升，煮取二升，去滓，内芒硝，更煮微沸，分温再服，不解更作。）

柴胡加芒硝汤就是小柴胡汤加了一味芒硝而成。在柴胡加芒硝汤中，小柴胡汤部分的药材剂量，刚好是小柴胡汤原方药材剂量的1/3。这说明，当治好了正病，再治疗变病时，是需要适当地减轻药力的，这也是值得我们学习的用药技巧。一些中医师有时明明在前期治疗一个病人已经取得了大效，却常常在之后的复诊治疗中又导致病人的病情再度反复或加重，这时病人不解，往往医生也不解。医生以为病人的病情反复是药力不足的原因，于是又再加重用药，最后可能就会出现病人服药后效果更差，只好换医生的结果，这个就是古语所说的"过犹不及"。过度治疗是现代的中西医都容易犯的毛病，许多病人越治越差，甚至走着进医院，躺着出来，很多时候都是过度医疗之错。

少阳病在早期的时候，主要就是用柴胡汤类的方剂治疗，如果到了少阳病中晚期并夹杂了变证的时候，治疗起来就相对困难了。这时候需要想到"少阳需心主"，治病需要医生和病人间的相互配合及相互信任，做好健康管理，做好心理调节，才能在不知不觉中解开少阳郁结，使病人的身心调整过来，从而恢复健康。我在医院里观察到，有

时一个医生的医术水平并不高，却往往比医术水平高一些的医生更忙，找他看病的病人更多，原因就是因为这个医生态度很好，肯说话，很会安慰病人。这说明了很多慢性病是需要长期坚持治疗才能治好的，而越能给病人温暖的医生，病人坚持治疗的可能性越大，这样长久下来，这个医生成功治疗好病人的机会，就会比不能与病人和谐相处的医生要大得多。

比如，一个病人去看病，找到一个医术高明却冷漠的医生，虽然一两次就治好了，但病人不会记得医生，只会以为自己得的这种病非常容易医治；如果找到一个态度非常好的医生，虽然治了五六次才好，但病人反而会觉得这个医生的医术高明，自己这么难治的病都治好了，下次还要找他，甚至还要推荐很多亲朋好友去找他看病。由此可见，医德是医术里最重要的部分，如果只讲医术不讲医德，医生治了一辈子的病，可能都没几个病人会对他感恩，而且如果医德很差的话，几乎不可能完全治好患有慢性病的病人。

一个患有慢性增生类疾病的病人，一定要找适合自己的医生来治疗才行，因为这类疾病大多都是属于少阳病，"少阳需心主"，所以我建议要先去找医德高尚的医生治疗，而不要以医生的职称高低，先入为主地认为职称高的医生医疗水平就高。医疗技术不是治愈慢性少阳病的主要因素，而心理管理和健康辅导，以及长久坚持，才是这类疾病最终能获得痊愈的最重要的因素。

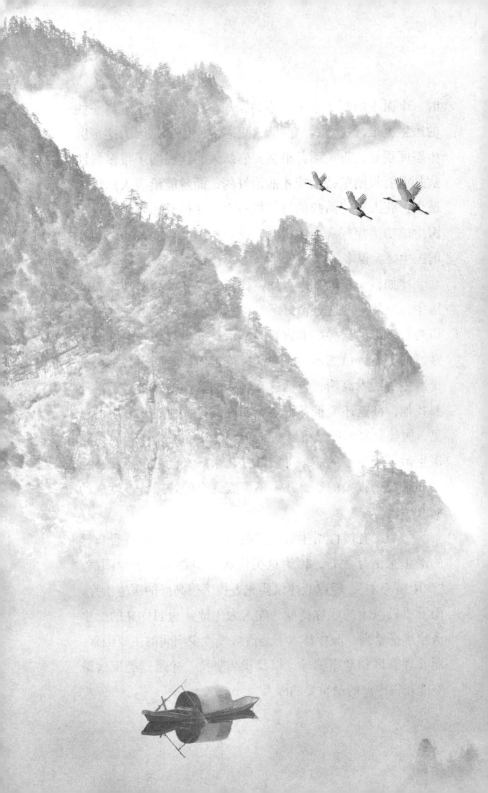

太阴卖牌家

如果大家去找中医调理身体，最常听到的词，一定是阳虚、阴虚，会听到中医说身体哪里有阳虚，或者哪里有阴虚。如果身体上有明确的疾病症状，阳虚或者阴虚就是病理性状态，需要吃中药治疗。但如果没有什么明确的生病症状，阳虚或阴虚就是隐藏性状态，这时候吃中药的效果就可能不明显了。

现代中医把这些隐藏性的不良身体状态，称作体质。体质分为九种，完全正常的就叫作平和体质，不良的有阳虚体质、阴虚体质、湿热体质、气虚体质、痰湿体质等。我认为，这是西系中医思路，不符合传统中医的认知，因为把某人某段时间的阴阳不平衡状态，当作是身体固有的体质，违反了中医的阴阳平衡、阴阳互动的生命运动观。其实在《黄帝内经》里已经有一套体质分类了，是以五行来分类的，分为木行人、火行人、土行人、金行人、水行人。古人为什么不用阴阳来做体质分类的依据？就是因为阴阳是处于不断变动中的，身体不可能自小到大长期固定于阴阳不平衡的某个状态中。一个人的阴虚或阳虚，只是在某一阶段因体内有病或气血失衡而导致的阴阳不平衡，并不是一个人固有的体质。

《黄帝内经》认为，如果一个人有阳虚的情况，需要从六经中的太阳处进行调补；如果有阴虚的情况，则需要从六经中的太阴处进行调补。那么，应该怎样补阳和补阴呢？

六经中的太阳，是虚的状态，要补阳就要从最虚的阳那里去获取，这个最虚的阳会出现在每天清早天刚刚要亮之时。那时天上的太阳将出未出，只见天地间一阵朦胧，万物萌醒，清气从地下升起，清阳从天上洒下，这瞬间就是天地的太阳之阳最旺的时候。如果身体有阳虚的情况，表现出怕冷、手脚冰凉等体内阳气不足的症状，就需要每天早晨追随太阳起床来补阳，在天刚刚亮的时候，外出沐浴清阳。

在《黄帝内经》的四季养生法中，就提到了春夏秋冬应该怎样起卧，才能补阳。春、夏、秋的早晨要早起，因为这几个季节的天气不凉，早晨的清阳出现得较早；而冬季就要适当晚起，因为冬季寒冷，早晨的清阳升起较晚。深秋和寒冬时也要适当早睡，因为那时天气转凉了，每天的天地阳气是不足的，如果睡得太晚容易损耗体内阳气。当被中医判断为身体阳虚的时候，只需要按照古人的四季起卧法，准时起床和按时睡觉，坚持两周以上，身体就能慢慢地补足阳气，逐渐恢复健康了。而如果大量地进补壮阳的食材或药材，却只能一时性地补充身体某个局部的阳气，不但效果不能持久，甚至还可能造成体内出现新的阴阳失衡的状况。

补阳要补虚阳，补阴就要补实阴，这个实阴就是太阴。太阴从哪里来？《黄帝内经》认为从五味中来，补阴就需要调和五味。五味是指食物中的酸苦甘辛咸之性，不是指食物的实体。如果大家去观察百岁以上的健康老人，看他们是怎样吃饭的，就会发现，他们吃得很简单，但是吃得很香，往往吃得又慢又享受，这就是能够养生延龄的品味饮食法。与现代科学重视食物营养物质不同，中医更重视食物本身之味，"阳生气，阴生味"，食物本身之味是积累了天地之阴的，所以汲取五味就能补阴。但是呢，也不是所有食物中的五味都有用。中医认为，太阴在体内对应的是脾，食材中只有五谷才是最补脾的，也是最补阴的。

《黄帝内经》中的五谷是指秔米、麻、大豆、麦、黄黍。秔米是指粳米，味属甘；麻是指亚麻，味属酸；大豆是指黄豆，味属咸；麦是指小麦，味属苦；黄黍是指黄米，味属辛。五谷在古代都是主要的粮食，也都是有壳的种子粮食。植物的种子是植物萌发前的初始形态，属于太阴，所以食五谷就能补人之太阴。如果身体有阴虚的情况，出现口眼干燥、心烦失眠等症状时，就需要多食五谷来补阴，而能否有效地补阴，关键是看能否汲取到五谷中的五味。五味需要在身心灵充分放松的基础上，才能被身体吸收和转化为阴，所以大家在进食过程中需要细嚼慢咽，尽量品出滋味，并始终保持静心愉悦的状态。如果大家想活到百岁，就应当尽早地去体验和学习这种吃得简单却美味，吃得安静却愉悦的养生品味饮食法。

人之太阴会往少阴及厥阴的方向传导，这是个由实化虚的过程。实的性质是往下沉，虚的性质是向上升，所以太阴由实化虚的内在驱动力，就促使太阴产生了升清的功能。太阴的升清功能与阳明的降浊功能互补，共同协调食物在身体内的吸收与代谢，同为人的后天之本。

人的生机有两种，一种来源于生命基因，古人称为先天；另一种是依靠饮食的正常摄入来维持生命的能力，古人称之为后天。先天主要是在人体从小到大的生长期间起作用，先天起主要作用的时间长短是男女有别的。古人认为男数为八，三八就是 24 岁之前，都是男性的生长数，男性的生长发育大约会在 24 岁后停止；女数为七，三七就是 21 岁之前，都是女性的生长数，女性的生长发育大约会在 21 岁后停止。先天因素是每个人的固有因素，它的发展与变化基本都在男 24 岁、女 21 岁之前，先天因素的发展情况决定了一个人一生的智力水平、天赋方向、性格差异、身高差异等。先天因素的作用力在男 24 岁、女 21 岁之后就大部分消失了，之后人体的健康与长寿就主要靠后天因素了。后天因素包括饮食、睡眠、运动、心理、人际交往、家庭、事业等，其中饮食对维系生命的作用最大，所以古人把消化吸收食物的脾胃称为"后天之本"。

人的先天因素是很难被改变的，只能少部分地调整，以适应外界来获得更好的生存能力。古人按每个人出生时的时间节点，分年、月、日、时四柱，合为生辰八字，以每个人生辰八字中的五行数理变化，来推断每个人的五行数理分配状况，从而推算出每个人先天的内在差异；再根据每个人的面相、肤色、毛发、脊椎及四肢骨骼状况、运动行为等，推算出每个人先天的外在差异。这两方面的因素综合起来，就是一个人的体质。古人把个人体质分为木火土金水五种，一般来说，因为个人体质是与生俱来的，且先天形成的身体状况是不能扭转的，只能在很小的范围内做适当的调整，所以中医在调养一个人的身体状况时，需要先把这个人的身体状况区分清楚，哪些是属于先天因素状况的，哪些又是属于后天因素状况的，然后以先天因素为不动之根，让后天因素围绕着先天因素去做维护与变动。

也就是说，属于先天的状况不要去调整，只需要调整属于后天的状况，而且对于后天状况的调整方向，是需要以后天不冲先天，后天养先天，后天配合先天的思路去进行的。先天不易变，后天常在变。比如，算命是中国人很传统的一项推算活动，推算时就有先后天之分，按生辰八字配合面相可以推算先天状况，如果算命者的技术水平足够高，就能够把一个人之前的许多身体状况以及性格表现、婚姻事业等算得八九不离十。而推算一个人的后天情况，则需要通过参考这个人的姓名称呼，以及他的说话语调、行为举止等，才能够猜测出他的这些后天因素，到底会对他的人生事业有哪些影响。一般来说，先天能够"算"，后天只能"猜"，所以最厉害的算命师也只能算准一个人之前的事，而算不准之后的事。

人之太阴主升清，那么升清的力量来源于哪里呢？

中药里有些药材用新鲜的比较好，有些药材就要用干燥陈化后的才好，比如陈皮这味药，就一定要陈化后的才好。陈皮是经过充分干燥和陈化后的橘子皮，陈皮的干燥过程一定要自然干燥，如果是通过长期阳光暴晒或干燥箱烘干的，是没有什么功效的。陈化的时间越久，陈皮的燥性就越强，这个燥性是最补脾的。我们都知道，植物干燥后重量会减轻，慢慢干燥并慢慢减重的过程，就是太阴向少阴和厥阴转化的过程，这其中需要的力，就是燥力，所以太阴升清需要燥，就如同中医讲的"脾喜燥恶湿"，脾的燥性足才能升清有力，脾过湿则会降低升清之性。《脾胃论》中说："**如欲调气健脾者，橘皮之功居其首。**"就是指出了陈皮的燥性是最能健脾补脾的。

许多人在暑季气候潮湿的时候，常常会有大便稀薄不成形及口黏食欲不振的脾虚症状，这是受外界气候潮湿的影响，使得脾的燥性不足而引起体内湿气过重所导致。这种情况下可以在饮食中适当地加入陈皮，比如喝陈皮蜂蜜水，吃陈皮粥等，以增强脾的燥湿功能。如果用山药来补脾，就是错误的，因为山药是补脾阴的，中医用到山药时是针对脾的燥性过强而脾阴却相对不足的情况，是用于由脾阳亢奋而导致的"脾阴虚"，用了山药后脾的湿性会增加，燥性会减少。在春、秋两季天气比较干燥的时候，就适合用山药来补脾阴，那时候补脾阴就能补脾，就像是给汽车的引擎散热箱加水，水箱的水充足才能够更好地辅助引擎散热，以保证引擎的正常工作。

脾的升清之力是饮食消化的动力源泉，中医讲"脾主运化，胃主降浊"，食物进入胃肠后，需要通过脾的运化功能，先将食物中的精华成分进行分类吸收，再将食物糟粕通过胃肠的降浊功能排出体外。《伤寒论》中说："**至七八日，虽暴烦下利日十余行，必自止，以脾家实，腐秽当去故也。**"这段话是说，如果得了太阴病，在太阴病的后期，可能会有一天突然出现多次腹泻的情况，如果大便又臭又多，就不用管它，腹泻会自然停止的，这是体内的脾虚在自然恢复的征象。脾的运化功能恢复后，积食中的糟粕就能被分化出来以排出体外了，因此泻下的反应反而是太阴病恢复的表现。古话常说："吃多厕多。"我们有时会出现莫名其妙腹泻的情况，如果之前吃得较多，腹泻时大便臭秽，就不要当作是病态，这是身体自然而然的排毒通便反应，这种腹泻不需要治疗。但是也需要知道，这是身体在提示自己之前的饮食过量了，有可能已经开始导致脾虚了，需要适当地减少食量，并增加五谷的食材比例，比如多喝些五谷粥，以恢复脾的运化功能。

如果腹泻次数多，大便也比较臭，粪便里还伴有未消化的食物，这种腹泻就不是正常的自身排毒康复性腹泻了，而是太阴病。排毒的腹泻只有腹泻前肚子会阵痛，泻完后就不痛了；而太阴病的腹泻，泻前泻后都会有腹部隐隐作痛的情况。

除了腹泻，太阴病还有哪些主要表现呢？《伤寒论》中说："**太阴之为病，腹满而吐，食不下，自利益甚，时腹自痛。若下之，必胸下结硬。**"人之太阴直接受寒或从太阳经传导过来感寒，首先就会影响脾的运化功能，出现饮食不消化的情况，主要表现为呕吐不消化的食物，以及没有胃口再吃东西。其次还会影响脾的升清功能，出现腹泻的情况，腹泻可能是急性腹泻也可能是慢性腹泻。"自利益甚"是指腹泻后消化不良的情况并没有减轻，或者腹泻后身体感觉更加疲劳和乏力。"时腹自痛"就是指腹部时时隐隐作痛或阵痛。虽然有消化不良的情况，但太阴病是不能用泻下法来通腑治疗的，因为太阴的正常功能是需要升清的，如果用了泻下之力，就会严重损伤脾阳，出现"胸下结硬"的情况。胸下就是指胸部剑突下，大约是胃上口处贲门的位置，结硬是一种梗阻硬满的感觉。

为什么太阴病用了泻下法后会有胸下梗阻的感觉呢？我们用一个软管排水实验可以很形象地解释这种情况形成的原因。用一根长一些的软管，从高处把它挂着直立起来，然后对着上面的管口注水，直到下面的管口出水，等水流通畅管内没有空气后，捏住上面的管口，这时我们可以看到下面管口依旧在流水，流水的动力源自于水流引起的惯性重力。随着软管里水的继续流失，软管上端就会从管口部位开始瘪下去，甚至越瘪越紧直至那部分的软管里连一点缝隙都没有了，那段软管会瘪成平平的纸板样形状。由此可知，对于已经有腹泻情况的太阴病，再运用泻下法时，就像是软管因下端管内的水下泄而出现的软管上端瘪平一样，腹部太阴的上端即胸下处也会出现瘪紧结硬的情况。

《伤寒论》中胸下结硬的症状，非常类似于现代医学的心梗症状。当一个人出现心梗时，往往并不是以胸部左侧的心脏部位出现疼痛不适为主，而是以胸部中部的梗阻及呼吸困难为主要表现，相当于一个严重版的"胸下结硬"，这也说明了，心梗的发生与脾阳的急性下陷有关。心梗常发生于饱食后，以及受寒或疲劳后，这些原因都可能会导致脾阳在某一时间段突然亏空下陷，下陷的力量会导致心脉中的气血被抽空而出现心梗的情况。如果正确地使用中医的急救方法，对心梗的救治成功率，中医实际上是要高于西医的抢救方法的。

中医应当怎样正确地急救呢？我们同样是用瘪紧的软管来想象，如果想要快速地恢复上端软管的正常舒张状态，应当及时地放平软管，首先消除水流的重力，所以对于心梗的病人一定要静卧，千万不能继续让病人站立或抬起身来直坐。对应的中医方法还可以采用温阳提气法，简便的方法是用温暖之物放置在病人下腹部，并对双下肢进行重点保暖。我们在软管实验中可以看到，对瘪紧的软管最重要的恢复措施就是及时地打开上端的封闭，一旦将软管放平并松开上端的闭合处后，软管会很快地恢复到正常的通道状态，所以及时地打开心胸部封闭的气血是最有效的治疗方法，对应的中医方法是用针灸刺激有开闭作用的穴位，也可用芳香开闭的中药鼻嗅或舌下含服。鼻腔和舌下的毛细血管受表皮覆盖最少，药物能够快速透过薄薄的一层表皮进入血管中，所以鼻嗅和舌下含服是最快的给药方式。

具有开闭作用的穴位，古人大多用到了"关"字、"门"字、"冲"字，关是关隘，门是城门，冲是要冲，这些都是人体重要的气血开闭处，对心梗的针灸急救，一定要用到带"关、门、冲"字的穴位。

第一个最主要的穴位就是"内关"，内关穴位于手前臂内侧正中线，离腕横纹两寸处。两寸可以用食指、中指、无名指三指并拢来量（每个人自己的三指并拢后的总宽度相当于自身的两寸），也可以用折算法计算（腕横纹到肘横纹是十二寸，分成六等分，一等分就是两寸）。急救时用指间按压内关穴效果是很差的，一定要用针刺。有些医师针内关穴时，一直留针在穴位内，以为这样可以一直起作用，也是不对的。急救心梗针刺内关穴的正确手法：刺入内关穴后，缓慢捻转针柄，至针下有沉紧感时，大拇指立刻向后单向捻转并慢慢退针，在针退出皮肤前一定要一直保持着针下沉紧的状态，这样才能有效地开闭，以疏通经络瘀闭的气血。如果一次开闭不行的话，就再针再开闭，甚至多次反复地进行，进针后一直留针的方法是不对的，是不能开闭的。

第二个主要的穴位是"神门"，神门穴是心经的原穴，原穴是经络中元气出入的地方，针刺神门穴能够快速对心经补充元气。神门穴位于手臂内侧小指直上，腕横纹稍上的凹陷处。心梗急救时可以对神门穴进行长时间留针，方法是用0.5寸针向心脏方向平刺入神门穴内，然后用纱布覆盖针身并用胶布固定。

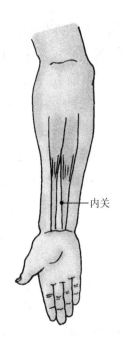

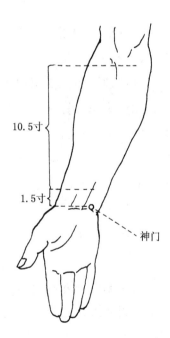

另外，还有带"冲"字的穴位，可以用"中冲""关冲""少冲""太冲"等穴。

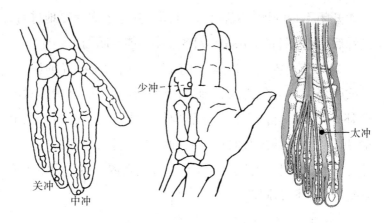

中冲穴位于中指尖，是急救的要穴之一，如果病人有神志不清或昏迷的情况，可以迅速地针刺中冲穴，速进速出，以自然地流出几滴黑血为最佳。记得以前有一次去给一个老画家看病，去之前了解到这个老画家一个月前刚刚发生了脑溢血，据说还比较严重。但到了他家一看，老画家竟然只有一点点手指不够灵活的情况，其他的像走路、吃饭、上下楼梯等活动都没问题。我那时在医院里天天接触中风的病人，像老画家这样的脑溢血病人，有很多治疗了半年都还不能下床独立行走呢，怎么老画家能恢复得这么快呢？

与老画家的夫人聊过后，我才知道原来是老夫人的功劳。在发病那天，老画家昏迷滑倒在地上后，老夫人先打了120急救电话，又马上用缝衣针扎了老画家的双手中指尖的中冲穴，扎完穴位出了几滴黑血后，老画家就慢慢清醒了，老夫人一直让老画家躺在地上没起来，这点很关键，后来又把其余的指头尖都刺出血来。等120到了，到医院急救时，老画家身体的一侧肢体就由最初的一点都不能动，开始慢慢地能活动了，老画家虽然脑出血量不少，但居然没过两周就基本恢复了。由此可见，及时施以针灸急救，针刺中冲穴放血，对中风病急性期的治疗效果也是非常好的。

关冲穴在无名指指甲根旁外侧，少冲穴在小指指甲根旁内侧，这两个穴位都可以浅刺出血，对于减轻心梗时胸闷憋气的症状，有很好的治疗效果。太冲穴在脚背大脚趾和二脚趾之间上1.5寸处，是中冲穴的备用穴，就是说如果病人心梗昏迷后扎中冲穴没用，就需要扎太冲穴，如果扎了太冲穴还不能醒过来，那么病人就非常危险了，抢救过来的可能性很小。

因脾阳不足下陷引发的急性病还有很多，多数都与血管痉挛梗塞或出血有关，如脑缺血发作、视网膜脱落出血、肺气肿、血气胸等。另外，急性湿疹也与脾阳不足有关。我在深圳时发现，许多急性湿疹的病人，按照常规的治法，比如清热解毒、凉血止痒、养阴利湿等，效果都不明显。如果配合西药外用止痒，强行压下瘙痒症状，病人的急性湿疹可能会转成慢性湿疹，变得更难医治。

按照现代医学的理论，只有自身免疫力恢复正常才能根治湿疹，而用激素类等西药控制症状有时反而是帮倒忙，因为这些西药阻止了自身寻求恢复的动力。后来我就按照脾阳不足的思路，用陈皮、苍术、葛根、茯苓，以燥湿健脾、利湿升清，又根据《黄帝内经》的"诸痛痒疮，皆属于心"的宗旨，用石菖蒲以开郁闭通心气，用栀子以清心火养心阴，用当归以养血祛风。我用这组处方治疗脉象弦濡的急性湿疹病人，效果非常突出，很多病人都能够在服完三剂药后症状减轻大半，而且治好后基本不复发，或者只有很小症状的反复。如果病人反复的症状很轻，一般我都不建议再服药，只需要配合清淡饮食调理一段时间即可完全恢复。

现代常见的风湿类疾病，也与脾阳不足有直接的关系。脾阳能够升清阳，《黄帝内经》说："**清阳实四肢，浊阴归六腑。**"就是说清阳能够充实四肢的血液循环。中医理论认为阳气能够推动血液的运行及生化，脾阳不足则四肢气血生化不足、循环不足，导致风寒湿邪侵袭入里，形成风湿病。

《伤寒论》中说："**太阴中风，四肢烦疼，脉阳微阴涩而长者，为欲愈。**"这段话对如何治疗风湿病有重要的启示意义。太阴中风，就是指因受寒或久居潮湿寒冷之处，导致体内脾阳不足，这时病人可能会出现关节活动不利、大便不成形、饮食不易消化等症状。如果经过治疗或充分休息，反而出现了四肢关节更加的疼痛，并有可能伴随心烦难受的情况，这时可能不是病情加重的表现，而是寒邪要被驱逐出去，脾阳要恢复的表现，因为"清阳实四肢"，脾阳恢复了就会有充足的清阳运行四肢，在驱逐寒邪外出的过程中可能会有疼痛加重的情况，但这是暂时的，寒邪驱逐出去后就能恢复正常了。

如何判断四肢关节疼痛加重反而是好的现象呢？这就要看脉象了。"脉阳微"是指寸脉柔弱。寸脉没有浮、弦、滑、紧的情况，这就表明了体内阳气已经没有受到外邪的侵犯了，阳气已无外邪缠扰，正在慢慢地复苏着。"阴涩而长"是指摸脉时，尺脉有轻微滞涩的感觉，但尺脉偏长，会超出把脉三指的范围，这个脉象是浊阴正在下行，浊阴通路已被打开的表现。从"阳微阴涩而长"的这个脉象变化，可以逆推出风湿类疾病的主要治疗原则应当是祛外邪、补脾阳、调六腑、清积滞，应当从里往外医，而不是用大量的舒筋活络、祛风除湿的药从外向内医。

在临床中可以观察到，用祛风湿的中药治疗风湿类疾病时，往往病人的风湿症状还没减轻，胃病就已经被引发出来了，最后可能把病人的风湿病搞得更为缠绵难愈。祛邪外出是中医治病的主要原则，也是能够根治疾病的唯一办法，但我们也要知道，从内向外医的方法，可能会有症状先加重后治愈的情况，这是需要先把道理给病人讲清楚以及需要获得病人的认同和坚持的。

我在瑞士时，有一次有位女士来看病，她患有严重的妇科病，盆腔炎、阴道炎反反复复地发作，用西药已经控制不住了，不得已来寻求针灸治疗。我摸脉时发现她的尺脉又弦又紧，于是就在她的腰骶部用放血拔罐法进行治疗，方法是在腰骶部的次髎、中膂穴处用三棱针点刺后，再拔上火罐，15分钟后火罐内拔出了一些瘀血，病人也没啥感觉，然后预约病人四天后再来。到了当天夜里10点多钟，我突然接到了助理的电话，原来是这个病人出现了腰骶部的剧烈疼痛，实在忍不住了就打电话问问是怎么回事。在瑞士如果没有非常紧急的情况，晚上过了9点钟是绝对不能往别人家里打电话的，可见病人确实疼得厉害。经过判断，后来只是在电话中对病人解释了这是治疗反应，病人就安心地在家自我进行克服了，在这点上，可见欧美国家的医患关系是非常好的，病人对医生是绝对信任的。四天后，这个病人来复诊，满面笑容地对我说，她的妇科症状几乎全部都消失了，后来我又多次给她调理了其他方面的身体问题，她也介绍了很多身边的朋友来找我治疗。

在《伤寒论》中，太阴病是需要往外驱邪治疗的，但不能用泻下的方法治疗，也不能用吐法治疗，只能用温中的方法，驱逐寒邪从四肢、皮肤外出。在适当的时候也可以用汗法，**"太阴病，脉浮者，可发汗，宜桂枝汤"**，就是说如果有脉浮的表现，就可以用桂枝汤来治疗。宜桂枝汤中的"宜"字，是适宜的意思，就是说在发汗类方剂中，只有桂枝汤是比较适宜的。我们知道，桂枝汤类方剂是以甘草为君药的，甘草的药力是居中的，桂枝汤是以腹中为本，向上向外温阳提气驱邪外出的，所以桂枝汤也适合治疗太阴病。

太阳病的主方是桂枝汤，阳明病的主方是承气汤，少阳病的主方是小柴胡汤，而在治疗太阴病时，张仲景并未独出心裁地另立处方，而是用桂枝汤的变方作为太阴病的主方。**"本太阳病，医反下之，因尔腹满时痛者，属太阴也，桂枝加芍药汤主之"**，是说病人在太阳病的阶段，如果医生没有正确使用汗法，而是错误地使用了下法，病人因此出现了腹部胀满，时时作痛的症状，这时病情就转变为太阴病了，可以用桂枝加芍药汤来治疗。这句话中的"尔"是如此的意思，因尔就是因为如此的意思。

《伤寒论》的太阴病篇只有三百多字，与全书近五万字相比，不足百分之一，但上述这段话却隐含了另一个治病的金钥匙。

我们知道，外邪在人之六经中是顺序传递的，由太阳到阳明，到少阳，到太阴，到少阴，到厥阴，接着可能再回到太阳。但可能很多人都没意识到这个传递的过程其实是隐形的，也没有意识到这个过程其实也是身体康复的过程。为什么这样说呢？因为如果是由太阳病经过四天后传到太阴引起了太阴病的出现，病人的太阴病证是非常轻微的，它的主病证还是太阳病证，只要太阳病好了，太阴病证就会不治而愈，所以张仲景才用桂枝汤来治疗太阴病。也就是说，太阳病在六经中转一圈，其实可能是一个身体自愈的过程。

比如说轻微感冒，常常是一周左右自然就会好，在这个过程中，感冒的鼻塞、流涕、怕风、头晕痛的症状是最主要的，其他可能伴随有轻度便秘的阳明证，有口干口苦的少阳证，有食欲不振的太阴证等，但都是比较轻微的，不会盖过太阳病的主证。轻微感冒的病人如果仅仅只通过休息和饮食调养，没用药就让身体自然恢复，对身体的长期健康是有非常大的促进作用的。我的女儿感冒时如果没有特殊必要，比如考试什么的，我一般都不给她服用中药，待她自己慢慢痊愈即可，这个时间一般都是一周左右，一般也只有前三天症状重些，后面四天的症状都很轻微。感冒的过程就是提高自身免疫力的过程，是非常难得的自我锻炼过程，通过自身克服让感冒病证自愈，从长远看是非常有利于身体健康的。

所以，在《伤寒论》中，如果是由太阳病顺经顺序传导所致的太阴病症状，张仲景没有强调一定要治疗，他强调的是对太阳病直传太阴所导致的病证，才必须进行治疗。

太阳直传太阴的跳经传病，与顺经传导太阴，最大的区别症状就是"痛"，直传太阴会有明显的腹痛。为什么会痛？这是由于寒邪没有经过阳明和少阳的热转化，直接入里了，寒邪入里会导致内脏平滑肌的收缩痉挛，出现疼痛症。这就给了我们一个提示，当内腑出现疼痛，并时时作痛，长期不能缓解时，很可能是由太阳受寒直传内腑导致，治疗时需要以祛寒外出为本，缓急止痛为标。这是一把治疗内腑痛类疾病的金钥匙，值得深入地学习和体会，而桂枝加芍药汤就是这个治则的代表性方剂。

【桂枝加芍药汤】

桂枝三两，去皮　芍药六两　甘草二两，炙
大枣十二枚，擘　生姜三两
（上五味，以水七升，煮取三升，去滓，温分三服。）

桂枝加芍药汤是在桂枝汤的基础上，仅仅只是把芍药的剂量加大了一倍而已，就构成了治疗太阴病的主方。这里体现了"立方用理"的古代中医学术特点，说明医者要想用药组方是需要先明白医理的。

现代的科学研究方法传入中国后，研究人员们热衷于用研究中药成分来解释中药方剂，但是研究了几十年也搞不清楚中药方剂到底为什么能治病。以研究物质的微观成分来解释物质的作用，其得出的结论绝大多数情况下都是不成立的，比如一把铁造的锄头和一把铜造的锄头，能够因为铁和铜的不同，就把它们当作是完全不同作用的东西吗？研究物质成分的科学经常会得出违背常理的结论，比如有时候说吃鸡蛋不好，有时候又说吃鸡蛋好，得出不同结论的原因就在于最初实验的设计方法不同。所以，目前社会上流传的吃什么东西可以抗癌，吃什么东西可以防癌，是完全不可信的。那是研究人员用非常极端片面的实验方法，将食材或药材的某一成分提取出来，加量浓缩后制造一个生物体不能生存的环境，然后把癌细胞放进去，当看到癌细胞也不能成活后，就得出这些食材或药材抗癌的结论。要知道，如果人体摄入这些号称抗癌的成分，当真正达到实验室能够杀死癌细胞的浓度时，那就跟服毒药没有区别，癌细胞还没开始杀呢，人就先死了。由此可见，用研究微观来推断宏观，对事物的整体却选择视而不见，妄图以点概面，是非常幼稚的生命科学，但现实中往往还有很多的精英人士沉迷于其中。

桂枝汤与桂枝加芍药汤，所选用的中药材完全相同，煎煮法也完全相同，只有芍药一味药的剂量不同，但两者的功效却完全不同，一个能治疗感冒发烧，一个能治疗腹痛呕吐。如果用现代科学实验的研究方法去研究它们的治疗原理，一定会搞得研究者怀疑人生，因为用现代的生理学、病理学或药理学的知识体系，都无法解释得清楚。

医科大学中，无论西医或中医学生，都要学三理一化，就是生理学、病理学、药理学和生物化学，这些课程还非常难学，医学生有"三理一化，必有一挂"的说法，可见它们是学习医科的一道大关。可是当我们过了几年后去看，这几门学科里很多知识都错了，需要纠正，又过了几年后再去看，刚纠正的知识也错了，还要纠正。结果等到最终，才发现这些片面的实验根本不能正确地指导临床，甚至临床上会因为运用这些难以经受长期考验的理论，而导致很多不良的医疗后遗症出现。连医学的根基理论都经不起长期考验，那么我们的临床医学又该如何是好？事实上，现代的欧美医学也已经走到了不知何往的地步，所以才会非常热衷于研究中医，但我怕他们也会步入中国这几十年研究中医的老路，因为老外们更缺乏对中医无形概念的真正认知和运用能力。

为什么桂枝汤这样的经方能够经过了几千年，不管人的体质和生活环境改变了多少，也不管这些药材已经换了多少产地，也不管导致我们感冒发烧的细菌、病毒变异了多少代，只要按照中医的方法用对了，都能很快地治愈疾病？那是因为，中医治病根本就不是靠药物中的某些成分，而是靠药物整体的性味，以及用病机的理论去指导临床中的中药组方运用，"谨守病机"是中医用药治病的根本原则。

《黄帝内经》中说：**"夫百病之生也，皆生于风寒暑湿燥火，以之化之变也。"**就是说六气之风寒暑湿燥火为所有疾病产生的主要原因，一部分是受到它们的直接影响而生病，另一部分是不能适应它们的变化而生病。风寒暑湿燥火是外界天地环境的六个变化要素，它们会直接或间接地影响到我们的身体。直接的影响大家比较容易体会到，从日常穿衣、洗浴、饮水、睡眠都能感受到四季变化的影响。而间接的影响则与食物、饮用水有关，有时一些食物看起来也健康也卫生，但是吃了之后就是会感觉身体不舒服，这就是因为这些食物是反季的，比如夏天吃热热的羊肉汤，冬天吃冰冻的西瓜。另外，有时气候的异常也会对常见的食物产生不良影响，人吃了以后也会导致疾病的出现。

受风寒暑湿燥火这些无形的天地因素影响而出现的身体不适应、发生疾病的内在变化机理，就是中医的病机。"机"这个字，古代写作機，木字旁右边的部分就是描写和刻画古代弓弩的那个扳机，所以古人所说的"机"就是指事物发生的枢纽，病机也就是发病和病情转变的枢纽。

《黄帝内经》中，黄帝问岐伯："桴鼓相应，犹拔刺雪污，工巧神圣，可得闻乎？"就是说治病的效果好像木槌敲在鼓上必然响应，像拔出手上的刺一样瞬间轻松，像在白雪上面泼墨一样纤毫毕露、立竿见影，这样高明的医术，有什么内在的道理呢？岐伯回答说："审察病机，无失气宜，此之谓也。"就是说，高明的医术就是在诊断中审查清楚病人的病机，在治疗中调达六气，使其相宜而已。

岐伯又说："谨守病机，各司其属，有者求之，无者求之，盛者责之，虚者责之，必先五胜，疏其血气，令其调达，而致和平。"就是说治病要严格控制在病机的范围内，不要到处攻伐、胡乱调理，只要使病机范围内的不良情况得以纠正和改善，就能够让病机范围外的生理功能恢复正常和有序。"求"是求取的意思，这里是指需要从自身内部出发，去找到解决问题的方法，"有者求之"和"无者求之"是说病机源于风寒暑湿燥火的，不管是有气候变异情况的，还是没有气候变异情况的，都要从六气自身中寻求治疗方法；"责"是问责的意思，"盛者责之"和"虚者责之"是说如果六气影响到了五脏，出现肝心脾肺肾的病变，导致五脏气血的过盛或过虚从而引发疾病的，则需要通过调理五脏来治疗。两者调理的方法，都需要运用五行相胜的原理，按照木克土、土克水、水克火、火克金、金克木的原理来确定治则，这就是"必先五胜"，通过五胜的天地动力来疏导病机范围内的气血，使其重新恢复正常功能，从而让整个身体恢复健康。

病机是古人治病的立意之本，《黄帝内经》总结出病机十九条，其中属于五脏的有七条：

诸风掉眩，皆属于肝。

诸寒收引，皆属于肾。

诸气膹郁，皆属于肺。

诸湿肿满，皆属于脾。

诸痛痒疮，皆属于心。

诸厥固泄，皆属于下。

诸痿喘呕，皆属于上。

属于风寒暑湿燥火的有十二条：

诸热瞀瘛，皆属于火。

诸禁鼓栗，如丧神守，皆属于火。

诸痉项强，皆属于湿。

诸逆冲上，皆属于火。

诸胀腹大，皆属于热。

诸燥狂越，皆属于火。

诸暴强直，皆属于风。

诸病有声，鼓之如鼓，皆属于热。

诸病胕肿，疼酸惊骇，皆属于火。

诸转反戾，水液浑浊，皆属于热。

诸病水液，澄彻清冷，皆属于寒。

诸呕吐酸，暴注下迫，皆属于热。

这十二条中，没有指明暑和燥的影响，而出现了"热"。热可能是暑、湿、燥、火的混合状态，也可能就单是暑或燥，说明暑邪和燥邪的传变比较复杂。

对于病机十九条的理解，往往是只可意会，不可言传的，难以通过别人的传授而真正学懂，只有自我领悟了才能提高自身的医术。因此医者对于病机的把握，是非常玄妙的，中医有"医者意也"之说，中医高手用药有羚羊挂角、无迹可求般的玄妙，常常难以告人而知。

桂枝加芍药汤体现了中医"治病必先病机"的理论，医者要先思考病机再按理法方药的方法去治疗病人。而现代中医的辨证论治法，是将一个疾病在总结出几个分型的基础上，再进行框架形式地僵化运用。例如病人来看病时，医生就把病人的症状进行归类分析，然后归属于某一个分型，再按照这个分型的协定处方来治病。这个过程看似简单明了，方便易用，但其实是西化的思维模式，因为其中缺少了中医治病的灵魂，缺少了对疾病发生发展原因的思考，缺少了对病机的参悟，是只见表象、不明本质的下医之法。所以，要想深入地学好中医，就需要不断地参悟病机十九条，**对于现代中医的辨证论治之法只可用于参考，千万不能被它所束缚。**

太阴病的腹痛，如果是隐隐作痛，或者是不太严重的阵痛，用桂枝加芍药汤治疗就可以了，但如果病人疼痛得比较厉害，就需要再增加药味来治疗。

"伤寒，阳脉涩，阴脉弦，法当腹中急痛，先与小建中汤。不差者，小柴胡汤主之。" 受寒以后，当医生摸脉时发现病人的脉象不浮，就要考虑有寒邪入里的可能。如果寸脉有滞涩的情况，说明寒邪入里了，这是寒邪在里作乱，身体的表阳受到里寒影响的表现；如果尺脉表现为弦紧，说明寒邪已经在导致腹内收引作痛了，这时就可以用小建中汤来治疗。

【小建中汤】

桂枝三两，去皮　　甘草二两，炙　　大枣十二枚，擘

芍药六两　　　　　生姜三两　　　　胶饴一升

（上六味，以水七升，煮取三升，去滓，内饴，更上微火消解，温服一升，日三服。）

小建中汤就是在桂枝加芍药汤的基础上，加了胶饴。胶饴就是软的饴糖，以像浓稠蜂蜜样为佳。胶饴是以粮食

发酵糖化而成，有很强的补虚和中作用，也能够缓急止痛。如果是硬的饴糖，就只是食品而没有药性作用了，因为胶饴的和中缓急作用，就源于其黏稠如胶的特性上，没有"胶"这个特性，就不是药了。这里再次体现了古人对待中药重性味，不重成分，药材如果损失了性味，即使药物的成分还在，也已经没有多大作用了。

如果用了小建中汤没有效果，就要考虑脉的弦象是柴胡汤证的表现，是腹中升降失和导致，这时可以改用小柴胡汤来治疗。

"大实痛者，桂枝加大黄汤主之"，如果病人腹痛时还伴有腹部摸起来有硬块的感觉，说明病人体内可能有肠道通降不顺的情况，也可能有宿便在肠内，这时就可以用桂枝加大黄汤治疗。

【桂枝加大黄汤】

桂枝三两，去皮　　大黄二两　　　芍药六两

生姜三两　　　　甘草二两，炙　大枣十二枚，擘

（上六味，以水七升，煮取三升，去滓，温服一升，日三服。）

桂枝加大黄汤就是在桂枝加芍药汤的基础上，加了大黄这一味药，通过大黄的降浊通便作用，去除肠道的积滞。

张仲景在治疗太阴病腹痛时，立法处方非常轻巧，药力很轻，是因为太阴本身是实的，它是由实向虚的，它产生的邪气是虚的，所以用药要轻。治疗阳明病时药力为什么可以偏重？就是因为阳明是由阳向阴，由阳明传向太阴，阳与阴相比，阳的本质是虚态，而阴的本质是实态，所以

阳明产生的邪气是实的，药力需要偏重些才行。《伤寒论》中对于太阴病的治疗，非常讲究药力的变化，医者是需要按照病人的脉象强弱去设定用药剂量的。比如，张仲景说："**太阴为病，脉弱，其人续自便利，设当行大黄芍药者，宜减之，以其人胃气弱，易动故也。**"就是说如果病人的脉象比较弱，医者用到大黄、芍药时，也就是用到桂枝加芍药汤的系列方时，需要适当地减轻药物剂量。因为脉弱则太阴之邪亦轻，而且脉弱则胃气也弱，如果药力过重反而会引发阳明病的变证，这就是"错机而动"，是把治疗范围错误地延展到了病机范围之外，与现代的过度医疗一样，反而会导致其他健康的身体部位出现新的疾病。不能控制疾病治疗的范围，是现代的中西医都容易犯的错误，当然很多时候也与病人的太过焦急心理以及相关医学知识匮乏有关。

太阴病长期未愈，容易形成体内湿气较重的身体状况，如果这时候再受到风寒侵袭的话，就可能会形成太阳和太阴同病的情况，出现以风湿证为主的脊柱、四肢或关节的疼痛型病证。

"**伤寒八九日，风湿相搏，身体疼烦，不能自转侧，不呕，不渴，脉浮虚而涩者，桂枝附子汤主之。**"伤寒八九日是以术数来指明阴阳关系，过了七日风寒就已经传遍六经，会有太阳与太阴同病的情况。八九日是阳经的阶段，这里寓意病人的太阳病要重于太阴病，治疗时应当以太阳病为主，以太阴病为辅。太阳之邪是风，太阴之邪是湿，风湿合病就可能出现周身骨节疼痛，甚至不能翻身的情况。当身体出现周身骨节疼痛的时候，往往以腰背疼痛的症状最为明显，如果病人去看医生，最容易被诊断为腰椎间盘突出、腰椎骨质增生等病。

以我的临床经历来说，毕业后在医院工作时，是一定要按照西医的格式写住院病历的，写病历是按照西医的体格检查先诊断出病人的病情属于西医的哪种疾病诊断，然后去找与西医病名接近的中医病名，这种模式下使得中医诊断只是附和于西医诊断，实际临床上几乎不可能以中医诊断来判定病人的疾病。如果一个受了风寒出现腰背疼痛及翻身困难的病人前来住院治疗，按照书写病历的要求，必须有西医的检查指标，脉象及舌象等中医诊断指标是不算数的，于是就必须要给病人做腰椎 CT 等检查，如果有椎间盘突出的影像，就诊断为腰椎间盘突出症，如果没有，就诊断为腰肌劳损或者腰椎退化，中医诊断就附和为腰腿痛。

其实，腰椎间盘突出和腰椎退化是个长期的过程，除了外伤引起的腰椎间盘急性破裂等症，治疗时需要治疗腰部，其他的腰痛都不应当以腰部治疗为主。按照住院病历的思维模式，即使在问诊中明确地记录了病人是受了风寒引起腰痛的，在临床治疗中也不会去考虑解表治疗，因为病历中的中西用药必须一致，西医要用消炎镇痛类药，中医就要用舒筋活络类药。如果中医用了祛风寒湿的药，诊断是必须写为风寒湿病的，而按照中西医诊断相符的原则，西医诊断也必须改写为风湿病，但这时西医检查的结果往往是没法支持风湿病的。所以，如果西医诊断不支持，中医诊断就会被否决掉。很多时候即使中医心中明白怎样治疗才是对的，但在现行的西管中制度下也没法用。

先把中医的手脚捆住，再让中医按照辨证论治的方式把疾病对号入座，进行死板化治疗，诊断疾病时也必须以理化指标这样的数理化客观数据为准，完全不允许中医以望闻问切等指征来断定疾病，这就是现代医院里中医所处的现状。这是一种相当屈辱和尴尬的现状，相信如果张仲景复生，一定会弃医而走。

我在当住院医师的时候，许多受了风寒出现腰背痛的病人，只能诊断为腰椎间盘突出，然后使用消炎镇痛的西药，中药用舒筋活络的药，针灸也只能扎腰背部的穴位。这些方法没有一个是正确的，消炎镇痛的药是凉性的，舒筋活络的中药活血时会加重因风寒闭阻经络引起的痉挛性疼痛，针灸针扎在已经痉挛的腰肌上会更加重肌肉的损伤。病人往往在夜里会疼到哭，因为到了深夜，天地的寒气会更加重病人的风寒湿气，导致腰背部疼痛的症状进一步加重，我们做医生的即使觉得情况实在不行也只能给病人几颗止痛药吃。

但更加讽刺的是，因为中医科要强调中医诊治率，不能用西药的止痛药，用了科室要被扣分扣钱的，所以如果病人晚上实在疼得要命，多次叫醒值班医生的话，医生就只能自己掏钱买止痛药给病人服用，但这个用止痛药的记录是不能记录在病人的病历上的。其实，按照传统中医的思维，这些病人的情况是非常容易治疗的。如果病人不呕吐，说明没有脾胃升降失和的情况；如果不口渴，说明没有寒邪入里化热的情况。两者都没有的话，用药就会非常简单。这时病人的脉象往往是浮虚而涩，按照前面的论述，我们知道，浮是太阳病的表现，虚而涩是太阴病的表现，这个脉象明确地指明了太阳和太阴同病。太阳病和太阴病的用药都要轻而温，这里张仲景用了桂枝汤的另一个变方——桂枝附子汤来治疗。

【桂枝附子汤】

桂枝四两，去皮　　附子三枚，炮，去皮，破　　生姜三两

大枣十二枚，擘　　甘草二两，炙

（上五味，以水六升，煮取二升，去滓，分温三服。）

桂枝附子汤就是把桂枝汤中的芍药去掉，换成了附子。芍药用于体内的缓急止痛，当疼痛位于外部周身时，芍药就不适合了，而用附子就比较适合，因为附子的温阳祛寒作用很强，能够行遍全身。桂枝附子汤是一个从甘草温中为始，再大枣祛寒热之邪，再生姜温阳发汗，再桂枝温经通络，再附子温阳以行遍周身的，从内到外的祛寒方，其中甘草为君药，附子为臣药，桂枝、大枣、生姜为佐药。

"若其人大便硬，小便自利者，去桂加白术汤主之。"如果病人还有大便硬和小便多的情况，要考虑病人体内的水湿情况可能比较重。中医有种治法叫作"利小便以实大便"，就是说如果一个人湿气重，大便经常溏泄不成形，而小便却少，就可以用利小便的方法来治疗，病人小便多了，湿气排出去后，大便就成形了。一般情况下，体内湿气重稍偏热体的人会大便稀而小便少，而稍偏寒体的人却会反过来，小便多而大便硬。去桂加白术汤里的大便硬、小便

自利就是属于体内湿气重且稍偏寒性的情况。

【去桂加白术汤】

附子三枚，炮，去皮，破　　白术四两　　生姜三两

甘草二两，炙　　　　　　　大枣十二枚，擘

（上五味，以水六升，煮取二升，去滓，分温三服。）

去桂加白术汤是在桂枝附子汤的基础上加了白术，去掉了桂枝，去桂枝是因为病人的大便硬，怕药力过热。但张仲景也强调，不一定要去桂枝，要根据服药情况来看需不需要再加上桂枝。张仲景说："**初一服，其人身如痹，半日许复服之，三服都尽，其人如冒状，勿怪，此以附子、术，并走皮内，逐水气未得除，故使之耳，法当加桂四两。**"就是说如果周身骨节疼痛的病人，服一次去桂加白术汤后反而出现身体麻痹的情况，一天三次药服完后，可能会出现身体僵硬活动欠灵活的情况，这是附子和白术的药力不够驱逐体表水气的缘故，这时需要再在药方中重新加入桂枝以温阳逐水。

去桂加白术汤的用法体现了古代中医"宁缺毋滥"的原则，即使可能有药力不全的情况，也要先顾及药物可能产生的不良反应。这点值得现代的一些喜欢开大处方的中医师反思，开大处方的初衷是想面面俱到，医生想着这个药缺不了，那个药也缺不了，但大处方往往杂乱无章，药力相互牵制，反而没有多大的作用。古代的许多名医开的药方都很小，常常都在十味药之内。按理说现在的中医师也应该明白药味越多药性越杂乱，药方的药效也会减弱。

但现实中，中医师要开大处方也往往是没办法之举，因为如果现在中医师的处方药味药量太少的话，收的钱还不够给药师发工资呢，我自己就有感受，因为我的药方是药味又少药力又轻，常常就很不受许多中医诊所和中药房的待见。

太阳和太阴同病，也可能发作于四肢关节，以肩关节、肘关节、膝关节为主。"表"和"里"是中医描述身体部位相互关系的方式，五脏六腑为里，则体表四肢为表；五脏为里中之里，则六腑为里中之表；体表四肢为表中之表，则四肢关节为表中之里。对于受寒导致的关节疼痛等症，张仲景的治疗方法是解表中蕴含利水，以温阳来解表，以燥湿来逐水。中医认为太阳主表，太阳属寒水，所以太阳之里——关节，也属寒水，祛关节之寒就要用到逐水法。张仲景说："**风湿相搏，骨节疼烦，掣痛不得屈伸，近之则痛剧，汗出，短气，小便不利，恶风不欲去衣，或身微肿者，甘草附子汤主之。**"这里面说到的掣痛是拘挛性的牵拉痛，近之则痛剧是指不能揉按，这两个症状提示了关节里有寒湿内闭的情况。有汗出说明了除关节之外的体表可能已经没有了表证。短气和小便不利与脉象中浮虚而涩的意义是相同的，都表示太阳与太阴同病。恶风不欲去衣是指关节疼痛处比较怕风怕冷，身微肿是体表水湿停滞的表现，这两者都源于体表的阳气不足。这些症状很像现代的肩周炎、类风湿关节炎等病，如果病人明确是受风寒引起，可以用甘草附子汤治疗。

【甘草附子汤】

甘草二两，炙　　附子二枚，炮，去皮，破

白术二两　　　　桂枝四两，去皮

（上四味，以水六升，煮取三升，去滓，温服一升，日三服。）

　　甘草附子汤是在桂枝附子汤和去桂加白术汤合方的基础上，去掉了生姜和大枣，也就是去掉了温里和中的成分，使得整个药方的药力更能集中于体表关节处。生姜和大枣虽然也有温阳祛寒的作用，但它们的药力发源点和作用点主要是在体内，如果还用它们的话，可能会拖整个处方解表逐水作用的后腿。这里也体现了《伤寒论》中，古人处方精准扼要的特点。古人用药是能不用则不用，以免影响疗效，而现代人用药却是能用则用，搞得现在是大处方盛行。一些中医师冥思苦想地将药方越写越多，生怕有哪味药没用上药方就缺了效果，生怕考虑不周就治病不周全，甚至有的中医师开的药方里有四五十味药，这哪里是治病，我看只是用填鸭喂食、乱棍打狗的方法，妄图增大概率，希望蒙中一二罢了。

　　服用甘草附子汤还有一些注意事项，张仲景说："**初服得微汗则解，能食。汗止复烦者，将服五合。恐一升多者，宜服六七合为始。**"这是说服药后如果出现微微出汗的情况，就是太阳之邪解除的表现，之后病人也就能够吃得下东西了，能吃是太阴之邪也解除的表现。有时病人汗出后又出现关节烦疼的情况，这是因为药力过重了，应该只服用五合的剂量。如果一开始就怕病人体质较弱不耐药力的话，可以从六七合的剂量开始服用。从这段话我们可以知道，古人煮药的剂量是不能轻易改变的，如果怕药力过重，是宁可让病人少服用些药量，也不以减少药材分量的方式来减少药力，这也说明了古方是非常重视术数的。

太阴病总的治则是实脾，就是用温脾、燥脾的方法去补脾，张仲景用了桂枝汤的变方就达到了实脾的作用，这也提示我们，平时在生活中多喝点热的稀粥或米汤，就能够补脾，当然冷的粥就没有这个作用了。

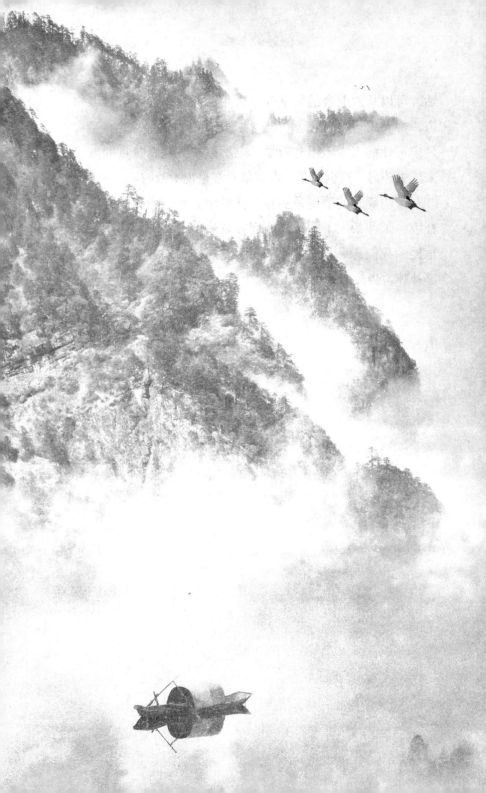

当前大多数人对中西医的认知都是"西医能治急病、重病，中医只能治慢性病"。因此，现代人一旦得了急病，就往医院跑，地区医院治不好就往大医院跑，小城市的医院治不好就往大城市的医院跑，最后搞得一些权威医院人满为患，看病比春运还拥挤。

其实中医的内科重症急救在理论上已经达到了相当高的程度，欠缺的只是配合现代技术的运用。我认为，中医现代化最能见到成效的创新方向，就是用现代科学技术武装中医的内科急救方法。如果能够打开西医的技术封锁和垄断，让中医理论也能进入到急救药物的研发和设备创新中，形成一整套以中医急救理论为核心的现代化内科急救室，一定会将现代临床医学的技术水平提升到一个新的阶段。

所以，从人类的长远健康着想，中西医即使理论上有着巨大的差异，也是不能对立的，现实中存在的西医范围内排斥中医，以及中医范围内排斥西医，都是故步自封的表现，是不利于医学进步的。

清末民初有个名医叫张锡纯，年少时就已经医术高明，他三十多岁后，又开始学习西医理论，他认为中医不该故步自封，应该用西医之长补中医之不足。他后来写了本书叫作《医学衷中参西录》，书名的意思就是在坚持中医理论的基础上借用西医之长并将其运用于临床中的记录和体会。张锡纯常常将中药与西药合用，但他运用西药时，并不采用西医的理论，而是用中医的理论去理解西药，并按照中医的理法方药去运用。

张锡纯曾说："石膏之性，又最宜与西药阿司匹林并用。盖石膏清热之力虽大，而发表之力稍轻。阿司匹林味酸性凉，最善达表，使内郁之热由表解散，与石膏相助为理，实有相得益彰之妙也。"他是将西药阿司匹林的性味参悟出来，按中药来运用。张锡纯将许多的西药都参悟透彻，并以中医之法将其用得出神入化，他用衷中参西法在当时治好了很多中西医都束手无策的重症病人。张锡纯给了我们一个提示，中医师必须立足于自身的中医理论去治病，丢掉中医理论以迎合西医理论的方法是错误的，没有了中医理论的根基，中医就是个低层次的西医，是难以承担起人民卫生的健康事业的。

中华人民共和国成立后，为广大老百姓做出重大医疗贡献的，是当时很多的赤脚医生，其中多数的赤脚医生都是中医出身。1950年全国医疗卫生人员普查时，大约有55万的中西医人员，其中只有5万左右的西医，其余都是中医。在当时，多数的中医赤脚医生经过短暂的西药培训后，都能在临床中将中西药进行合用。中学西和西学中是中华人民共和国成立后很长一段时间里的医疗改进模式，那时在农村如果有西学中和中学西两类的赤脚医生，两者对比起来，中学西医生在治疗疾病的范围和处理复杂疾病的能力上，往往要大于西学中的医生。

中西药都是药，只要明白医理就能用好它们，但是目前的情况却是，中医不准用西药，反而允许西医用中药，一些西医师明明都不懂中医理论，却最喜欢滥用中成药，等到滥用中成药出现了不良反应，又把问题推到中医头上，认为中医没用，不准自己的病人去看中医。其实，现在的纯中医基本都是开汤药的，或者是针对病人的具体情况配制个人专用的丸散膏丹，很少会用到中成药，市面上的中成药多数都是西医在开给病人吃。

回顾西医刚刚进入中国时，还与中医展开交流碰撞，甚至互相学习融通。至1912年民国始立，中西医的地位就开始出现了不平衡，西医逐步进入官方的医疗行政管理系统，并逐步对中医进行限制。民国时在一些西医师的主导下多次颁布了废除中医的条例后，引发了当时中医界的大规模抵制和抗议，最终民国政府才不情愿地于1931年3月17日原则性地允许成立"国医馆"，但要求"以科学方式整理中国医药"。整理工作分作三期，第一期是按西医的经验制定"学术标准大纲"，第二期是以西医病名为依据统一中医疾病名词，第三期则以前两期的工作成果为基础撰写全国中医药教材，并订正旧有的中医药书籍。在国医馆的运作期间，中医界的大多数同仁其实是不认同的，但国医馆得到了民国政府的扶持，自此之后中医界就产生了分裂：一部分依靠西医，按科学方式改造中医，成为政府认可的执照中医；另一部分则坚持中医的传统，成为不被卫生机构认可的民间中医。

中华人民共和国成立后，虽然开始大力地扶持中医事业，但当时的卫生部部长都是西医，甚至还有反中医的人士，以至于扶持的中医基本都以科学化的中医为主，民间中医的价值很难得到重视。科学化中医的治疗效果在实践中其实是越来越差的，以至于到现在，医院里的中医基本不会用中医方式急救病人了，只能治慢性病、轻症病，而民间中医里却往往还有能够起死回生的急救高手。

《伤寒论》的少阴病篇，是中医的急救之篇，如当代善用中医传统理论治病的中医急救高手李可老中医，所用的急救方子基本都出自少阴病篇中。

少阴病为什么是人体在发病时最危险的阶段？

我们已经知道，少阴处在实的太阴和虚的厥阴之间，为半实半虚的状态，它是由实向虚的中转站。少阴最重要的功能就是从实的阴中转化出虚的阳，也就是从水中化出气来，如果少阴的功能出现了障碍，人体的阳气就可能会断了来源。中医认为阳气是生命之根，《黄帝内经》中说：**"阳气者，若天与日，失其所则折寿而不彰。"**意思是人身中的阳气就像万物生长所需要的阳光一样，如果缺乏阳光，万物都会萎缩早逝。身体中的五脏六腑，都需要阳气的温煦才能保持正常的生理功能。

在生活中，许多人都喜欢养花或养绿色植物。我们可以观察到，这些植物最危险并可能会死的时候，往往都是在缺水了几天或水浇多了几天的时候。水是植物生长的必备要素不假，但把许多陆生的植物泡在水里，这些植物一样会死，因为植物的根部从水中提取的氧气才是植物的生命之源，如果植物的根部被水浸泡，根茎中缺乏氧气的通路，不能代谢水分，就会烂根，最终导致植物的死亡。

植物缺水或水浇多了，就会表现出"蔫"的样子，蔫是植物枯萎的最初表现。同样，如果人得了少阴病，也会表现出"蔫"的样子，《伤寒论》说："**少阴之为病，脉微细，但欲寐也。**"寐是睡觉的意思，这里是形容当人得了少阴病后，脉象会变得微弱而细，整个人会无精打采，精神萎靡，病倒在床上时，常常疲乏地闭着眼，好像睡着了，但病人其实连能够让自己真正睡着或放松下来以修复自身的力量都没有了。

在临床中，病人常常会被家人和医生时时打扰，"蔫"象会被其他症状所掩盖。比如病人可能会烦躁，或者因为怕冷默默地捂被而卧，或者频繁呕吐，或者时时腹泻，或者不时地发热等。这时怎么判断病人有"蔫"象呢？这里就要提到中医望诊里非常重要的一个方法——望神。"神"是人体生命活动的综合外在表现，一个人有神的话，就会目光明亮，表情丰富自然，呼吸平稳，体态自如；如果失神的话，就是"蔫"了，表现为精神萎靡，面色晦暗，表情呆板淡漠，目光呆滞，反应迟钝，这些表现也可以作为少阴病的诊断依据。

植物如果缺水有了"蔫"状，需要及时地补水，只要缺水的时间不是太长，还可以挽救。方法是尽量躲避阳光直晒，并多次少量地浇水，最好在叶面上不时地微微洒水。但千万不要浇水过多，或频频浇水，因为植物在缺水的这段时间里，可能已经有一些根部组织坏死了，补水过多过快反而会淹死其他存活的植物根部组织。同样，一个人的少阴病如果比较轻，也会比较容易康复，甚至能够自愈。

张仲景说："**少阴病，欲吐不吐，心烦，但欲寐，五六**

日自利而渴者，属少阴也，虚故引水自救。"就是说在少阴病的阶段，因为病人体内的阳气不足，不能消化饮食，所以会有想吐的感觉，但又没有气力，吐不出来，积食嘈杂胃内，引起心烦，虽疲乏想睡却难以真正入睡。等过了五六天的时间后，如果病人出现了腹泻和口渴的情况，这可能就是上述的少阴病开始自愈的表现。

人之少阴的转阴化阳功能有所恢复后，阳气复苏，积食就能通过自身的肠胃泻下作用排出体外。口渴是体内水液代谢恢复的表现，这是由于人之少阴在进行着炼液化气的自救，如果这时给病人补水，需要少饮、慢饮，以及分多次来饮温水。

如何判断少阴病出现的腹泻症状不是疾病加重，而是自愈的表现呢？张仲景说："少阴病，脉紧，至七八日，自下利，脉暴微，手足反温，脉紧反去者，为欲解也。虽烦下利，必自愈。"这里面提示说少阴病要想自愈，必须有能够自愈的身体条件，从脉象表现来看，虽然少阴病的主脉象是微细，但如果加上发紧的情况，就说明体内有余力在与病邪做斗争，这股力量很难得，如果给病人用药治疗的话，绝对不要用到过于寒性的药物，以免损伤它。当过了一周左右，病人出现轻微地腹泻，再摸脉时，发现病人脉紧的情况已经消失了，脉象反而变得微弱细小，但病人的手脚却比之前还要温暖，这就是浊阴去及清阳生的表现，虽然这时病人可能有轻微烦躁和继续腹泻的情况，但最好不要用药，只需要做好饮食和睡眠调理即可，病人一定会自愈的。

植物如果是因浇水过多所引起的枯萎将死,救治起来则相对会困难许多。同样,如果少阴病的病人,出现了体内水液代谢停滞的情况,是非常危险的,这种情况下自愈的可能性很低,需要及时救助,以求挽回生命。张仲景说:**"若小便色白者,少阴病形悉具。小便白者,以下焦虚有寒,不能制水,故令色白也。"**张仲景是用观察小便颜色的方法,去判断少阴病人体内水液的代谢情况。如果少阴病病人的小便出现浑浊,或清中泛白,或清长而泄的情况,都是少阴的炼液化气功能出现障碍或下焦虚寒不能炼化水液的表现。在临床中,如果少阴病人出现小便失禁,情况还不算太危急,但如果继续出现大便失禁的情况,则病人的病情就十分危急了,这表示体内的阳气可能已经虚脱了。

养盆栽植物时如果发现浇水过多,植物可能烂根了,抢救的方法是及时地把盆栽植物搬到通风和太阳光充足的地方,并尽可能去控干泥土里的水分,比如可以扩大盆底的排水口,也可以放吸水纸在盆底吸水以降低土壤湿度,或者直接松开泥土让植物根部换气除湿。这些抢救水淹植物的方式方法,替换过来就是古人抢救少阴病的思路与方法。

"少阴病,始得之,反发热,脉沉者,麻黄细辛附子汤主之。"如果病人有少阴病的表现,就要尽早地治疗,越早治就越容易治。重病的病人刚刚出现少阴病的症状表现,比如小便浑浊、精神萎靡、嗜睡神昏时,如果还出现了发热的情况,但一摸脉却发现脉象并不浮,反而是沉脉,这是用麻黄细辛附子汤的绝佳时期,是一个抢救少阴病重症成功率最高的机会。

【麻黄细辛附子汤】

麻黄二两，去节　细辛二两　附子一枚，炮，去皮，破八片

（上三味，以水一斗，先煮麻黄，减二升，去上沫，内诸药，煮取三升，去滓，温服一升，日三服。）

麻黄细辛附子汤的立意就如同抢救水淹植物的方法，其中附子温阳就好像是给植物晒太阳，麻黄的开闭、通孔窍、利水作用就好像给植物的根部通风除水，细辛的辛温除拘挛作用就好像给植物松土去湿。

麻黄细辛附子汤对少阴病发热的急救效果非常好，但在现在的临床中几乎无法运用，这是为何呢？

首先，现代医学认为，一个重病的病人如果出现发热的情况，那一定是体内有炎症，比如肺部感染等，肯定要用到抗生素。按照中医对抗生素的性味认知，抗生素是寒凉性质的，是不适合给少阴病人使用的。但西医却认为发热就代表身体是热性的，必要时还应该物理降温，按西医的认知，是不可能让中医用到附子、麻黄、细辛这些大热性质的中药的。

其次，《中国药典》对细辛的管制太严，"细辛不过钱"，细辛一般不准用到3克以上的药量。其实在《神农本草经》里，细辛被定为上品药，能够治疗"百节拘挛，风湿痹痛，死肌"，而且古人还认为细辛"久服明目，利九窍，轻身长年"。现在的许多中医师都证实，临床中用大量的细辛根本就没事。那《中国药典》为什么会有限制呢？

原因是如果把细辛磨成粉直接吞服的话，服用超过 3 克的剂量时就有可能产生毒性反应。其实如果细辛不直接吞服而是用汤剂煮法的话，根本就没有毒性。现代药典因为细辛生吞过了 3 克的剂量会有毒性反应的可能，在汤剂中的用量就禁止超过 3 克，这真是一个因噎废食的做法，就如同大家生吃四季豆一根就会中毒，所以在大家买四季豆回去煮时，也限制只能买一根以下的分量一样，是不分事理的行为。麻黄细辛附子汤中如果限制细辛只能用 3 克以下，那整个处方还有什么药效，哪里还能抢救重症病人？

再次，现代的西医把持着医疗界，西医用于抢救的药品不少都是有毒的，如果西医抢救病人不成功，也不会怪罪于所用的药品有毒。而中医如果用麻黄细辛附子汤抢救病人没成功，就会把用药的中医师定为医疗事故责任人，追责的法律依据就是麻黄、附子、细辛生用都有毒。所以现代的中医师，即使明白怎样把人救过来，也不敢去救，因为救人就有很大的可能要蹲监狱。

在这里，我真的很佩服李可老中医，他能够冒着承担法律责任的危险，用附子等毒性中药，成功地挽救了许多濒危病人的生命。虽然偶尔也会有不成功的，可那些病人家属也表示能够理解。如果限制中医急救的法律氛围没有改变，我想再也不会出现像李可这样的中医急救大师了。

还记得在读大学的时候，有次上医学伦理课，这是一门培养医德的课程，在课堂上，老师就举了少阴病的一个极端例子，他说了一个中西医的治疗分歧，让我们去思考。少阴病在重症很危险的阶段，可能出现阳气失根，浮阳上越发热的情况，就是少阴的转阴化阳功能完全停滞了，体内生发阳气的根源已经没有了，体内其余残存的阳气就会暴走上浮，并与外邪做着剧烈的斗争，这时病人会出现发高烧，甚至有体温高过40℃的情况。如果去摸脉，会发现虽然病人面红耳赤，额头烫得灼手，但脉象却是空洞而无根的，手脚也是冰冷的。按照中医的治法，只能用大剂量的参附汤，就是人参与附子，希望通过峻补元气和温阳，能够回阳救逆，获得一线生机，但按照西医的治疗常规，高烧的病人是需要用冰块物理降温的。

　　那么，问题就来了，如果用中医的方法把人救回来了，在医疗记录上还要遮遮掩掩，生怕病人家属知道，因为病人家属有可能会认为发高烧还用热药是误治。如果病人没救回来，立刻就可能被追责为医疗事故，追责的原因就是病人发高烧时还用了热药。如果用冰块给病人物理降温，按照病人虚阳浮越就快脱阳而亡的现状，一旦冰块敷上身体，病人肯定活不过一个时辰。但如果不用冰块物理降温，假如这个病人死亡之后做死亡病历分析时，病人出现高烧却没有进行物理降温的行为，就有可能会被定性为医疗疏忽致人死亡的重大医疗过失。

　　如果你是这个病人的主治医师，不用中医治疗肯定是一个无奈却明智的选择，但面对良心的拷问，你究竟是用上冰块合法地送病人一程，还是不用冰块，承担可能赔钱并失去行医资格的风险呢？老师说完这段话后，当时课室里是一片寂静，久久无人言语。

　　在影视剧或小说里，经常可以看到白发苍苍的老中医给卧病在床的人把脉，离开时老中医也不开任何一味药，只是对病人家属说，准备后事吧，病人家属听到后是一片恸哭声，过了不多久，病人果然就离世了。中医诊脉在现实中也有那么神吗？

北京有个活了90岁的老中医，名叫萧龙友。他22岁时就在成都街头救治霍乱，使许多的霍乱病人转危为安，人称"万家生佛"；27岁时赴京赶考后从仕，后升至知府，辛亥革命后任财政机构机要秘书、国务机构参事等职。萧龙友曾为袁世凯、孙中山、梁启超、蒋介石、段祺瑞、吴佩孚等名流诊治。袁世凯病危时，萧龙友摸脉后让他服中药并静养才有一线生机，但袁世凯的二儿子却坚信西医不肯让父亲服中药，最后不到一个月袁世凯就病故了。孙中山病倒后请了许多医生来诊病，都搞不清楚是何病，萧龙友摸脉后认为已病入膏肓，非汤药所能奏效，最后未开处方，并告知宋庆龄病根在肝。孙中山病故后经病理解剖证实为肝癌，说明萧龙友诊断无误，一时社会各界为之轰动。梁启超患病便血，赴协和医院检查后被认定为肾上有病，必须切除，梁启超在手术前请萧龙友诊病，萧龙友诊脉后说肾脏无病，只需长期服中药即可痊愈，但梁启超坚信西医，最终死在手术刀下，后经病理解剖，梁启超的双肾完全健康。从萧龙友的事例中可以看到，中医脉诊对疾病的诊断是有很大的意义并能起到重要的作用的。

但中医单凭脉诊就能断人生死吗？

事实上，仅凭脉象是很难判定一个人的生死存亡的，必须综合考虑才行。张仲景说：**"病人脉阴阳俱紧，反汗出**

者，亡阳也，此属少阴。"就是说如果脉象的寸关尺三部，
或者浮中沉三部，都表现出细而发紧的征象时，按道理正
常人应当表现出皮肤紧绷干燥不出汗的现象，但病人却表
现为冷汗自流，且汗液摸上去像凉水一样，这种情况就是
亡阳，病人之所以亡阳是在少阴已完全失去转阴化阳的能
力后才导致的。亡阳是病人死亡前常见的征兆，除了在病
危时有冷汗渗出外，还有戴阳证、四肢逆冷、大小便失禁、
躁烦暴食等表现。戴阳证是指明明病人的病情已十分危重，
但病人的面颊却如同抹了红妆一样的红而浮厚，好像遇到
了喜事一样。躁烦暴食是指病人明明还在病危乏力卧床不
起的时期，但却突然地精神起来，能下地行走，并胃口大
开地吃东西。

　　这些症状的出现，都是因体内的阳气与元根断绝，阳
气暴走于上所致。如果有这些异常的症状表现，再加上脉
象的情况与之不相符，比如脉紧却汗出，脉细微沉却烦躁
难卧，这些都是少阴病人病情极危的征象，已然难治或不
治。按照中医理论，阳气是生命之源，阳气是从少阴的阴
阳自转中来，人的生命是根于少阴的，如果病人有少阴病
的症状，如精神萎靡不振、嗜睡、小便浑浊或失禁等，又
出现了上述皮肤渗冷汗等脉证不相符的极危情况，就基本
能够推断病人将不久于人世。

　　《伤寒论》中说："少阴病，恶寒身蜷而利，手足逆冷
者，不治。"又说"少阴病，恶寒而蜷，时自烦，欲去衣被
者，可治。"对比这两句条文来看，就是说少阴病人如果有
怕冷、身体蜷起来的情形，是否可以救活，就要看体内的

阳气情况。亡阳的话就治不了，亡阳的病人会伴有腹泻不止、手足逆冷的情况；阳气尚存的话还有得救，阳气尚存的病人会有时时自烦，或因被子盖得多及衣服穿得多而嫌热的情况。从这两句条文中，我们也可以知道，抢救少阴病的中医治则一定是以保全阳气为主的，在《伤寒论》的少阴病篇中也体现了这一点，仔细分析张仲景对少阴病的用药，其实只有两个方案：一个是通过温阳法来补充阳气，希望阳气之根不断；另一个就是及时治疗那些可能消耗阳气的病证，以制止阳气的进一步损耗。

同样，《伤寒论》少阴病篇中还有两句对比性的条文，**"少阴病，吐利，躁烦，四逆者，死"**，与**"少阴病，吐利，手足不逆冷，反发热者，不死"**，也是在说病人阳气尚存就还有得救。当少阴病人出现呕吐腹泻、烦躁难卧时，可以摸一摸病人的手脚，如果手脚不冷且身体还有发热就说明病人的生机尚存；如果即使在被子里捂了很久后病人的手脚还是冰冷或有冷汗渗出的话，则是病人病情极危的表现。

一般来说，当少阴病人只有皮肤渗出冷汗的单一症状时，还可能只是病重但还没有达到极危的情形，但如果病人又出现大小便失禁，神昏烦躁，难以安静入睡的症状，则病人就非常危险了。张仲景说："**少阴病，脉微细沉，但欲卧，汗出不烦，自欲吐，至五六日，自利，复烦躁，不得卧寐者，死。**"就是说少阴病人嗜睡在床，皮肤一直在出着冷汗，相对安静地过了五六天后，如果病人突然出现腹泻烦躁的情况，就是濒危将死的表现。张仲景还说："**少阴**

病，六七日，息高者，死。"就是说少阴病人过了六七天，如果突然出现吸气少呼气多的情况，也是即将不治而亡的表现。这几段话提示我们，少阴病也有两个阶段，前六天是一个病证相对比较轻的循环期，后六天则是病证相对比较重的循环期，将病人生命抢救回来的机会，多数都在少阴病发病后的前六天时间里，医者需要当机立断，迅速地在少阴病的初期就对病人进行救治。

麻黄细辛附子汤一般是用在少阴病最初期的时候。"**少阴病，始得之，反发热**"，这是病人有阳气欲脱之象并与外邪暴争的情况，如果以麻黄细辛附子汤温阳后，病人的病情稳定下来，脉象由沉细脉变得更为有力而浮，就可以用第二步的方子，以求完全性地治愈少阴病，这个方子就是麻黄附子甘草汤。

"**少阴病，得之二三日，麻黄附子甘草汤，微发汗。以二三日无里证，故微发汗也。**"少阴病的根源是太阳病，所以要想让病人完全病愈康复，还需要解决太阳病才行，如果有机会能够以麻黄附子甘草汤来一下子解决少阴病和太阳病，是最理想的治病过程。用麻黄附子甘草汤的要求是无里证，就是说不能有腹泻、呕吐、烦躁、手足逆冷等症状，其次脉象上也不能有微细、沉数等表现。"**少阴病，脉细沉数，病为在里，不可发汗**"，"**少阴病，脉微，不可发汗，亡阳故也**"，这两句条文是用麻黄附子甘草汤的紧箍咒，如果少阴病人的脉象不达标是绝对不能用发汗法治疗的。

【麻黄附子甘草汤】

麻黄二两，去节　甘草二两，炙　附子一枚，炮，去皮，破八片

（上三味，以水七升，先煮麻黄一两沸，去上沫，内诸药，煮取三升，去滓，温服一升，日三服。）

　　麻黄附子甘草汤是将麻黄细辛附子汤中的细辛去掉，换成了甘草。我之前讲解麻黄细辛附子汤时，将它寓意为抢救水淹植物的办法，其实麻黄附子甘草汤也是有这个寓意的。植物被水淹后，根部的吸水供氧能力减弱，为了保证整株植物的存活，需要对植物的部分枝叶进行适当地剪除，这是抢救水淹植物时的一个常用方法。但对我们人体来说，减少某些身体部分当然是不可能的，那就只有增强自身能力了，甘草在这个方子中，就是起到了补中气的重要作用。

　　在《伤寒论》中，凡是用于发汗的方子，甘草都是其中不可或缺的一味药。甘草本身没有发汗的作用，在桂枝汤中有发汗作用的药物，按照发汗作用力量的大小，由弱到强的药是大枣、桂枝、生姜，桂枝汤如果只剩下芍药和甘草两味药，就没有发汗作用了。麻黄附子甘草汤之所以要加上甘草来产生发汗作用，而不是加生姜或桂枝，是因为在少阴病的医治原理中，单纯发汗不是治疗的目的，而使阳气与元根接续，使阳气恢复并壮大起来，才是治疗的根本目的。

　　推而广之，《伤寒论》中的发汗方，其目的或多或少都有扶阳之意，扶助阳气壮大以祛除寒邪。服用发汗方后，

病人汗出的表现其实只是古人评估药效的依据，中医治病不是为了发汗而发汗的。西药中也有许多的发汗药，一般都用于发热病人的解热退烧。西药的发汗作用要远远大于中药，但服用西药发汗后的不良反应极大，甚至会导致病人死亡，因为西药的发汗药中都没有补虚的成分及作用，这就说明了单纯发汗并不是治疗发热疾病的最佳办法。同理，当受了风寒引发感冒发烧时，许多人采用蒸桑拿、做汗蒸的方式强迫身体发汗，力图以出汗来祛寒退烧，其实这些都不是正确的方法，甚至有可能产生严重的后果，比如心脏骤停、脑血管破裂等，因为这些做法都只有发汗作用而无补益气血之功。

麻黄细辛附子汤和麻黄附子甘草汤都能助少阴之阳，但从助阳的力度大小来说，麻黄细辛附子汤是救阳的，力度稍强；而麻黄附子甘草汤是扶阳的，力度稍弱。

人之少阴在中医理论里有两部分，一个是足少阴"肾"，另一个是手少阴"心"，那么救少阴之阳是指救心阳，还是指救肾阳呢？要想比较容易地明白其中的道理，我以酥油灯来比喻。酥油灯是以酥油为燃烧源的油灯，酥油是从牛奶或者羊奶的油脂中反复提炼出来的。当我们点燃酥油灯后，灯芯下的酥油会由固态慢慢融化为液态，因此制作酥油灯时，灯芯要安装在一个小浮片上才行。点燃的灯芯就好比人的心阳，受热后液态的酥油就好比人的肾阳。

人的生命就像这个点燃的酥油灯，如果酥油耗尽，人就会寿终而亡；如果灯芯直接受到重创而灭，就像人受到严重的外力伤害，如战争刀砍枪击致死一样，会直接死亡。人的心阳只有存和亡两种情况，心阳灭了是无法抢救回来的，我们能够抢救的只有肾阳，就如同要想让酥油灯燃烧得更久，只能不断地添加酥油一样。但酥油如果没有火源是不会燃烧的，它的可燃性是隐含在自身中的，肾阳就如同酥油的这种可燃性，需要被心阳点燃才会激发出来。肾阳不足就是可燃性不足，比如生活中的木柴弄湿了，木柴的可燃性就减低了，要想恢复木柴的可燃性，就需要将其晒干或烤干才行，这个恢复木柴可燃性的寓意方法，就是中医救肾阳的立意之法。

这里我再给大家提一个问题，麻黄附子甘草汤中，如果去掉甘草，还会有发汗的作用吗？

答案是会，而且发汗的作用还会非常强，加了甘草反而是减轻了麻黄与附子加在一起的发汗作用的。为什么会这样呢？我们回顾一下太阳病的主方桂枝汤，以及太阴病的主方桂枝加芍药汤，会发现桂枝加芍药汤几乎没有发汗作用，说明当加了芍药的用量后，桂枝、生姜、大枣的发汗作用就明显降低了。芍药的药力是向里的，药力向里就会减缓向外的发汗力，所以在麻黄和附子中加了药力向里的甘草，也会大大减少麻黄的发汗作用。

同理可见，麻黄细辛附子汤中的细辛，药力也是向里的。在《神农本草经》里说细辛的作用是主"百节拘挛"，这是一个在体内起作用的缓急力，有点类似于芍药。在麻黄细辛附子汤中，细辛的用量是与麻黄相等，并超过附子的，如果临床中限制细辛的用量，使得细辛用量不能超过附子，那么这样比例的麻黄细辛附子汤根本就不能用于少阴病人的发热治疗中。假如中医用 20 克麻黄、15 克附子、3 克细辛来配药给少阴病人服用，而不是用 20 克的细辛，就有可能导致病人服药后出现大汗不止并引发呼吸心跳衰竭的严重后果。

在麻黄附子甘草汤中，甘草的用药量也是与麻黄等同，并高于附子的，但我们在实际临床运用中，也可以根据病人体质的强弱，适当地提高或减少甘草的用量比例，以病人服药后微微出汗为度。比如，如果病人服药后不能出微汗，就微微减少甘草的用量；而如果病人服药后出汗较多，就需要增加甘草的用量。

现代医学的急救方法中，最有效及对人体伤害最小的就是吸氧疗法，如果抢救病人时医生无法给病人吸氧，那么抢救的成功率可能会降低一半以上。但是吸氧疗法也有局限性，如果病人已经有中气下陷之症，比如吸气很浅或呼吸微弱或吸气少而出气多的情况，这时吸氧疗法对病人的作用就不大了。在这种情况下，中医有什么办法呢？

张仲景说："少阴病，下利脉微者，与白通汤。"下利脉微是指病人可能已经有稀便自出的大便失禁症状，而且脉搏已经变得很微弱，这就表示病人的阳气已经虚脱，导致体内的中气下陷，无力托举内腑了。之前的麻黄细辛附子汤的主症中有发热，发热是阳气与下焦元根脱节而暴走于上的情况，中医要用扶阳发汗的方法以使两者相接续，而下利脉微是阳气虚脱下陷，这时则要用扶阳通阳法才行。中医认为，大便失禁是肺气与大肠阳气均不足的表现，"肺与大肠相表里"，肺和大肠在五行中都属金，肺属脏为里，大肠属腑为表，五行金的颜色为白，所以白通汤命名的含义就是，肺与大肠的通阳法。

【白通汤】

葱白四茎　干姜一两　附子一枚，生，去皮，破八片
（上三味，以水三升，煮取一升，去滓，分温再服。）

白通汤中，君药为葱白，葱白就是大葱的白头部分，白色属金，通肺与大肠，葱的辛味在五行中也是属金的，因此葱白能够温通肺与大肠。中医有句话叫："**附子无干姜不热。**"就是说当附子和干姜配伍在一起的时候，两者的温阳作用是成倍上升的，白通汤这个方子的温阳作用是非常强的，由葱白做主导，温阳之力会集中在病人的肺与大肠。一旦温阳的作用起效，病人的呼吸会变得有力起来，大便失禁的情况也能得到控制。

如果服白通汤药力不足，或者一开始病人的情况更为危急，就要在白通汤的药方中再加药味才行。

"利不止，厥逆无脉，干呕烦者，白通加猪胆汁汤主之。服汤，脉暴出者死，微续者生。"利不止就是大便完全失禁了，厥逆无脉是指病人的手脚冰凉，已经摸不到脉搏了。如果病人已经完全昏迷，那就基本无救了；如果病人还有烦躁和时时干呕的情况，说明中气还未断绝，可能还有救，但救不救得回来，是难以保证的。病人服下白通加猪胆汤后，如果脉搏突然间出现了并变得有力，反而是将

死的征象，因为这是孤阳断根暴走之象；如果脉搏微微出现，并时断时续，反而是好的征象，因为这是元阳微通、阳气微复之象，这种情况下再进一步地服药调理，病人有望起死回生。

【白通加猪胆汤】

葱白四茎　干姜一两　附子一枚，生，去皮，破八片

人尿五合　猪胆汁一合

（上五味，以水三升，煮取一升，去滓，内胆汁、人尿，和令相得，分温再服。若无胆，亦可用。）

　　白通加猪胆汤是在白通汤的基础上，加了人尿和猪胆汁。为什么加了人尿和猪胆汁就可能起死回生？

　　按照现代的科学研究思维，以及分析药物药理成分的方法，是不可能弄清楚人尿为什么有起死回生的作用的，也不可能明白怎样用才会有作用。但是国内的西医也确实是非常重视民间中医用人尿挽回生命的那些成功经验的，于是研究来研究去，发现尿中的尿激酶有价值，尿激酶能够溶栓，可以用于预防血栓的形成。曾经有段时间在国内兴起了搜集尿液提取尿激酶的高潮，并讽刺说中医用尿是愚昧，西医用尿才是科学。但过了一段时间后，发现尿激酶只在几个小时内有作用，希望长期用于预防老年人的中风病是不靠谱的，而且尿激酶也不可能有起死回生的作用，这股热潮才慢慢地平息下来。

　　要想理解人尿与猪胆汁的作用，必须用中医的思维。中医认为如果人体气血俱衰，用植物药的功效不足时，可

以加用"血肉有情之品",就是来源于人或动物的药力,人尿和猪胆汁都是血肉有情之品。白通汤是补五行金的,而少阴肾是属五行水的,当白通汤的药力不足时,就应当考虑加用引药,俗称药引子,因为金生水,所以用五行水来做药引子最好,但光用清水可不行,清水没有药力。古人选择用人尿和猪胆汁来做白通汤的药引子,一是因为人尿和猪胆汁都是液体,都属于五行水,二是因为两者都有阳性。人尿由肾而产生,故含有肾阳,人尿以7岁前的男童尿为最佳,俗称童子尿,古人用人尿不是用尿里面的成分,而是用尿中的肾阳,所以用尿做药引子时,必须是非常新鲜的热尿,冷了的话,其中的肾阳就没有了。就如同泡温泉时,热量必须是温泉自身从地下冒出来的才行,温泉水冷了再加热就没作用了。十二生肖的亥猪在五行属性里属水,胆属木,猪胆汁是水中生木,因此猪胆汁就是有木属性生机的五行水。猪胆汁的性味是苦寒的,如果因为猪胆汁苦寒就把方中猪胆汁的作用理解为清热泻火就错了,寒能入肾水,苦能入心阳,古人用猪胆汁是按照引药的思路去用的,而不是用其清热的药性。

药引子在中药处方中是非常难以运用的,因为如果开方者不明其理就等于没有作用。之所以会出现这种"信则灵不信则冥"的现象,就是因为药引子属于玄学的范围。玄学其实离我们的日常生活并不遥远。西方的大厨,引以为傲的往往是他们多年摸索出来的香料配方,但如果没有准确的量器,他们就做不出美食来了,而且固定的配方对环境的要求也很高,如果环境变化太大,按原有的配方做出的美食就有可能会大打折扣。中国的厨艺高手，用调料时则强调要用心，厨师要对每味调料的性味都了然于心，并能根据当时室内温度和湿度的变化，对调料的用量进行微调，这个技能完全由心而发，实际上也属于玄学的范畴。

高端品牌的香烟制造，往往是需要有一个调烟高手坐镇的，因为每年气候的风雨晴湿情况都会不同，不同年份生产出的烟叶口味都会有差异，高明的调烟师能够通过添加香料或对烟叶制作的工艺流程时间进行微调，以让每年的烟叶都保持在同样的水准，这个调配过程也是无法用机器或电脑来进行的。还有调酒师、兑酒师、茶艺师，越拥有高深的技术水平，越需要由心而发。中医用药引子也是同样的道理，一般来说，如果药方中用到了药引子，这个方子就必须由开方者来亲自配比及煎煮，否则就有可能无效。如果开方者对药引子的原理都毫不知情，那么煮出来的药往往也是无效的。

白通加猪胆汤中，如果没有猪胆汁也是可以的，但不能缺少人尿。以前红军艰苦奋战时，有些伤员受了枪炮伤，当用西药也无法治疗时，却被民间老百姓用童子尿给治好了。"文化大革命"时期，有些知识分子被批斗，要被"坐飞机"，就是在批斗会上，强制性地被按扭住头、颈、背部，弯腰90度，两只胳膊向后上方或向斜侧伸直，如同喷气式飞机翘起的两个翅膀一样，同时在胸前还给挂上黑牌。如果时间过长，被批斗者就会出现胸腔气血屏滞不通，甚至有可能危及生命，曾经有几个名人在"义化大革命"时期被批斗后就出现了这种情况，幸好被当地老百姓用童子尿给救回来了。一般来说，只要在受了外伤后有肺气屏滞的情况，马上用童子尿来"金生水"，都会起到非常好的治疗效果。

另外，白通汤中用到的附子，是生附子，生附子与炮附子相比，温阳力稍弱，但走窜性更强。在《伤寒论》中，如果药方是强调温阳的话就用炮附子，如果药方是强调通阳的话就用生附子。生附子的毒性比炮附子大，所以白通汤类的方子，煮出来的量都比较少，病人每次的服用量也少，一般都是半碗左右。

少阴病最危重的时候，就是白通加猪胆汤证，但我们不能等到病人出现白通汤证的时候才去救治。有条件的话，在中医的临床急救中，应当在少阴病人刚刚有腹泻情况的时候，就积极地救治，这时可以用通脉四逆汤来治疗。

"少阴病，下利清谷，里寒外热，手足厥逆，脉微欲绝，身反不恶寒，其人面色赤，或腹痛，或干呕，或咽痛，或利止脉不出者，通脉四逆汤主之。" 下利清谷是指泻下的粪便中有未消化的食物；里寒外热以及手足厥逆说明病人除了手脚冰冷外，身体的其他部分还算温暖；如果病人的脉象还有微弱欲绝的情况，就可以立刻用通脉四逆汤来治疗。

【通脉四逆汤】

　　　甘草二两，炙　附子大者一枚，生用，去皮，破八片

　　　干姜三两，强人可四两

　　（上三味，以水三升，煮取一升二合，去滓，分温再服，其脉即出者愈。）

通脉四逆汤是由白通汤变化而来的，其中的君药由葱白换成了甘草，这样药方的作用就主要是温阳了，通脉四逆汤的作用是温脾阳而通脉气。为了加强温脾阳的作用，医者可以对干姜的用量进行加大，如果病人的体质强壮，或者病人身体肥胖壮硕，干姜的用量可以由白通汤的一两加到四两以上。现代人的肥胖程度是要远远大于古人的，如果一个现代的大胖子要用到通脉四逆汤，干姜的量可以用到六两甚至八两。张仲景评价通脉四逆汤的疗效是"其脉即出者愈"，就是说当汤药服下去后，如果病人的脉搏立刻变得有力起来，就说明药已中病，病人的中阳——脾阳已经得到温补，病人就能够马上脱离生命危险，也会慢慢地在今后的一段时间内逐渐恢复身体健康。与白通汤服药后病人"脉暴出者死，微续者生"的情况相比，通脉四逆汤治疗的少阴病人相对要病得轻一些，所以也不需要再加入人尿、猪胆汁等引药了。

通脉四逆汤证的病人，如果还有其他兼症，医者可以通过增加药味来治疗。

"面色赤者，加葱九茎"，如果病人表现为面色发红或者颧骨发红，中医讲"肺主皮毛"，这种情况可能是因肺阳浮越或肺阳失根所致，可以在通脉四逆汤中加葱白九茎，以温通肺阳。药方中加了葱白，就是加了一个白通汤进来，而且葱白九茎的用量还比白通汤要大。张仲景在抢救少阴病的极危重病时，比如用白通汤时药量会适当地减少，而病人病情相对轻一些时，比如用通脉四逆汤时反而会加大药量，这是因为病人在极危状况时身体吸收药力的能力也较弱，就如同绝食很久的虚弱者，刚刚恢复进食时也只能服少量的稀粥一样，如果服用量过大反而可能会撑死。

"**腹中痛者，去葱，加芍药二两**"，如果病人有腹痛的情况，就不能再用葱白以通肺阳了，需要先解决腹痛的问题，要加用芍药。腹中属太阴，为脾属土，而肺属金，中医讲"土生金"，如果不先解决"土"的问题，"金"的问题也不可能得到解决，所以病人有腹痛时，需要先用芍药来缓急止痛。

"**呕者，加生姜二两**"，如果病人有腹痛症状的同时，还有呕吐的情况，这是因为腹中有寒所致，这时可以再加些生姜进去止呕。生姜温胃止呕的效果是很好的，一般来说，如果是温胃散寒用，生姜可以切丝煮，因为"丝者散也"，丝状可以增强温散作用；如果是止呕用，生姜可以切片煮，因为"片者平也"，片状能够增强平缓作用。

"**咽痛者，去芍药，加桔梗一两**"，当用了芍药和生姜缓急温中处理后，病人可能会出现咽痛的情况，这是肾阳不能上济咽喉的表现。中医讲"年过四十，阴气自半"，就是说人过了四十岁后，人的肾阳就会自我保护起来，不能够再像年轻时那样地挥霍了，其中的"阴"就是指少阴，阴气是指少阴之气，也就是肾阳。许多人过了四十岁后，常常会感觉喉咙干痒，如果服用凉药反而会不舒服，这种干痒的情况其实就是因为肾阳不足而导致的肾水不能上济咽喉，是一种虚证，当然就不能用凉药来清热治疗了。少阴病人有咽痛时，可以用桔梗来提气上行，引肾水上济咽喉，去掉芍药是因为芍药的收敛之性会影响桔梗的上升之性。过了四十岁的人，如果有喉咙干痒疼痛的情况，平时可以用炙甘草和桔梗煮水或泡水喝，一般吃上几次就好了。

"利止脉不出者，去桔梗，加人参二两"，如果病人服药后，腹泻已经停止了，但是脉搏还没有变得有力起来，说明病人还有中气不足的情况，这时需要加用人参以补中气，药方中如果有桔梗的话，要去掉，以免药力上浮而不能补中。

通脉四逆汤是急救的药方，不是调理身体的药方，在临床运用中不可滥用，张仲景强调说："病皆与方相应者，乃服之。"就是指病人的症状与处方症状相同时才能服用，否则就不能服用。

之前我们提到过，少阴有心、肾之分，足少阴肾病就要急救，而手少阴心病则需要调理。将少阴比作一个燃烧的酥油灯，如果灯芯过长出现歪斜，就要及时地修剪灯芯和扶正，以免灯芯突然倒下浸泡到酥油中而熄灭；又或者灯芯过短，火苗太弱，不能抗风，容易被吹熄，就需要罩上一个防风罩，以免被风突然地吹熄。点燃的酥油灯的不良灯芯状态可以形象地比喻手少阴心病的状态。

张仲景说："少阴病，得之二三日以上，心中烦，不得卧，黄连阿胶汤主之。"这里面提到的病证就是手少阴心病。心中烦是由于心火偏旺且肾阳不足，肾阳不足以接济心火，导致病人心中感觉虚烦难受；不得卧就是不能平躺下来，一平躺下来就会感觉心慌或者憋得难受，好像心跳马上要停止一样，这是由于肾水中的肾阳不足且心阳亦不足所导致，中医讲"肾水凌心"，寒水克心火，肾阳不足肾水太寒就会损伤心阳。对于这些病证，需要采用补心阳、固心阳、增肾阳的方法，它们就是黄连阿胶汤立方的原理及治则。

【黄连阿胶汤】

黄连四两　黄芩二两　芍药二两　鸡子黄二枚　阿胶三两

（上五味，以水六升，先煮三物，取二升，去滓，内胶烊尽，小冷，内鸡子黄，搅令相得。温服七合，日三服。）

黄连阿胶汤中的君药是黄连。提到黄连，许多人的印象都是苦，西药中有从黄连中提取的黄连素，主要用于止腹泻，但黄连素并不能代表黄连。黄连在《神农本草经》里是上品药，清代名医张志聪说："黄连生于西蜀，味苦气寒，禀少阴水阴之精气……大凡苦寒之药，多在中品下品，惟黄连列于上品者，阴中有阳，能济君火而养神也。"黄连又叫王连，有连接肾气维系心阳之意，黄连在本方中是起到维护心阳的作用的，就如同挑长灯芯使其燃烧得更充分一样。

黄芩能够清热泻心火，用在本方中就如同及时剪去烧焦的灯芯前端一样，灯芯如果太长，前端没有油脂供应会容易烧焦，烧焦的灯芯会坠歪整个灯芯，导致灯芯燃烧不充分，甚至会歪倒熄灭。黄连与黄芩都有一个"黄"字，黄就是君主，人身的君主就是心阳，张仲景用黄连加黄芩来维护心阳，是值得我们学习的。

鸡子黄就是鸡蛋的蛋黄，生鸡蛋是一个未受精的卵。古人认为鸡卵是一个水火既济的自成体，其中蛋白液属水为肾，蛋黄属火为心，方中用鸡蛋黄是补心阳的。鸡蛋黄用的时候不能受热变质，要在药液冷却到常温后才能搅入，这样才能保持蛋黄的液态。黄连、黄芩、鸡子黄这三个黄，一个扶心阳，一个消心火，一个补心阳，通力协作来维护人身的心阳，使其逐渐壮大而不灭。

古代的阿胶必须是以乌驴的皮来制，乌驴就是黑驴，驴为马属，属火为心，黑属水为肾，两者相合则水火既济。阿胶又必须以东阿井水来制，东阿井是济水的一个分支地下水，东阿井水比周围的水都要重，就是水的比重比较大，古人认为重水是水中之精水，以重水来克制驴火，能得平衡之妙。阿胶能入心，又得驴皮的防护作用，它在本方中的运用，就好像给烛火般的心阳罩上了一个防风的灯罩。

芍药既能养阴又能缓急止痛，能消除心脏的悸动或憋窒感，可以帮助病人平躺下来得以休息入睡。

其实我们在临床中，能够用到黄连阿胶汤的机会很多，比如许多肺心病的病人，都有心烦不得卧的表现，如果病人又有"脉微细，但欲寐"的少阴病特征，就适合用黄连阿胶汤来治疗。

少阴病人还有一种情况，就是自身有水液代谢不良的情况，病人可能会出现四肢水肿或头面肿的症状。对于水肿的病人，西医常用利尿剂来治疗。利尿剂虽然可以促进病人的排尿并很快消肿，但水肿很容易复发，而且利尿剂用久了会有很多的不良反应。《伤寒论》中针对这种情况，是用真武汤来治疗的。

"少阴病，二三日不已，至四五日，腹痛，小便不利，

四肢沉重疼痛，自下利者，此为有水气……真武汤主之。"
二三日不已是指用了麻黄细辛附子汤等治疗后，少阴病并
没有痊愈。等医者用过上述的治疗方法后，发现少阴病人
还出现了腹中隐隐作痛，小便少，四肢水肿沉重，关节疼
痛，大便稀不成形等症状，这是由于少阴病人体内的水气
过重所致，医者可以用真武汤来治疗。在古代的四柱理论
中，玄武位于北方属水，真武有君主镇住玄武之意，所以
真武汤的名称是含有土克水之意的。

【真武汤】

> 茯苓三两　　芍药三两　　白术二两
> 生姜三两　　附子一枚，炮，去皮，破八片
> （上五味，以水八升，煮取三升，去滓，温服七合，日三服。）

真武汤是一个以土克水立意的处方，因此方中的君药
就是白术，白术气味甘温，有调和脾土的作用。对比中医
用真武汤来利水消肿的方法，可以看出西药的利尿剂只有
利水作用而没有温阳作用。真武汤中有附子、生姜、白术
等温阳成分，有茯苓的利水成分，又有芍药的舒缓解痉成
分，其中温阳的成分比例是最多的。古语说："授人以鱼不
如授人以渔。"西药的利尿剂只利水而不温阳，只帮助人体
恢复自身的利尿功能，就是只给鱼的行为。几十年来美国
和中国都在援助非洲，按耗费的经费来比，美国是要远远
多于中国的，但美国是只给物资或武器，而中国却是帮助
非洲人走向自力更生，所以在非洲人的心目中，对中国人
的尊重与感激，是要远远多于美国人的。

张仲景对真武汤的运用，还有许多的变化，一是如果病人服药后小便正常了，还不能立刻停药，可以把真武汤中的茯苓去掉或减量，再多服几剂药；二是如果病人不只是大便稀软，还有腹泻的情况，就需要加上干姜，并去掉芍药，因为芍药有滋阴增液的作用；三是如果病人有痉咳的情况，可以加入五味子、细辛、干姜等药，五味子可以润肺，细辛可以解痉，干姜可以温阳。真武汤加五味子、细辛、干姜，对有慢性支气管炎并伴有大便溏泄，或四肢水肿，或前列腺肥大导致小便不利的病人，治疗效果也是非常好的。

在《伤寒论》的少阴病篇中，还有一个小方，叫作四逆散，这个方子对后世中医调理慢性病的用药思维影响很大。**"少阴病，四逆……四逆散主之"**，是说如果病人以手脚冰凉为主症，就可以用四逆散来治疗。手脚冰凉的情况，几乎在每个人的不同年龄段都有可能出现，手脚冰凉症状延续的时间，女性要长于男性。我在临床运用中发现，如果妇科病人有手脚冰凉的情况，在药方中加入四逆散的成分，常常会有非常好的效果。

【四逆散】

甘草炙　枳实破，水渍，炙干　柴胡　芍药

（上四味，各十分，捣筛，白饮和服方寸匕，日三服。）

四逆散是把甘草、枳实、柴胡、芍药四味药同等分做配比后，打成粉搅匀过筛，用温热的米汤水送服，每次服用的量是古代一方寸匕（古代量取药物的器具，其状如刀匕）能够挑起来的粉末，大约相当于现代的一至两克左右。现在世界上最流行的饮料是可口可乐，在炎热的季节，喝下可口可乐会有透心凉爽并窜到全身的感觉。在中国古代，四逆散也应该是非常好的饮料，与可口可乐凉爽的感觉不同，服下四逆散后，会从胸口处立刻感觉到一片舒畅，心情随之舒缓，郁闷解除，四肢手脚也舒展开来，并慢慢有温润的感觉。四逆散是一个调理性的药方，只要有手脚冰凉的症状都可以常服，如果除了手脚冰凉，还有其他症状，可以加药变成有针对性的药方来治疗。张仲景的加药法是这样运用的：如果有咳嗽，可以加五味子、干姜；如果有心悸，可以加桂枝；如果有小便不利，可以加茯苓；如果有腹中痛，可以加炮附子；如果有腹泻，可以用薤白煮水后，再煮四逆散来服。

我在深圳或香港时，发现许多的年轻人，因为长期待在冷气开得很足的办公室，给他们摸脉时，一接触他们的手腕皮肤就感觉非常的冰冷。而且他们往往都有一些兼症，要么久咳不愈，要么总是感觉心慌怕有心脏病，要么年纪轻轻就有前列腺病小便难解，要么经常肚子痛，要么一天要跑几次厕所。他们的这些症状，都非常适合按照张仲景的方法用四逆散加味来治疗。如果中医养生市场能够针对性地研发出一款以四逆散为主要成分的饮料，对于如今在冷气下生活已成常态的年轻人来说，经常服用应该是非常有益于身体健康的。

廠阴平乱录

　　世界上最早对中医进行国家性西化改造的国家是日本，日本在 1868 年明治维新后，就停用中国的阴历，改用西方的太阳历，在中医层面则是用西医的思维方式以"去伪存真"，对日本最推崇的中医专著《伤寒论》进行了大刀阔斧的改革，去除了里面的阴阳五行理论，将病人的症状与所用的方药死板地对应起来，强调方症对应，这个思维模式也就是中国中医界后来辨证论治思维形成的雏形。当时的日本学者不但对阴阳五行理论不认同，对经络也不认同，如日本的石川日出鹤丸认为，古来的"经络说"太质朴，如同古代中国的阴阳五行说，均为荒唐无稽之谈。去除了阴阳五行概念后，日本医学家就连太阳、阳明、少阳这些六经概念都弄不懂了，他们认为这些只是篇章序号而已，就如同甲乙丙丁一样。

　　为何会产生这样荒诞的认知呢？因为当日本医家用方症对应的方法研究《伤寒论》时，前面的太阳篇、阳明篇、少阳篇、太阴篇、少阴篇都似乎是成功了，似乎破解了张仲景的诊治规律，可以像西医一样，病人来时只要把病人的症状进行归类分析，就可以对症用药了，而且效果也不会太差。但是对于厥阴病，方症对应的研究方法就不管用了，日本医家无法弄清其中的道理，以至于到最后，一些日本医家睁眼说瞎话地叫嚣："厥阴病根本就不存在。"既然厥阴病不存在，那么其他的六经病名当然也没意义了，所以日本医家就把六经病名当作是甲乙丙丁这样的篇章序号了。

　　日本明治维新后军事日渐发达，对中国的冲击很大，日本的一切东西都代表着先进。国内中医界的一些年轻人受其影响，对日本中医西化研究的成果非常推崇，他们自称为"前进的中医"，在国内大力地推广源于日本的方症对应法。前进的中医在民国时以上海地区为首，1929年陆渊雷、徐衡之、章次公共同创办上海国医学院，以"发皇古义，融合新知"为办学宗旨，率先于中医教育计划中列入理化、解剖等课程。陆渊雷亲自制订教学大纲并任课，编写《伤寒论今释》等教材，以近代医学评述中国古代医经。即使陆渊雷学贯中西，懂四门外语，中国的传统知识也非常渊博，但当他用方症对应法来改造《伤寒论》中的"厥阴篇"时也糊涂了，陆渊雷最终哀叹"伤寒厥阴篇竟是千古疑案"，意思就是搞不清楚。

　　陆渊雷在中华人民共和国成立后还负责编写上海地区中医学院的教材，一脉传承下来，现在的中医教材里，根本就讲不清厥阴病。实际上如果连厥阴病都弄不明白，那么前面的六经病可想而知大多数也是不明白的。比如，在陆渊雷的《伤寒论今释》中是这样评估桂枝汤的，"病菌学证明：病毒多在血液中，排除病毒的方法，看来都不如出汗。桂枝汤仅五味药，可见桂枝、芍药二味为主药，仅靠桂枝的发表还无济于事，还必须靠芍药将病毒从血液中游离出去而成游离状态，桂枝才能起到其发表作用。生姜佐桂枝用以发表，大枣佐芍药用以和血。"陆渊雷认为桂枝汤中的甘草是可有可无的。

现在很多的中医教材里，几乎都把桂枝汤中的桂枝当作君药，而对甘草的态度就是认为它是万金油、墙头草，可取可弃。由此可见，现代的中医教材多数都是中医西化的产物。你说一个中医学院的学生，学的知识都是如何用西医体系去理解和改造传统中医的方法，内心里当然会把传统中医的东西当作是陈旧的、过时的，把结合了西医理论的中医当作是先进的、科学的。那么，当中医学院的学生毕业后到医院工作时，又会接触到更为先进的西医医疗设备和治疗方法，他们中的多数人就会追求西医而摒弃中医，视中医方法为累赘和不得已而用的东西。

在中医学院里学习的学生，如果没有良好的传统文化家传，或者自身不具备良好的传统文化根基，就几乎很难分辨出中医的核心价值所在，出了校门后只能是一个半桶水的西医加一个不会治病的中医。古人说："秀才学医，笼中捉鸡。"可见中国传统文化知识体系对于学习中医的重要性是不言而喻的，把中医学与西医学并列，都列为理科的方法其实是不对的，想要学好中医需要的不是数理化基础，而是历史、地理、古文等文科基础，文科生与理科生相比，其实更容易学懂中医。希望在文理分科取消后，更多文科较好的同学能够去学习中医，之后真正明理中医，做一个正宗的中医。如果古文知识较好，对传统文化的理解较深，不受西化影响，其实对厥阴病的学习和理解并不难，古代的名医又有谁会连厥阴病篇都看不懂呢？

学习厥阴病篇，我们首先要理解"厥"字。厥字由厂和欮构成，厂是一个非常形象的部首，指垂直的山崖或绝壁，欯是指有裂缝的石头。两者合起来的厥字就是指一面满布裂缝的山崖绝壁，有空气不时地从裂缝中通过。我们知道，在六经体系中厥阴是连接太阳的，厥阴能够慢慢转化为太阳。阴与阳相比，阴为实、阳为虚，厥阴就像有裂缝的山壁一样，山壁属阴，裂缝中的空气属阳，裂缝中有空气不断地通过，就是厥阴慢慢地生成太阳的形象比喻。

如果人之厥阴受病，就像山壁的裂缝被阻塞了一样，人之太阳的生成通路也会闭阻不通，厥阴之气生成太阳之气的过程就会被打断。张仲景说：**"凡厥者，阴阳气不相顺接，便为厥。"** 就是指厥症的发生源于阴阳气的不相顺接。如果大家了解中医经络的基本知识，就会知道，人体阴经和阳经的交接部位，在手指尖端、足趾尖端以及头部，所以当厥阴病人的阴阳气不相交接时，就会有手指脚趾尖端麻木冷痛的症状，或者突然间会有头部缺血的情况，导致整个人晕厥倒在地上。手脚尖麻木逆冷疼痛或突然晕厥倒地的症状，就是张仲景所说的厥症。

在实际生活中，经常会有人突然晕倒在地，如果病人去西医院检查，医生多数都会从脑血管供血情况方面去做检查，一旦查出来病人脑部哪里的血管可能有阻塞，就建议病人做手术。脑血管方面的手术是非常危险的，即使手术很成功，也往往会出现非常严重的后遗症。在香港生活的我的亲舅舅，就是因为有不时晕倒的情况，之后被安排在香港医院做脑部血管手术，人好好地走着进医院，虽然手术非常成功，但做完手术后就偏瘫了，没多久就因为肺部感染不幸去世了。还有我认识的几个亲朋好友都是因为容易晕倒而做了脑部手术，最终都引发了非常严重的偏瘫后果，他们生活不能自理后，也连累了其他的家庭成员。因为现代的中医教材很多都解释不清楚厥阴病，导致对突然晕厥这些可能的厥阴病认识不足，不能教会中医师用中医的方法去治疗，这对中医疗法以及病人来说真是一个重大的损失。

厥阴转太阳在人体中的具体情况是怎样的呢？我们知道，太阳是虚阳，是阳的最初阶段，在人体中，厥阴生成的太阳是人身最初的阳，中医称为"元阳"，元是初始的意思。但是元阳并不是直接从厥阴中产生，是从宗气中孕育出来的，而宗气是由厥阴直接生成的。用"厥"来形象地比喻就是，从山崖绝壁的裂缝中吹出来的气就是宗气，宗气不断地聚集盘旋上升产生了热，这其中的热能就是元阳。"宗"是祖先的意思，宗气是孕育元阳的母体，厥阴是宗气之根，所以厥阴也可以称为宗根。当厥阴受病之后，宗气的产生就不正常了，时大时小，时强时弱，会形成乱流，所以厥阴病的主要治则就是调理宗气，我称之为"厥阴平乱宗"。

当裂缝的出气口被堵住后，随着时间的延长，出气口后面的压力会越聚越大，有可能会冲破阻挡，倾泻而出。张仲景说："**伤寒一二日至四五日，厥者，必发热。**"发热是人身阳气与疾病抗争的表现，同时也代表了厥阴病的瘀阻被宗气暂时冲开，恢复畅通，元阳生成，阳气复苏，进而与寒邪做斗争的一系列过程。伤寒的一二日是太阳病时期，四五日是少阴病时期，这就说明了厥阴病多由太阳病和少阴病传变而来。有压迫就有反抗，有厥症的宗根瘀阻，就有发热的宗气冲破，这就是厥者必发热。

正常情况下，宗根瘀阻的情况最多会持续几天呢？张仲景说：**"伤寒病，厥五日，热亦五日，设六日，当复厥。不厥者自愈。厥终不过五日，以热五日，故知自愈。"** 就是说当宗根瘀阻出现厥症五天后，应当会有宗气暴发抗病发热的五天时间来对应，如果发热五天后，下一日不再出现厥症，那么厥阴病就自愈了。宗根瘀阻的情况一般不超过五天，所以厥症一般都只会持续五天。

但是在多数情况下，厥阴病的发病时间都没有这么规律，发热会在厥症发病不满五天之前就提前到来。张仲景说：**"前热者，后必厥。厥深者，热亦深；厥微者，热亦微。"** 就是说如果提前发热，那么发热过后往往还会再发生厥症，因为厥症没有经历五日，还没有传变结束。而且厥症的程度与发热的程度也是成正比的，厥症重，之后的发热就重；厥症轻，之后的发热也轻。

通过对比厥症与发热时间的长短，可以判断厥阴病的病情发展情况。张仲景说：**"伤寒厥四日，热反三日，复厥五日，其病为进，寒多热少，阳气退，故为进也。"** 就是说如果发生厥症的天数多于抗病发热的天数，而且厥症天数还在加长，是病情加重的表现。而**"伤寒发热四日，厥反三日，复热四日，厥少热多者，其病当愈"**，就是说如果抗病发热的天数多于发生厥症的天数，而且身体抗病发热的能力也没有逐渐衰减，说明病情在逐渐好转，如果保持下去，病人最终会逐渐康复。

除了用天数对比的方法来判断厥阴病的病情变化外，

还可以用病人的脉象变化来判断。张仲景说:**"厥阴中风,脉微浮,为欲愈。不浮,为未愈。"** 脉微浮是阳气复苏与外邪做抗争的表现,厥阴病是个病程漫长的疾病,在脉象微浮的时候,就是疾病向好转方向进展的表现;而脉象不浮则是疾病潜伏或持续进展的表现。这段话提示我们,如果通过治疗,厥阴病人的脉象有微浮的表现,就说明治疗有效,可以长期按照这个思路继续进行治疗。

我之前提到,在民国医家用方症对应的方法主导《伤寒论》的研究后,厥阴病就搞不清楚了,为什么会搞不清楚呢?因为厥阴病的病机是宗根瘀阻,宗气紊乱,这个"乱",就会导致厥阴病的症状很乱,用方症对应法死板地进行归类时,厥阴病的"乱症"根本就不可能让医家清清楚楚地与某个方子进行工整地对应,当然也就不可能搞清楚了。

古人有句话说:"流水不腐,户枢不蠹。"就是指常流的水不发臭,常转的门轴不遭虫蛀。当厥阴的宗根瘀阻后,体内阴阳气血的循环、补充、转变等功能就会受到影响,从而导致身体出现很多的变证、乱症。《伤寒论》中说:**"厥阴之为病,消渴,气上撞心,心中疼热,饥而不欲食,食则吐蛔,下之利不止。"** 这些症状是非常乱的,不仅整体的表现很乱,细究起来,每一个单症都是乱症。消渴是指身体突然消瘦下去,经常感觉口渴,这是阳亢阴伤的表现,是阴阳之乱。气上撞心是指从小腹部有股气会冲上来,让人感觉心悸不安,这是肾水凌心的表现,是心肾之乱。心中疼热是指腹上部胃上口处经常感觉烧灼样疼痛,这是胃

中寒热错杂的表现，是寒热之乱。饥而不欲食是指想吃却
吃不下去，是脾胃之乱。食则吐蛔是指闻到食物会烦，吃
了食物又会吐出蛔虫，这是积湿之乱。下之利不止，是指
如果用了泻下法，厥阴病人的腹泻可能会止不住，这是由
于体内的元阳不足，阳气紊乱无根的原因。

在厥阴病的主症中，食则吐蛔的症状表现是非常少见
的，在近代许多名医的记载中，可能一辈子行医也就见到
一两例而已，但为什么张仲景却在厥阴病篇中花了很大的
篇幅来讲这个症状以及如何治疗呢？因为在其主治的处方
乌梅丸中，隐含了一个高明的医道，我认为这是《伤寒论》
中隐藏的最大的一把金钥匙。

"伤寒……蛔厥者，其人当吐蛔……蛔上入其膈，故
烦，须臾复止，得食而呕，又烦者，蛔闻食臭出，其人常
自吐蛔。蛔厥者，乌梅丸主之，又主久利。"

在厥阴病中，如果病人的生活状况差，比如古代老百
姓的饮食条件都很差，食材常常不洁，这种情况下，很多
人肚子里都会生蛔虫。厥阴病是以气机紊乱为主要表现的
疾病，肚子里有蛔虫加上厥阴受病，就会发生蛔厥病。蛔
厥病人一方面有四肢手脚逆冷的情况，一方面又有肚子里
蛔虫不安分的情况。蛔虫如何不安分呢？蛔虫会时不时地
往胸膈上窜，导致病人上腹部烦闷难受；吃下食物后又会
因为蛔虫在腹内的搅动而干呕不止；如果闻到饮食的香味，
病人甚至会直接吐出几条蛔虫来。

张仲景用乌梅丸来治疗蛔厥病，我们看看乌梅丸有哪
些成分。

【乌梅丸】

乌梅三百枚　　　细辛六两　　　干姜十两　黄连十六两

当归四两　　　　附子六两，炮，去皮　　　蜀椒四两，出汗

桂枝去皮，六两　人参六两　　　黄柏六两

许多现代医学研究者，对乌梅丸下的定义就是杀蛔虫的药，其实认真地去看乌梅丸药物成分的话，里面没有一味药是杀蛔虫的！我们之前讲到的伤寒方子，不论治大病还是小病，少则两三味药，多则也就八九味药而已，但乌梅丸却是十味药。你说张仲景开药方杀个蛔虫，还需要那么大动干戈吗？古人真要杀蛔虫的话，用使君子一味药就可以了。蜀椒就是花椒，又有许多人以为花椒能杀蛔虫，但肚子里有蛔虫的病人，即使把花椒直接吞一把下去，搞得自己的肚子痛到会让人晕过去，也不见得能把蛔虫给打下来。《神农本草经》里记载花椒"温中除寒痹"，在乌梅丸里花椒就是用来温中除寒的。

乌梅丸中的君药是乌梅，乌梅用到了三百枚，三百枚是多重呢？一枚乌梅大约是 3 克左右，五枚乌梅是 15 克，相当于汉代的一两，三百枚乌梅就是汉代的六十两左右。乌梅丸中其他药加起来是六十四两，乌梅一味药就占了一半的分量。

我们再看看乌梅丸的制法：

"上十味，异捣筛，合治之。以苦酒渍乌梅一宿，去核，蒸之五斗米下，饭熟捣成泥，和药令相得，内臼中，与蜜杵二千下，丸如梧桐子大。"

　　"异捣筛，合治之"，就是将除乌梅外的每味药材单独捣碎成粉后过筛，然后再合并起来制药的意思。苦酒在古代就是指醋，乌梅要先用醋浸泡一晚上的时间，然后去核，在三百枚乌梅的上面放上五斗米，然后放入大锅里蒸。汉代的一斗是十升，相当于 2000 毫升，放米的话因为米粒之间有空隙，不会重于放水的重量，测下来 2000 毫升的体积大约能放 1350 克的黍米。五斗米大约是 6750 克，为汉代的四百三十二两。米的重量刚好是乌梅重量的 7.2 倍，7.2 为八九之数，八为阴数最大者，九为阳数最大者，两者相合代表阴阳的转化。米蒸熟后，就去掉米，把乌梅肉捣成泥，然后与其他的药粉合在一起，再加些蜂蜜进去，放捣臼里接着捣，最后做成豌豆大小的丸药。

　　乌梅为什么要这样去炮制？只有想明白了其中的道理，才会懂乌梅丸的真正意义。

　　乌梅这样的炮制过程有点像古人自然生活中的哪件事情呢？答案是——育种。我们育种时需要先给种子不断地浇水，让它发芽，乌梅泡醋就如同这个过程。然后把发芽的种子埋到土里，晒太阳和不时浇水，直到种子从土里钻出幼苗来就成功了，乌梅上面盖的米就相当于土，蒸东西时水蒸气是从表面往里面渗透的，蒸气就相当于阳光和水分，先渗透到米里又传递到乌梅中，这样就把乌梅的生机孕育出来了。

　　乌就是黑色，黑色属水，梅花开于冬天，冬天属水，乌梅就是由五行水而生之物。"水生木"，乌梅生出来的生机是属木的，酸能入木，醋的酸性能促进乌梅木性的萌发。

体内生蛔虫的条件有两个，一个是脾胃虚弱有湿气，二是有散逸失的元阳之气。脾胃属土，木能疏土制土，就如同自然界中的植物能够防止水土流失一样，当脾胃的湿土泛滥时，可以用增强木性的方法来治疗。小孩子的元阳之气比较足，与大人相比更容易有元阳散逸的情况出现，所以小孩子的肚子里更容易生蛔虫。

乌梅丸的服法是"**先食饮服十丸，日三服，稍加至二十丸**"。从一次十丸慢慢加到一次二十丸，服用乌梅丸是个长期的过程，可见乌梅丸根本就不是杀虫的药。但是病人服用乌梅丸后，或者是体内的蛔虫慢慢消失不见，或者是由大便中排出蛔虫的尸体，证明蛔虫确实是被杀死了，那乌梅丸是怎样起作用的呢？乌梅经过炮制后，具有强大的木性生机，进入体内后就能剥夺蛔虫的生机为己用，没了生机的蛔虫最后就会被完全地清除掉。

对于蛔厥病，张仲景为什么要费力地通过夺蛔虫生机来治病，而不直接用杀蛔虫的方法呢？因为杀虫是不对的，杀虫是不好的，杀虫也会伤害到自己，蛔虫的生机其实是身体自身的散逸元阳。厥阴病人的元阳已经不足，如果再度损失掉体内的元阳，就有可能导致病人的病情进一步加重，甚至最终导致病人的死亡。

我之前说过，乌梅丸是一把金钥匙，你看乌梅丸治病的思路，是不是很适合用于当前癌症的治疗？因为癌症病人按照张仲景六经病的分类，就是属于厥阴病的。体内癌肿块的生机其实就是体内散逸的元阳，身体的免疫系统之所以不对抗癌细胞就是因为癌细胞中有自身的元阳。同时身体里癌肿块生长的环境也是体内阴阳气血最紊乱的部位，这两点与蛔厥病的机理完全相同。

生活中，哪些不良的生活方式可能会导致体内的元阳出现散逸呢？一是过于疲劳，疲劳后体内五脏六腑的元阴耗损，元阳就会从流失的元阴之中散逸出去。二是过于晚睡，凌晨1点到3点是厥阴生成之时，长期在这个时间段不睡觉的话，就容易扰乱厥阴，可能导致厥阴受病。三是因各种原因，比如情绪不良、压力过大、饮食过度、房室劳累等，先导致体内正气不足，后又受寒入里，传变到厥阴。

我们研究癌症病人的发病史发现，他们中的大多数人在癌症发病前都会长期有以上的不良生活习惯中的一种或几种情况存在。现在的癌症发病率越来越高，可能也与环境中的致癌源增多有关，但如果没有让致癌源在体内生长的环境，癌肿也不会形成的，所以治疗癌症归根结底还是要从改变体内癌肿的生长环境入手。

张仲景治蛔厥病时不用直接杀蛔虫的方法，因此对于癌症的治疗，我们也应该反思用手术或化疗药物杀癌细胞的方式到底是否正确。因为当癌细胞被杀死的同时我们的元阳也被杀死了，杀敌一千自损八百的这个方法古人都不采用，现代的我们在治疗思路上反而不如古人。张仲景用夺其生机为己用的方法，既杀死了蛔虫，又让散逸的元阳回归自身，实在是高明至极的方法。

我们再看一下乌梅丸药物配方的具体内容，希望从中汲取到古人制方的精髓。乌梅在《神农本草经》里记载能够"除热烦满","蚀恶肉",这就说明了乌梅是具有夺肿瘤生机为己用的能力的。我认为乌梅炮制后能够对湿热或寒湿性的胃肠道肿瘤起到克制或消除作用，但这只是根据古人经验做出的推断，还有待临床上予以运用和证实。

乌梅丸中的其他九味药味，还组成了四组药力，以辅助君药乌梅。

第一组是温阳类，由附子、干姜、桂枝组合而成，共二十二两的用量。厥阴病是寒热错杂的混乱性疾病，但总体的本质是寒性的，热性只是因元阳气机受阻，闭而郁热所致，一旦元阳有所恢复，体内的热象就会消除了，所以整个乌梅丸的药性是偏温性的，这样有助于元阳的恢复。这也提示我们，在癌症病人的治疗中，不能因为病人有热象就用大量的清热解毒药物，病人的热象往往是假热。

第二组药物是温中除痹类，由细辛、蜀椒组成，共十两的用量。"寒主收引"，体内的元阳不足会导致身体的抗寒能力变弱，血管也会因寒收紧而变得狭窄，病变部位的供血供氧因此会受到严重的影响，用温中除痹的药物来温通体内的气血，让气血能够良性地运行是很有必要的。芍药也是很常见的缓急止痛药，也能除痹，但芍药不是温性的，因此在乌梅丸中不用它。

第三组药物是补气血的，由人参、当归组成，共十两的用量。人参补气，当归补血，整个乌梅丸的药材用量是一百二十四两，补气血的药物加起来还不到总量的十分之一，由此可见，对于癌症病人来说，妄补气血是错误的，因为厥阴病已有气血紊乱的情况，如果用了大量的补气血药，常常只会乱上添乱。又比如，很多人平时睡得很晚，早上起来后常常会感到疲乏无力及烦躁。这种疲乏无力烦躁是由于夜间气血不能安静地归经，到了白天时引起体内的气血紊乱后所致的虚象，如果误认为是气血不足的虚，服用大量补气血的药物后，身体反而会更加疲乏无力，还可能会出现口腔溃疡等热象。所以如果是睡得过晚导致的疲劳，只能微补气血，这时药补不如食补，喝一碗清清的小米粥，解乏的效果是远远胜过服用西洋参等补药的。

第四组药物是清热燥湿药，由黄连、黄柏组成，共二十二两的用量。清热燥湿药的用量与温阳药的用量持平，体现了乌梅丸制方中的平衡思想。对于寒热错杂的复杂疾病，是需要以平衡之力来解决纠缠混乱的，就如同我们在处理日常事务纠纷时，只有坚持中立的原则，不偏不倚地去调解，才有可能达致双方满意，和平解决的最理想结果。

张仲景在乌梅丸的治疗适应证中，还提到了"**又主久利**"。乌梅丸还能治疗久利，久利就是指长期的腹泻或者大便稀烂。在现代临床中，如果病人有长期的腹泻情况，又有突然消瘦等症状，就有可能罹患了肠道方面的癌症。厥阴病的主症中有消渴、心中疼热、饥而不欲食等肠道肿瘤病人常见的症状，这就说明了肠道肿瘤应该也是厥阴病的主症之一，应该可以用乌梅丸来治疗。

现代的许多中医师把乌梅丸当作是杀蛔虫的药，对它不予理睬，却对清热解毒药非常重视，认为它们是抗癌的主力军。在中医的医理上，这种治疗思路真的是差古人太远了。张仲景说："**伤寒，脉迟六七日，而反与黄芩汤彻其**

热。脉迟为寒，今与黄芩汤，复除其热，腹中应冷，当不能食。今反能食，此名除中，必死。"六七日是指厥阴病，厥阴病脉迟是元阳不足的表现，也说明体内有寒。但是因为厥阴病经常会出现寒热错杂的乱象，医者和病家有时会只见热证而不见寒证。如果医者对病人的病机认识不清，就有可能用黄芩汤来清热治疗，脉迟的厥阴病人用了寒药，会进一步地损伤中阳，导致脾胃受损而吃不下东西。如果继续用寒药，病人反而有一天突然能吃东西了，这时医家和病家不要高兴得太早，因为这是"除中"。中是脾胃，是后天之本，除中就是后天之本已经断绝之意，除中的病人是必死的。

这段话就提醒了我们，对厥阴病人用清热解毒药是需要非常慎重的，一旦病人的脉象有迟缓，或弦紧，或沉弱的表现，都表示病人体内的寒气较重，这时绝对不应该再用清热解毒的药物。同样，西药的抗生素、抗病毒类药，按照中医的属性划分，都可以算作是清热寒凉性质的药性，如果给脉迟的厥阴病人使用，病人的病情会很快恶化，一旦"除中"，再强壮的病人也拖不过两周的时间。在流感发作厉害的年份，欧美人因流感而死亡的病例数是非常多的，在欧美如果一个癌症晚期的病人得了流感，按照西医的治法，几乎都是死。因为抗生素、抗病毒的药物一用上，病人就会"除中"，这时无论再用上多么先进的补液补养分等技术手段，病人的生命基本都无法超过两周。

《孙子兵法》中说："凡战者，以正合，以奇胜。故善出奇者，无穷如天地，不竭如江海。"在厥阴病的治法中，乌梅丸就属于出奇之法，所以乌梅丸的变化之法应当是无穷无尽的。我们需要尽量地领悟其中的医理，融会贯通后再运用于临床，切不可生搬硬套，比如现在马上就按古法做出些乌梅丸来给癌症病人服用就不妥。因为今人不同于古人，今病也不同于古病，生搬硬套的方法是没有多大效果的。除了奇兵治病法外，我们还要重视正兵治病法，因为如果没有正兵从正面对抗住敌人，正兵不存，整个战场就都崩溃了，那时即使奇兵再厉害，也存在不了多久。

现代的一些医家搞不清楚厥阴病，他们经常以厥阴病篇中的一句条文或一个方子来争论不休，争论的方式就是方症对应法。实际上，按照这个方症对应法是不可能弄清楚厥阴病的，因为把六经的病机都丢弃了，抛开了真正的中医思维，怎么可能还弄得清楚呢？现代医家争论最多的就是到底哪个方子才是厥阴病的主方，有的说是乌梅丸，有的说是其他，但都说不清楚道理。其实厥阴病篇里没有主方，只有正方与奇方，奇方有好几个，乌梅丸是其中一个，而正方只有一个，就是当归四逆汤。

"手足厥寒，脉细欲绝者，当归四逆汤主之。"手足厥寒是从手足尖开始感觉麻冷，并向上发展，脉细欲绝是体内元阳不足的表现。这两者是厥症发作时最基础的症状，所以张仲景讲得非常清楚，厥阴病的基础方就是当归四逆汤。

【当归四逆汤】

当归三两　　　桂枝三两, 去皮　芍药三两　细辛三两

甘草二两, 炙　通草二两　　　大枣十二枚, 擘

（上七味，以水八升，煮取三升，去滓，温服一升，日三服。）

张仲景用当归是取其通络和血的作用，主要用于改善身体肢体远端部分的供血，比如我们常吃的饺子，最初就是由张仲景发明的，而发明之初就是为了解决肢体远端供血不足的情况。张仲景在东汉时曾任长沙太守，有年严冬时他看到白河两岸穷苦乡亲饥寒交迫，面黄肌瘦，很多人的耳朵都冻得溃烂了。于是便让其弟子在南阳东关搭起医棚，支起大锅，把羊肉和当归等药材放在锅里熬煮，然后将羊肉及药材捞出来切碎，用和好的面，包成类似耳朵样子的"娇耳"。煮熟后，分给来求药的人，每人两只娇耳，一大碗肉汤，病人吃了娇耳，喝了汤，浑身暖和，两耳发热，冻伤的耳朵就都治好了。后人学着娇耳的样子，包成了现在我们吃的饺子。

娇耳的治病原理也体现了中医以形治形的取象比类法，用娇耳的形状来引药材的药力上达耳部。中医有时会在猪肚里填入药材，缝好煮熟后喝汤来给病人治疗胃病，这也是一种取象比类法，用猪肚来引药力进入胃部。

有次我的一个朋友因为几粒肾结石卡在输尿管的狭窄处，结石太大下不来而痛苦不已，去医院花费了几万元做了危险极大的钬激光输尿管碎石术后也没成功，医生后面也不敢再次做钬激光了，只能准备做开腹手术，切开输尿

管以取出结石。手术前他才想起中医来，约我去给他看看，我给他把脉后，发现他的脉象微微有些弦紧，这说明体内输尿管有痉挛的情况，当时我就按中医取象比类的原理给他开了个食疗方，让他的家里人去菜市场买几两鸡脚筋，卤熟后，拌几小勺鸡内金粉进去，每天吃一次，每次吃一大碗，两样东西都是普通食材，也很好吃。两天后他笑眯眯地打电话请我吃饭，原来他卡在输尿管里的几粒结石都已经自然地排出体外了。

鸡脚筋是鸡爪的肌腱，是非常强健的筋，我用它来舒缓输尿管的痉挛以及补充筋力；鸡内金是鸡的砂囊内壁，鸡的砂囊能把吞下的砂石都研化掉，可见鸡内金碎石的作用是很强的。鸡的五行属金，输尿管属肾属水，"金生水"，所以鸡脚筋和鸡内金的软筋碎石之性能够作用于输尿管。**中医的取象比类法用现代的医学理论是没法解释的，但是它就是管用，**可见我们不能以西医的标准来限制中医，不能因为西医解释不清楚就不准运用中医。我认为现代的生命科学原理与中国古人的自然生命原理相比，现代的生命科学细微处有余但整体上却还相差得太远。

当归四逆汤中的桂枝、白芍、甘草、大枣，就是桂枝汤，桂枝汤去掉生姜是因为病人没有呕吐症，里寒不严重，暂时不需要加大温中之力。细辛是辅助当归的，作用是温阳除痹。值得注意的是通草，如果没有这味药，这个药方就失去了方向，通草是当归四逆汤的引经药。

《伤寒论》中的通草，就是现在的木通。木通有关木通、川木通、白木通三种，其中关木通有小毒，长期服用会损害肾脏。曾经有一段时间，市场上的木通非常混乱，市面上使用关木通的比例较高，后来发现关木通会伤肾，搞得大多数中医都不敢在方子里开木通这味中药了。三种木通中，川木通的韧性最强，不易折断，且只有川木通折断后的断面呈放射性的裂皮，裂片上满布小孔。我们之前提到过，"厥"就像一面布满裂缝的绝壁，川木通的折断面与它非常相似。所以川木通才是当归四逆汤中所用的通草，张仲景用通草就是取象比类法，是引其他药的药力进入厥阴。

现在对川木通的作用功效认定为"清热利尿，通经下乳"，许多伤寒讲师分析当归四逆汤时，受通草现代功效研究结果的困扰，根本就讲不清楚当归四逆汤中为什么会用到通草。在《神农本草经》里记载，通草能够"通利九窍、血脉、关节"，当归四逆汤中的通草也有这样的作用，但现代的药理学研究却几乎否定了以上的作用，因为将通草单独去做实验研究时，只发现了通草的利尿通乳作用。由此可见，把一味药从药方中单独提出来做研究，是不可能真正弄懂这味药材的功效的。

现代的中医处方研究方法大多都是把每一味药材先做药理分析，然后根据药理研究的结果再去逆推处方的作用，甚至会根据单味药的药理作用来配制处方，比如有些抗癌中药方就是把一些有抗癌作用的药物堆砌起来，从而构成所谓的抗癌处方。我认为，现代中药的药理研究对中医精髓的破坏作用是非常大的。

首先，药理研究的方法很多都是狭隘性和拆分性的，根本就没有对药材进行整体性研究的思维及科学实验的能力。药理研究是对一个死物来拆分研究，而药材是一个有生命力的东西，把药材的生命力抛开不论，只关心药材的物质结构是不可能弄清楚药材的真正功效的。要知道，中医用中药的原理都体现在中药材的生命力里，比如，有些药材要在春分那天采收，有些药材要在立夏那天采收，如果采收的时间不对，虽然只相差那么一两天，药材的功效也会大减。如果现代的药理研究能够搞得清楚其中的道理，弄得清楚药材的生命力是什么，这样的药理研究才能对中医学有用。

其次，药理研究最大的问题就是用不正确的结果，去推翻古人几千年的实证结果，让中医人丢弃了中医的传统思维，而只有保持中医的传统思维才能真正地明白中医的医理。有一个我很尊重的老中医，在几十年的临床工作中，每周一定会去一次中药房，去看看哪些药材是新补的批次，然后放到嘴里尝一尝，体会一下这些批次的药材与之前批次的药材有哪些细微的差别，因为药材因产地、年份等不同，会有功效上的细微差别，这些差别是不可能用药理实验分辨出来的。但现在的许多年轻中医，宁肯花费大量的时间，在厚厚的现代中药药理书里徜徉，也不会去中药房、自然界看看药材究竟是怎样的，连中药的具体性味都没体验过，就如同古代的将领连手下的士兵都没接触过一样，又怎么知道士兵的武器、战斗力、兵心这些重要的情况呢，这样的将领去领兵打仗也就是纸上谈兵罢了。

很多时候，中医的传承根本就不是靠医理研究成果的。

有次我给一个病人把脉，手指刚搭上病人的手腕，就发现他一只手的手腕有变形，脉搏的位置也有变化。后面一问，原来多年前在工地打钢钎时，他被一个打歪的大锤直接砸到了手腕上，整个手腕直接就被打瘪打碎了，到医院一看，骨头都碎成渣了，只能截肢。为了保住手，亲友们送他去了云南的一座大山里，找山里的草药医治疗。那个草药医平时就是一个种地的农民，只凭祖辈的口传心授得到了用草药治骨折的一些方法，他大字都不识几个，中医的医理更是一窍不通，但偏偏就是去山里采点新鲜的草药，将磨碎后的药渣连汁给这个病人的断腕包上，几个月后病人的手腕就完全好了。这个病人对我说，草药包上后的当晚，他感觉手腕里的碎骨头在移动，并自动地接续着。几天后包草药的纱布外面，居然长出了厚厚的一层霉菌，但草药医却说，这是好事，说明你的手腕活过来了。这么多年过来到现在，这个病人的手腕除了有些变形外，手指活动和用力都不受影响，甚至连许多骨折后病人常有的遇到天气变化就隐隐作痛的后遗症都没有。受医师资格管理的影响，这些民间中医都是非法行医者，即使允许他们考试，他们也不可能考得过，以至于到现在，许多有绝活的民间中医都已经慢慢地流失了。

当归四逆汤是治疗厥阴病的正方，在此基础上，还可以加些药味以增强药力。张仲景说：**"若其人内有久寒者，宜当归四逆加吴茱萸生姜汤。"** 就是说如果平时病人就有长期体寒怕冷的情况，或者有四肢关节长期寒湿的疼痛史，就可以加吴茱萸和生姜以增强祛寒能力。

【当归四逆加吴茱萸生姜汤】

当归三两　　　　芍药三两　甘草二两，炙　通草二两

桂枝三两，去皮　细辛三两　生姜半斤　　　吴茱萸二升

大枣二十五枚，擘

（上九味，以水六升，清酒六升，和，煮取五升，去滓，温分五服。）

　　这个方子是在当归四逆汤的基础上，加了生姜、吴茱萸，还加了一倍的大枣以及清酒，而且每天服药五次，每次一碗，也是加量服用的。汉代还没有蒸馏制酒的技术，当时的酒都是用曲酿造的米酒。一般来说，当时冬酿春成的一季酿造酒，酒的颜色较白，就是白酒；冬酿夏成的两季酿造酒，酒的颜色较清，就是清酒。汉代清酒的酒精度数是不超过10度的，再经过煎煮，汤药中基本不会有酒精含量了，所以如果我们把古人汤药中加酒煮的方式，理解为通过酒精来温通血脉是肯定不对的。

　　酒最早是由中国人发明的，最早的酒，古人叫作醴醴，做酒的方法是醴法，醴读作礼。古人认为谷物发芽时，具有强大的生机，把这个生机提炼出来，会对身体有益，于是就把发芽的谷物泡在水里，装在大缸里密封，过了一段时间，泡发芽谷物的水就成了酒，这个方法就是"醴"。醴字由酉、豊两个字构成，酉是泡缸，豊字上曲下豆，表示发芽的谷物，醴字形象地描述了把发芽的谷物泡在缸里的画面。醴法之后古代的造酒技术有了改进，这是个把发芽的谷物先制成曲，也就是把生机先提取出来的技术（曲来源于豊字中的曲），然后把一些米粒煮熟，掺入曲来加快发

酵的过程，总体来看这是通过水火法来加快醴法的造酒改进方法，古人称为酿酒法。汉代开始大量用曲来酿酒，张仲景在这个方子中用的清酒就是用曲酿的酒。

古人把酒当作是谷物发芽时蕴含着的生机的提取物，最早是用于治病的，主要用于生机衰弱的病人，当归四逆加吴茱萸生姜汤中用一半清酒来煮药，就是为了提高药材的生发之性。《伤寒论》中其他的一些用酒煮的药方，也都是为了增加药材的生发之性。现代的酒，酒精度很高，生发之性已经不存，而是变成了走窜之性。《黄帝内经》讲**"少火生气，壮火食气"**，就是说生发之性这样的少火才能补益元气，走窜之性这样的壮火反而是耗散身体元气的。有些中医师在古方今用时，如果古方中需要用到酒，比如当归四逆加吴茱萸生姜汤，就让病人用水煮好药后，在药液中加一勺白酒进去掺着喝，以为古人就是用酒精来温通血脉的，这样的服用方法肯定是不对的，有可能还会导致病人的气血进一步地被损耗，病情也可能更为加重。

厥阴病人在正常情况下，体内的正气还能与病邪抗争，出现发热是相对比较好的情况。但如果病人的元阳虚脱了，厥阴病人的病情就有可能快速地恶化，最终导致病人的死亡。厥阴病人的病情恶化与少阴病人的阳气虚脱不同，是很难用抢救阳气的方法挽救回来的，比如癌症晚期的病人濒临生机亡逸时，就基本上很难救回来了，而心肾衰竭的少阴病人还有一些成功的可能性，能够通过回阳救逆法抢救成功。厥阴病人的元阳虚脱主要有汗出不止和下利不止两种表现，张仲景说：**"伤寒六七日，不利，便发热而利，**

其人汗出不止者，死，有阴无阳故也。" 就是指伤寒六七日的厥阴病人，本来没有腹泻的情况，但医者错用了发汗的疗法导致病人发汗后，病人可能一方面开始出现腹泻不止的情况，另一方面也有汗出不止的情况，这两者都是亡阳的表现，张仲景称为有阴无阳，厥阴病人出现这些情况基本必死无疑。

厥阴病人是严禁使用汗法的，只能由病人自身产生抗病的元阳，让病人自身出现发热抗病的表现才行。厥阴病人的自发热是一种好的现象，张仲景在厥阴病篇中多次强调厥症和发热症如果达到平衡，疾病就会自愈。前些年，一些美国医学家发现，有极少数的晚期癌症病人，本来已经放弃治疗了，但突然会因为感冒等原因而发高烧，体温会高达 40℃以上，当医生不对病人进行医疗干预，持续几天高烧后，癌症病人体内的癌症肿块居然会自动地消失。美国医学家们认为，发高烧时体内的免疫系统被激活，能够杀死癌细胞，由此美国医学家们就做了些对癌症晚期病人诱发高烧的尝试，希望通过诱发病人高烧而治愈癌症，但最终无一例成功，病人诱发高烧后都会很快地死亡。这些美国医学家们的发现非常符合《伤寒论》中厥阴病的自愈描述，可见从厥阴病的治法中是有可能找到现代癌症的治疗方法的。

厥阴病人如果腹泻严重，治疗起来就比较困难，张仲景说："**发热而厥，七日下利者，为难治。**" 发热和厥症两者对抗，以六天为第一个周期，如果六天的周期过后，病人还有腹泻不止的情况，治疗起来就会比较困难。"**伤寒发**

热，**下利至甚，厥不止者，死"**，如果厥阴病人的腹泻一直止不住，病人就会死亡。**"伤寒发热，下利厥逆，躁不得卧者，死"**，如果厥阴病人又腹泻又厥逆，还有烦躁不能安静卧床的表现，也是要死亡的征兆。

在这些情况下，虽然病人已经很难治疗了，但是张仲景还是给出了一个方子，这个方子一反常态，有十四味药，是《伤寒论》中药味数量最多的汤剂。虽然后世许多医家对这个方子多为不解，贬多褒少，甚至一些医家认为这是后人编纂的，不是张仲景的方。但我认为，厥阴病下利不止是非常难治疗的，这个方子可能是张仲景难得的一个成功经验，我们应当从中尽量找出它的亮点来。下面，我们就来学习下这个方子。

"伤寒六七日，大下后，寸脉沉而迟，手足厥逆，下部脉不至，喉咽不利，唾脓血，泄利不止者，为难治。麻黄升麻汤主之。"

这段话我们需要非常仔细地分析，才有可能弄懂麻黄升麻汤组方的机制。

"伤寒六七日"就是指厥阴病。"大下后"，这里有可能是医者用了泻下法，也有可能是病人自己出现了严重的腹泻。"寸脉沉而迟，手足厥逆"，这是指阳气不能上达，气血不能充盈全身，病人手脚冰冷，肢端冷痛。"下部脉不至，喉咽不利"，下部脉是指尺脉，尺脉为阴脉，阴脉摸不到是因为没有元阳温煦阴气，元阳不足则阴气不化，阴液因此不能上滋咽喉，病人就会出现吞咽困难或者咽喉干燥等症。"泄利不止"就是腹泻不止。一般有以上症状的话，厥阴病人就很难挽救了。

　　但值得注意的是，在厥阴病人的这些症状中，还有一个"唾脓血"的症状，张仲景在厥阴病中有一个重要的观点：**"其热不罢者，此为热气有余，必发痈脓也。"** 就是说伤寒的邪气有可能在厥阴病的厥热反复中，积而化热，导致体内出现痈脓，唾脓血就是表示体内上部还有邪热存在。如果病人没有唾脓血的情况，基本上就无药可医了，但如果有唾脓血的情况，说明病人的体内还有邪热，就有可能有救。邪热有何用处呢？张仲景就此制定了一个奇方出来，用来出奇制胜，也就是说，张仲景的麻黄升麻汤是想把上部的邪热转化为自身的阳气，从而回阳救逆。这几乎是一个不可能完成的任务，但张仲景成功了，于是给我们留下了这个千古奇方。

【麻黄升麻汤】

麻黄二两半，去节　　升麻一两一分　　当归一两一分

知母十八铢　　　　黄芩十八铢　　　葳蕤十八铢

芍药六铢　　　　　天门冬六铢，去心　桂枝六铢，去皮

茯苓六铢　　　　　甘草六铢，炙　　　石膏六铢，碎，绵裹

白术六铢　　　　　干姜六铢

　　（上十四味，以水一斗，先煮麻黄一两沸，去上沫，内诸药，煮取三升，去滓，分温三服。相去如炊三斗米顷，令尽，汗出，愈。）

　　我们先看服药的过程及之后的情况，"相去如炊三斗米顷，令尽，汗出，愈"。古代经常用生活中常见的事物来描述时间，比如说燃三炷香的时间，烧完一炷香的时间大

约是古时的一刻,三炷香就是三刻,这里的炊一斗米的时间是两刻,炊三斗米的时间就是六刻。古人将一个时辰分为八刻,一个时辰是现在的2小时,古时一刻相当于15分钟。麻黄升麻汤要求病人分三次在炊三斗米的六刻内,即在90分钟的时间内服完药,也就是服完第一次药后,隔三刻(45分钟)后服第二次,然后再隔三刻(45分钟)后服第三次。"汗出,愈",是说在六刻的时间里服完药后,如果病人有汗出,就说明转邪热为阳气的方法成功了。汗出是人身阴液得到阳气蒸腾的表现,也是阴阳合和的表现。本来是非常危重的病人,服了这个奇方后,有可能很快会转危为安。

麻黄升麻汤中,麻黄用量二两半,即六十铢,是整个药方中用量最大的药材。张仲景以麻黄作为诸药的统帅,强行引领体内的邪热快速地走完六经,形成一股生机。在《伤寒论》中有个理论,外邪在身体里走完六经后,身体就有自愈的可能,所以麻黄升麻汤就是乘着邪强内弱的时机,引领着邪热快速地走完六经,服完麻黄升麻汤的时间是六刻,相当于一刻走一经。

我们将麻黄升麻汤中的药材按照六经属性分类,可以明显地看出张仲景是如何排兵布阵的。

　　(太阴)麻黄六十铢　　　(少阴)升麻三十铢

　　(厥阴)当归三十铢　　　(太阳)知母十八铢

　　(少阳)黄芩十八铢　　　(阳明)葳蕤十八铢

　　(太阴)白术六铢　　　　(少阴)茯苓六铢

　　(厥阴)干姜六铢　　　　(太阳)芍药六铢

（少阳）天门冬六铢　　（阳明）石膏六铢

（厥阴）桂枝六铢　　（君药）甘草六铢

这个方子中有很多过于专业的地方，限于篇幅就不再细说了。我就讲一下张仲景在这个方子中所用到的重要原理，这个原理就是《黄帝内经》中所说的"**阴病治阳，阳病治阴**"。在太阴、少阴、厥阴这三阴中，张仲景用麻黄、升麻、当归三个温性的阳药作为主药；在太阳、少阳、阳明这三阳中，用知母、黄芩、葳蕤三个凉性的阴药作为主药。明朝的张景岳说："**善补阳者，必于阴中求阳，则阳得阴助而生化无穷；善补阴者，必于阳中求阴，则阴得阳升而泉源不竭。**"这说的就是阴病治阳、阳病治阴的道理，也是对麻黄升麻汤最好的诠释。

麻黄升麻汤转六经而自愈的方法，是死中求生的方法，如果我们能够吃透其中的精髓，就有可能为许多现代不治之症，研究出一些有效的治疗方法来。

厥阴病虽然是六经病的最后一个环节，也往往是病人患重病和不治之症时的最艰难阶段，但张仲景提示我们，"物极必反"，有时最绝望的阶段反而是最有可能逆转的阶段。医家应当穷思竭力，从危重病人的各种病证中尽量地找出生机来，以阴阳转化之法来组方治病，只有在最艰难的病证中不断地磨砺医术，才能让自己慢慢地成为一个医道有成的医者。

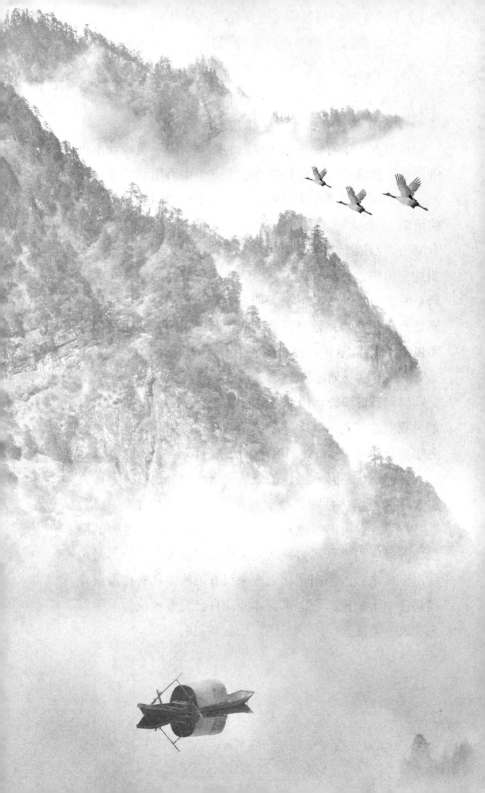

虚实当分辨

　　肥胖是长寿最大的敌人，全世界的百岁老人中几乎都没有肥胖者。有一次英国的 BBC 做了一个比较重口味的节目，是一个因肥胖而死的女人的尸体解剖的直播记录。这个非常肥胖的女人才活了五十多岁，死前自愿把躯体贡献出来做医学研究。在解剖的过程中可以发现，她的皮肤非常的厚实，体内也充斥着大量的脂肪，她生前的活动应当是非常的僵硬和困难的。但她的内脏却非常的松软，心脏、肝脏、肺脏等放到桌面上后直接就瘫塌下去了，而正常人的这些内脏却是有弹性和比较成形的。

　　中国古人很早就对健康长寿的人做了观察，古人认为体表轻健、内脏柔韧的人是最长寿的。我们看肥胖的人恰恰与之相反，是体表僵硬、内脏松软。中国古人认为长寿的修炼法是**"外炼柔，内炼刚"**，外炼柔的方法就是要经常拉筋，保持身体的柔软，有**"筋长一寸，寿延十年"**的说法；内炼刚的方法就是要宽容少欲，有句话叫：**"无欲则刚。"**平和的心态能让内脏保持柔韧，内脏柔韧就能少生病而长寿。身体内外的修炼法都以炼心为根本，也就是说平时要注意修身养性。

　　修身养性要如何去做才对呢？

　　《黄帝内经》中说："**智者察同，愚者察异。愚者不足，智者有余。有余则耳目聪明，身体轻强，老者复壮，壮者益治。**"就是说长寿智慧的人，对他人、植物、动物、风雨雷电等天地万物这些外界事物都能亲近和认同，从而对一切事物都心存善意，随遇而安；而短寿愚昧的人，却会经常对外界的一些事物产生不满，认为这些事物与我不同，从而一直存在抵触之心。愚者经常抵触外部事物，得到外界帮助的机会就少，得到自然的生机也少；而智者却能得到更多的自然生机。自然生机充足的人，就能耳聪目明，身体轻健，老当益壮，而且因为生活规律，即使有了小病也很容易自愈。

《黄帝内经》又说：**"是以圣人为无为之事，乐恬憺之能，从欲快志于虚无之守，故寿命无穷，与天地终，此圣人之治身也。"** 这段话是讲古代圣人是如何修身养性的，首先做事要无为，就是不存私心杂念，不以自身的喜恶来随意评判他人；其次心胸要宽广，凡事都要心平气和，以恬淡宽容为自身的修养标准，洁身自好；再次眼界要深远，从宇宙万物中去探求生命的意义。如果能够做到以上几点，那就能算作是圣人，长寿可期。

现在提倡的跑步等健身运动，对于年轻人来说是有益的，但对于50岁以上的人就弊大于利了，中老年人的运动应当以柔筋健骨为主才好。筋想要柔可以练太极拳，骨想要健可以多练叩齿和蹾脚，以身体的筋柔骨健达致平衡为最佳。

总之，中医健康养生的大体原则就是要将体表四肢锻炼出柔性来，而将体内的五脏六腑通过饮食管理、充足睡眠、适当早起、情绪调控等方法锻炼出韧性来，按"外炼柔，内炼刚"的原则进行养生，并通过刚柔相济的方法达致身体的阴阳平衡。

中医认为，刚健的事物为实，柔弱的事物为虚，因此体表四肢为实，五脏六腑为虚，外炼柔就是实中要带虚，内炼刚就是虚中要带实。虚和实是相反的两个事物，但虚中有实或实中有虚却是最佳且最牢固的状态。

我们看阴阳图，它是一个圆，内分为两个部分：一部分是黑色的，黑色为实，但其中有一个白色的小圆，白色为虚；同样，另一部分是白色的，白色为虚，其中也有一个黑色的小圆，黑色为实。这就是虚中有实、实中有虚的最直观表现。

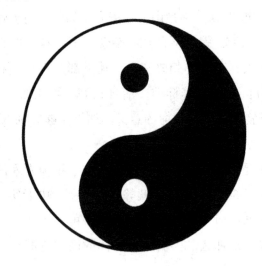

在世界上，善与恶、战争与和平都是相反的事物，但如果仅有某一方面单独存在却是非常不稳定的，比如清朝的中国闭关锁国，对外界的其他国家一点恶意都没有，在世界上相当于一个对外纯善的国家，结果自身却遭受到侵略，差点被灭了国。同样，如果没有战争，现代的人类也

不会那么珍惜和平，和平的主流也不可能长期稳定而至上。

《伤寒论》中有大量的复杂理论，理解这些理论必须有虚实的概念，我们有时需要把阴阳图理解得尽量透彻些，用阴阳合变的思路去分析，才有可能真正理解张仲景所阐述的医道。

我们知道，古人认为一个人生病的主要病因病机是六气，就是风寒暑湿燥火，六气按照阴阳虚实的性质分类如下：

风	寒	暑	火	湿	燥
厥阴	太阳	少阳	少阴	太阴	阳明
虚阴	虚阳	半虚半实	半实半虚	实阴	实阳

按照中医虚中有实、实中有虚的结合理论，虚和实在不对等的结合状态下是最稳定的。因此，体表四肢之实性，结合少量的风、寒之虚性，是有利于体表四肢保持健康的；同理，五脏六腑之虚性，结合少量的湿、燥之实性，也是有利于五脏六腑保持健康的。中国古人提倡早起锻炼，早上的气候相对比较凉爽潮湿，凉爽的风寒之性能够强健四肢，潮湿的湿性能够滋润五脏六腑，而且这些天地间很自然的风寒湿性，在清晨时因为有清阳之性的制约，变得非常轻微从而不易伤人。早起锻炼属于养生的范畴，应当尽量做舒缓轻松的活动，如果想做剧烈的运动，则应当在傍晚时分再进行，傍晚时，人的筋骨已经完全活动开了，不容易受伤。

抽烟是不健康的行为，但是人在60岁之后戒烟却是需要非常慎重的。烟属于燥性，长期有抽烟习惯的人，烟的燥性可能已经成为他平时身体里面用以平衡五脏六腑湿性的一种外来能量，年轻时戒烟，突然抛弃这些外来的能量而改用自身的能量，这个突然转变的过程身体还比较容易调整过来，但过了60岁的话就很难了。百岁老人中，也有少量的吸烟者，说明吸烟不一定会损寿，关键是要控制在少量和适当的范围内。我在临床中发现，60岁后突然戒烟者，身体的健康状况急剧下降甚至快速患癌去世的比例是非常高的。按照中医的虚实理论，如果一个人已经有长期抽烟的习惯了，60岁后可能不应该完全性地戒烟，只需适当地控烟，以每天不超过5根烟为宜。

虚实就像磁铁的阴阳两极一样，虚与实会像异性相吸一样地互相吸引；而虚与虚、实与实则像同性相斥一样地互相排斥。体表四肢之实性如果遇到湿、燥之实性，就会产生排斥性，不会像轻微风寒那样被体表风平浪静般地融合接收。比如身体体表一旦有了些湿气，我们的身体体表就会难受起来，会痒或起水泡，严重的话会患上湿疹、脚气等湿性疾病；如果身体体表有燥气，则可能出现皮肤开裂，或者患上风疹、黄褐斑、皮肤干痒脱屑等干燥性疾病。同理，五脏六腑之虚性也最排斥风、寒之虚性，如果体内受风或受寒的话，体内的症状反应也是最快和最剧烈的，病人可能会出现呕吐、腹泻、腹痛、失眠，甚至晕厥倒地等病症。

六气之中，还有半虚半实的暑邪，以及半实半虚的火邪，这两者都是热邪，都属于枢机之邪。枢是转轴，机是开关，体表的枢机就是四肢关节、口齿、耳目鼻、前后二阴、手指脚趾等。当体表四肢有热邪这样的枢机之邪时，就会侵犯以上的体表枢机部位，比如出现关节红肿疼痛、牙痛、耳鸣耳聋、目赤肿痛、流鼻血、小便热涩刺痛、痔疮出血、脚趾痛风红肿等病症。体内的枢机之处则比较复杂，在《伤寒论》中，主要有咽、胸中、心下、胁下、少腹等处，当体内有热邪时，就会侵犯以上的体内枢机部位，出现咽痛、呕吐、心下痞、结胸、胁满、少腹急结等主要病症。

我们在临床治疗中，只有明辨虚实，才能真正地做好健康医疗，也就是既治好病又不伤人且最终能够让人健康和长寿。体表的风寒，以及体内的湿燥，是虚实相合之性，如果是因为体表的风寒太过或者体内的湿燥太过才导致的疾病，在治疗时要注意因势利导，多用自然之力，比如多用药食同源的药材，而且治到疾病的八九分时就应该停止治疗了，留下一二分的问题让身体自己去慢慢适应和自愈为佳。如果本着一定要痊愈的用心，用十分的力量去给病人治病，却往往反而会过犹不及。很多时候医生快速地治疗好病人当前的病症后，病人却总是感觉身体还不舒服，反而又需要调理很久才可能会慢慢地恢复正常，这就是因为治疗太过了，虽然完全去除了外邪，但反而破坏了身体自身正常的虚实结合之性的缘故。

而体表的湿燥，以及体内的风寒，却是实实或虚虚的排斥之病，比如体表的湿疹和体内的风寒咳喘，治疗时则需要尽量地根治。在病人的病症消除后，也应该继续服用一段时间的药物以做巩固，或者必须让病人在饮食、睡眠等方面做一段时间的严格管理，如清淡饮食、早睡早起等。

对于热邪导致的枢机之病，治疗时则要注意中病即止，也就是一旦身体出现排病的良好反应，就可以停止治疗了，因为如果不及时地停止治疗，反而可能会导致病人之后出现药源性的枢机紊乱。比如，西药中的激素，虽然是个不良反应很大的药物，但如果用得好，治病时既能对症又能中病即止的话，往往能够起到很好的治疗效果。我在临床中观察到，有些老病人在年轻时曾患上风湿关节红肿疼痛等急性病，当时经医术高明的医生打上一针激素后立即停止其他的治疗，后续的一些病症反应让病人先暂时忍一忍，之后慢慢地，病人所有的风湿病症都会逐渐地消失，很多病人几十年都没有再犯过；而有些病人则是一直打激素，或服激素，一旦停用激素疾病就会复发，甚至更严重。所以，想要用激素治疗好关节疼痛等病症，一是要技术高明，进针部位准确，二是一定要遵守中病即止的原则。

针对体表的枢机之病，现在的治疗方法是非常多的，而体内的枢机之病，现代医学对它的认识则是严重不足的，目前许多的中医师对它的认知也很匮乏，因此，我在下面会重点以《伤寒论》的内容来讲述如何治疗体内的枢机之病。

"**发汗吐下后，虚烦不得眠。若剧者，必反复颠倒，心中懊憹，栀子豉汤主之。**"伤寒病人经过发汗法、吐法、泻下法等治疗的折腾后，可能会出现心烦失眠的情况。在现在的临床中，有时候一些常见病的病人经受各种治疗的折腾后，也常常会出现心烦失眠的情况。如果病人心烦失眠的症状非常严重，病人可能会出现做事颠倒反复，健忘折腾，时常自语，懊恼烦闷的情况。中医讲"心主神明"，胸中为心的居处，胸中的枢机失衡，就会干扰人的神智，出现很多的乱象。张仲景对胸中枢机失衡的情况，采用了栀子汤类的方剂来治疗，上述情况用的是栀子豉汤。另外，只要是热结胸中不去的情况，都可以用栀子豉汤来治疗。比如，**"发汗若下之，而烦热，胸中窒者，栀子豉汤主之"**，是说在病人热结胸中导致憋闷难受的情况下，也可以用栀子豉汤治疗。还有，**"伤寒五六日，大下之后，身热不去，心中结痛者，未欲解也，栀子豉汤主之"**，是说病人有热结胸中疼痛的症状，在外有发热的情况下，也可以用栀子豉汤来治疗。栀子豉汤是如何治疗以上症状的呢？下面我们来看一下它的处方及煎服法。

【栀子豉汤】

栀子十四个，擘　香豉四合，绵裹

（上二味，以水四升，先煮栀子，得二升半，内豉，煮取一升半，去滓，分为二服，温进一服，得吐者止后服。）

香豉就是豆豉，现在药用的是淡豆豉，豆豉是将黄豆煮熟后闷盖发酵而成。古人认为食材的发酵物具有去积消滞的作用，黄豆的五行属土，土居中为君，因此豆豉能够去君主之滞，也就是除心中的懊恼。

栀子豉汤服用后，病人如果出现呕吐黏液或药液的情况，就是中病了，是药力已经作用到胸中枢机的表现，这时要遵循"中病即止"的原则，不再继续给病人服用药物，而要慢慢地等待病人自己的恢复。

现代的许多中医都认为栀子豉汤是催吐剂，认为其中催吐的主要成分是豆豉。其实这是不对的，因为如果是一个正常的人试服栀子豉汤，基本不会有呕吐的反应，平时大家吃豆豉也没见谁会呕吐的。之所以现代中医会有豆豉催吐的认知，也是因为经现代的药理实验证实栀子根本就没有催吐的作用，栀子现在被列为药食同源的药材，认为它是没有什么不良反应的，否定了栀子就只能"责怪"于豆豉了。那么《伤寒论》中栀子汤类的方剂都有服药后呕吐的反应，又是什么原因呢？其实，服药后呕吐有两种情况，一种是催吐后反应，一种是中病后反应。栀子和豆豉都没有催吐作用，而只有在胸中枢机失衡的情况下服用，才会因为胸中枢机的自我调整而出现呕吐反应。

栀子汤类方剂的君药是栀子，栀子味苦入心，栀子的用量是十四个，十四是二七之数，二和七都属火归心。中医认为心为君主，五行土也是君主，中药里黄色的药材都比较苦，也基本都能入心，如黄连、大黄、黄芩、黄柏等，另外栀子也叫黄栀子，与它们同类。中医讲"心不受邪"，心为君主是不受外邪侵害的，所有的外邪到了君主"心"这里，都会被屏蔽在外。在古代，栀同卮，卮是妄言的意思，栀子的药力到了君主"心"面前，就如同一个疯子在皇帝面前胡言乱语一样，肯定是要被君主的侍卫暴力赶出去的，所以栀子的药力能够诱发胸中的排斥之力，从而推荡邪热外出，发生呕吐反应。

《伤寒论》中还有栀子豉汤的变方，**"若少气者，栀子甘草豉汤主之"**，如果病人气力不足，病恹恹的，需要在栀子豉汤中加甘草二两，以补中气。**"若呕者，栀子生姜豉汤主之"**，如果病人有呕吐的情况，需要在栀子豉汤中加生姜五两来止呕，同样，服用栀子生姜豉汤后病人出现吐黏液或药液的情况，就是中病，不用再服剩余的药了。看到栀子生姜豉汤的配方和服法后，我们就应该更明确地认识到，栀子汤类的方剂根本就不可能是催吐剂，否则为什么还可以用于已经呕吐的病人，以及在方剂中加入生姜来止呕呢。

"伤寒下后，心烦腹满，卧起不安者，栀子厚朴汤主之。"栀子厚朴汤是栀子汤类方中的一个变方，心烦腹满而卧起不安的症状，是热结胸中同时还有阳明燥结的缘故，治疗时需要两者兼顾，既要治疗热结胸中证又要治疗阳明燥结证。

【栀子厚朴汤】

栀子十四个，擘　厚朴四两，炙，去皮

枳实四枚，水浸，炙令黄

（上三味，以水三升半，煮取一升半，去滓，分二服，温进一服，得吐者止后服。）

栀子厚朴汤相当于将小承气汤的君药大黄换成了栀子，也就是原班人马不变，只换了主将的做法。为什么病人有阳明证却不再加上大黄呢？因为胸中枢机失衡是这个病证的主要矛盾，阳明燥结是次要矛盾，小承气汤只保留了厚朴、枳实，缺少主将大黄，这样对于阳明病它们就只能起到牵制作用，而没有主攻作用，这其中的用意是让它们不产生强大的主攻作用，从而不会拖累栀子的主攻作用。我们看张仲景的处方，他用药时都很谨慎，药味比较少，这就是因为用药时必须要有主次之分，要深明医理。如果医者乱加药味，以图面面俱到，反而是不明医理的表现。在本方中，如果为了强调清除阳明燥结的治疗效果，而加上了大黄的话，就会两者兼失，既医不好胸中枢机失衡，又有可能让阳明燥结的情况出现变证，反而是添乱的行为。

"伤寒，医以丸药大下之，身热不去，微烦者，栀子干姜汤主之。"大下之是指病人服用医者的泻药后，腹泻的反应比较大，大下后多数情况下病人的腹内都已经清空了，可能会有里阳虚寒的情况。如果病人出现心烦，就是热结胸中的表现，身热不去则是里寒外热的表现。这时也要两者兼顾，既需要处理胸中的枢机失衡，也要温中散寒，可以用栀子干姜汤来治疗。

【栀子干姜汤】

栀子十四个，擘　干姜二两

（上二味，以水三升半，煮取一升半，去滓，分二服，温进一服，得吐者止后服。）

栀子干姜汤的药味组成更是简单，只有栀子和干姜两味药，这就更加地说明了，解决枢机之病是治疗的当务之急，如果不先解决胸中的枢机失衡问题，其他的问题也不可能得到解决。配方用药时应当尽量减少其他药物对栀子的干扰，先让栀子起作用才行。

栀子汤类方是通过君主"心"自身不受邪的排斥反应来调理胸中枢机失衡的，但如果病人的中气久虚，君主"心"可能有些孱弱，就不能用栀子汤类方了。如张仲景说："**凡用栀子汤，病人旧微溏者，不可与服之。**"旧微溏就是指病人长期有慢性腹泻的情况，长期腹泻往往都会导致中气不足甚至下陷，用了栀子汤病人可能会出现想吐却吐不出的复杂变证，又或者吐后反而导致病人的中气或元阳虚脱，病情有可能会进一步地加重。

栀子虽然是公布的药食同源的药材之一，但我认为栀子是不能常服的，常服会耗损心气，也有可能会导致人的神智慢慢昏晦不明起来。

栀子汤证的热结胸中是邪热偏盛而体内阳气尚能与之抗争的轻症，如果体内阳气亏虚或下陷，邪热也随之内陷就有可能会发展成重症，形成结胸证。

"**客气动膈，短气躁烦，心中懊侬，阳气内陷，心下因硬，则为结胸。**"邪热侵犯胸中，可能会影响胸膈的枢机，导致病人出现气短呼吸不畅，烦躁懊恼等症状，如果胸中的阳气亏虚下陷，邪热就会占据阳气的位置，与体内的阴水相结，因邪热没有温阳化水的作用，所以阴水与邪热在胸中相结是硬而不化的，这种病证就叫作结胸证。

在临床中，结胸证可以通过按诊和脉诊来与其他胸部病证相鉴别。"**按之痛，寸脉浮，关脉沉，名曰结胸也。**"如果怀疑病人有结胸证，可以试着按一下病人胸口正中胸骨下的软处，医者按下去感觉发硬，病人也感觉痛的话，就有可能是结胸证。如果再加上病人的脉象中，寸脉与关脉相比，寸脉浮而关脉沉，就可以明确地诊断病人有结胸证了。

"**病发于阳，而反下之，热入因作结胸……所以成结胸者，以下之太早故也。**"伤寒的病人，如果有恶寒发热的表证，是病发于阳，应该用汗法来治疗，如果医者反而用了泻下法，热邪就可能内入胸膈形成结胸。所以，在外感病恶寒发热的阶段，是尽量不要用泻下法的，如果一定需要用到泻下法，应该在恶寒发热的表证消除后再进行。

"**结胸证，其脉浮大者，不可下，下之则死。结胸证悉具，烦躁者亦死。**"结胸病人，如果脉象是浮大无根的，说明体内的阳气可能已经虚脱，这时候再给病人服用泻下药的话，病人就可能会腹泻而死。如果结胸病人非常烦躁，则是元阳暴脱的表现，抢救起来也比较困难，死亡率较高。

结胸证晚期比较危重时的情形非常类似现代的晚期纵隔肿瘤或肺癌积水期，这些胸部恶疾在发作前往往都没有症状表现，一旦发作就是晚期了。因胸中阳气内陷是导致结胸证发病的主要原因，这就说明了这些胸部恶疾形成的原因大多与胸中阳气内陷有关。可惜的是，现在的《伤寒论》是遗篇编纂而成，结胸危证的治法可能在张仲景成书之时存在，但后世就已遗失了，我们现在只能看到结胸轻症的治疗方法。

结胸证的邪热与阴水相结的情形，一共有三种情况：第一种是邪热与阴水力量相等，两者大致平衡，这种情形下张仲景用大陷胸汤治疗；第二种是邪热力量大于阴水，以热象为主，这种情形下用小陷胸汤治疗；第三种是阴水力量大于邪热，以寒象为主，这种情形下用三物小陷胸汤治疗。

"伤寒六七日，结胸热实，脉沉而紧，心下痛，按之石硬者，大陷胸汤主之。"邪热与阴水平衡时，两者的结合最为紧密，脉象上会体现出"紧"和"沉"的致密性，触摸病人胸口下时也会发现非常硬，甚至会有石质感。

【大陷胸汤】

大黄六两，去皮　芒硝一升　甘遂一钱匕

（上三味，以水六升，先煮大黄取二升，去滓，内芒硝，煮一两沸，内甘遂末。温服一升，得快利止后服。）

大陷胸汤相当于将调胃承气汤中的甘草去掉，换成了甘遂。方子中以大黄为君药，主清心下邪热；芒硝增液清利，辅助大黄清除邪热；甘遂在《神农本草经》里记载有"破坚积聚，利水谷道"的作用，它的破坚积聚之作用是非常适合解开邪热与阴水之结的。服用大陷胸汤时也要遵守中病即止的原则，一旦病人服药后有腹泻的中病反应，就不能再服剩余的汤药了。

值得注意的是，张仲景之后的 1000 年，有个医家叫张子和，他提出了中药配伍的禁忌——十八反、十九畏，指出甘遂与甘草是相反的药物，不能同用，可是张仲景在甘遂半夏汤中就有甘遂与甘草同用的配伍之法。另外，张子和还认为半夏和附子不能同用，但是张仲景的附子粳米汤中却有半夏与附子同用的配伍之法。现代中药师的培训及操作流程是要求严格遵守十八反、十九畏的中药配伍禁忌的，所以如果药方里有甘遂和甘草同用的情况，药师是拒绝配药的。

但我曾经跟师过一位治肝癌非常厉害的老中医，他治疗肝癌晚期腹水严重的病人，几乎都会用上甘遂配甘草，而且效果还非常的好，有几个肝癌晚期腹水的病人被治好后，过了二三十年都还活着。我也接触过一些民间中医，他们都对十八反、十九畏不以为然，认为其中的大多数说法都不准确，只要恰当运用，就算按十八反和十九畏的配比用了也不会出现什么不良反应。但现实中的十八反和十九畏却是一个紧箍咒，束缚住了多数中医人的思路和手脚，让他们不敢尝试。

有人曾经提议，通过科学研究来判定十八反、十九畏到底正不正确，但是最终也无法成功，因为对于中药的研究，现代科学就像幼儿园的孩子要研究大人的学问一样，只是随心揣测罢了，认为它们相配是有毒的就可以做出有毒的结果来，认为它们相配可能是没毒的又可以做出没毒的结果来，这样就很难有一个最终的答案了。比如，按照科学研究的极端设置法，西红柿都是有毒的，反过来呢，蛇毒都可以搞得没毒。要想让现代科学研究来做裁判，去搞清楚中药的禁忌到底对不对是不可能的，因此长期以来，到底允不允许甘遂和甘草同用，就成了悬而未决的事情。

实际上，张仲景用甘遂和甘草的方法是非常明确的，如果是邪热与阴水相结合形成的实结，就只能单用甘遂而不能加用甘草，因为甘草可能会加固实结，让甘遂在攻坚时无功而返，无功而返的甘遂可能会让体内的正气受到甘遂的攻逐而受损；如果邪热与阴水相结时，体内的正气不足，当甘遂的攻逐之力太大时就有可能会伤及体内的正气，这时往往就需要加用甘草以适当地扶助体内的正气；如果邪热和阴水相结时，邪热较弱，体内的阴水也不足，甘遂的利水之力有可能会伤到体内的阴分，这时就需要加用蜂蜜以缓和甘遂的利水作用；如果邪热、阴水、正气均不足，就要甘遂、甘草、蜂蜜同用，张仲景的甘遂半夏汤就是这样用的。

"小结胸病，正在心下，按之则痛，脉浮滑者，小陷胸汤主之。"邪热与阴水相结时，如果邪热盛于阴水，病人的脉象就会表现为浮滑，按病人胸口下的时候也会痛，但是不会太硬，这时治疗就要以清邪热、化痰结为主。

【小陷胸汤】

黄连一两　半夏半升，洗　栝楼实大者一枚

（上三味，以水六升，先煮栝楼，取三升，去滓，内诸药，煮取二升，去滓，分温三服。）

栝楼实就是瓜蒌的果实，现代用药有瓜蒌皮、瓜蒌仁、全瓜蒌之分，张仲景的用法是不去皮、子的，也就是用全瓜蒌。瓜蒌滋阴清热、化痰散结的作用很强，半夏能温化寒痰，瓜蒌与半夏合用能够更好地解除邪热与阴水所结的痰结。方中黄连为君药，能够清除心下邪热。小陷胸汤中黄连用量是一两，半夏换算后是三两左右，栝楼实大者一枚换算后是六两左右，整个药方的药性是偏寒凉的。如果病人平素的身体是偏寒性的，可以将半夏换成姜半夏，以适当地提升半夏的温性来减少药方的寒性。小陷胸汤的现代临床运用范围很广，能够广泛地运用于以痰热互结为主证的各种现代疾病中。有个民间中医将封盖蜂巢连蜜与黄连、半夏、瓜蒌同蒸 3 小时，蒸出的药蜜汁过滤后成为膏汁药，然后给一些痰热性的乳腺癌病人服用。这个药方在实际运用中取得了比较满意的效果，其中的用法也蕴含着中医的取象比类法，因为蜂巢的形状比较类似于乳房的腺管结构。

　　"寒实结胸，无热症者，与三物小陷胸汤，白散亦可服。"如果邪热与阴水相结时，邪热弱于阴水，邪热就会深陷于阴水之中，形成寒包火的情况，这时病人往往只有寒象的症状表现，而没有热象的症状表现。寒包火治疗时需要破开寒结，引邪热外出，可以用三物小陷胸方的汤剂或散剂治疗，《伤寒论》中只遗留了散剂的用法，汤剂则缺失了。

【三物小陷胸（白散）】

　　桔梗三分　巴豆一分，去皮心，熬黑研如脂　贝母三分
　　（上三味为散，内巴豆，更于臼中杵之。以白饮和服，强人半钱匕，羸者减之。）

　　巴豆的皮和心毒性较大，需要提前去除掉。巴豆是不能直接生服的，会引发剧烈的呕吐和腹泻。张仲景的炮制方法是用热干锅慢慢地将去掉皮心的巴豆熬黑，这个过程中巴豆能够被充分地熬熟，也可适当地减少巴豆油的辛燥毒性。《神农本草经》里记载巴豆能够"破癥瘕结聚，坚

积……开通闭塞，利水谷道"，方中用于破开寒包火的外部
寒结；贝母清热化痰，能够分开邪热与阴水之结；桔梗药
性升浮，有清热排脓的作用，方中用于引邪热从寒包火的
状态中升浮出来。三物小陷胸汤的散剂需要用米汤送服，
依病人的身体状况决定用量，身体强壮的可以用 1 克，身
体较弱的只能用 0.5 克左右。

**"病在膈上必吐，在膈下必利，不利，进热粥一杯。利
过不止，进冷粥一杯。"** 服药后的中病反应有呕吐和腹泻两
种情况，寒热结在胸膈之上的会吐，寒热结在胸膈之下的
就会腹泻。如果服药后既不呕吐又不腹泻，说明寒结没有
破开，可以加服一杯热粥以增强巴豆的破结之力。如果病
人有了腹泻的排病反应，但是之后却一直腹泻不止的话，
可以加服一杯冷粥以对抗巴豆的辛热开结之性，就可以止
住腹泻了。还需要注意的是，在体内破寒热结的过程中，
体外可能会有反应，张仲景说：**"身热皮粟不解，欲引衣自
覆。"** 就是说可能会出现发高烧且皮肤战栗起鸡皮疙瘩的情
况，病人也会因怕冷而加盖衣被。这种情况下绝对不能用
凉水擦身来降体温，**"若以水潠之，洗之，益令热劫不得
出"**，如果体外受了凉，寒热结中的邪热就会退回去，越发
出不来了。

寒包火的情况在女孩子中很常见，很多女孩子因爱美
喜欢穿短裙，冷天也不例外，这样就容易形成寒包火的身
体状况。另外，女孩子来月经时子宫内的瘀血要往体外排，
瘀血中也容易伴随着邪热，如果在月经期过度地服用冷饮
或寒食，就有可能在少腹部形成寒包火的内闭之邪，长期

持续下来就有可能会导致不孕或者妇科子宫肌瘤的形成。中医师在治疗这些病症时，一定要让病人在服药期间尽量保暖，不能碰冷水，不能喝冷饮和吃凉食，否则在治疗的过程中就有可能引不出邪热，不能让邪热从寒包火的状态中溢出消散，从而达不到理想的治疗效果。

　　还有一种情况，就是邪热与女子的经水相结，中医叫"热入血室"，是女性特有的病证。发病的原因一般都是在女性月经刚来的时候却突然受寒感冒发烧了，邪热可能会直接从女子下腹部的经水缺口处进入血分，从而引发与女子经水有关的血证类疾病。邪热与女子经水相结后，可能会造成闭经、胸胁下硬满、谵语、寒热疟等情况，其中闭经是比较常见的。临证时如果女病人有闭经的情况，医生需要追问她在之前最后一次月经期时有没有受寒或喝冷饮等情况，假如有这些情况的话，闭经的原因就有可能是热入血室，可以用小柴胡汤来治疗。

　　在胸部正中下方的软处，是人身很重要的一个枢机之处，除了邪热会容易侵犯外，虚寒之邪也容易进驻，虚寒之邪进驻胸下的枢机之处后，会形成一个需要与结胸证相鉴别的心下痞证。《伤寒论》中说："**病发于阳，而反下之，热入因作结胸；病发于阴，而反下之，因作痞也。**"这里指出了结胸证属于阳病，与邪热有关；而痞证属于阴病，与虚寒有关。"**脉浮而紧，而复下之，紧反入里，则作痞。按之自濡，但气痞耳**"，就是说本该用发汗法治疗时，却用了泻下法。如果病人最初的脉象是浮而紧，紧为寒之象，泻下后在病人体内的中阳暂时处于空虚的阶段时，寒气有可能会随之而入，在心下形成痞证。痞证的特点是胸下部位按下去比较柔软，如果一点都不硬就是虚寒之邪与气机相结的气痞证。

对于这种气痞证类型的虚邪，张仲景是用非常特殊的以虚治虚的方法来治疗的，这种"虚"的思维方式非常值得我们认真地领悟和学习。**"心下痞，按之濡，其脉关上浮者，大黄黄连泻心汤主之。"** 胸口下方如果有痞证，按下去感觉是柔软的，就是气痞，如果病人关脉稍偏上的部位，脉象表现为浮的话，就是虚寒之邪客居心下枢机之处的表现，可以用大黄黄连泻心汤来治疗。

【大黄黄连泻心汤】

大黄二两　　黄连一两

（上二味，以麻沸汤二升渍之，须臾绞去滓，分温再服。）

泻心汤是《伤寒论》中专治心下痞类病证的一类方剂，一共有五个，大黄黄连泻心汤是其中最基础的一个。我们知道，中医是讲"心不受邪"的，"泻心"的意思并不是泻心火，而是指"清君侧"，就是清除君主心周围因寒热相结而形成的郁结。由于心是火性的，君主心周围的郁结也会是偏热性的，因此要用大黄来清热；黄连是泻心汤类方剂的君药，有清邪热并维护和巩固心的作用。但心下痞的主因是虚寒之邪内陷，所以在大黄黄连泻心汤中，还有第三味药，这味药就是麻沸汤。麻沸汤中并没有药材在里面，只是水而已，用微火慢慢地煮水，这个过程很漫长，要有耐心，一直要煮到水里有细细的水泡出现，并等到水泡变得密密麻麻的时候，就是麻沸汤了。麻沸汤里面有什么呢？经过微火慢慢地煎煮后，麻沸汤里充满了清阳，清阳就是一味非常重要的药，这个清阳能够托心下的虚寒外出，与大黄、黄连两味药共同构成了一个清邪热祛虚寒的处方。

大黄、黄连浸渍在麻沸汤里后，就不能再加热继续煎煮了，否则会破坏麻沸汤里的清阳。大黄、黄连需要浸泡须臾的时间，再用棉布包住泡软的大黄和黄连用力拧，绞出药材中的药汁来，然后与浸泡的麻沸汤水相合，就可以了。药汁服用时只需要再微微加热到温热即可，不能再煮开。须臾是佛教的时间量词，一须臾的时间等于 0.8 小时，就是 48 分钟。佛教第一次进入中国是在公元前 200 多年的时候，当时秦始皇并不接受佛教，将印度阿育王派来中国宣传佛法的梵僧囚禁起来并驱逐出境。又过了 300 多年后，直到张仲景之前的东汉早期，佛教才正式被中国的皇帝所认可，并从此以后在中国内地逐渐地发展起来。在佛教的时间计数法中，一天一夜有三十须臾，三十为五、六之乘数，中医认为五为天数，六为地数，三十为天地之合数，所以一须臾的时间就是一日中天地阴阳的一个圆满数，大黄黄连泻心汤泡够一须臾的时间后，药味的阴阳成分就能够合和起来了。

大黄黄连泻心汤的麻沸汤浸渍法是药法合一的一个整体，如果没有麻沸汤这个法，直接煎煮大黄和黄连，就不会起到去除心下痞的作用了。由此可见，古人是非常擅于将阴阳等无形之物运用于治疗之中的，古人的配方用药也是始终以阴阳五行等无形原理来立意并组合的。如果我们不能够遵循古人的思维模式，就不可能真正弄懂古方的含义，也不可能再创造出像《伤寒论》中这些流传千古却至今仍然效如桴鼓的处方。

在大黄黄连泻心汤的基础方之上，张仲景还演变出了一些变方用于心下痞变证的治疗，通过学习和领悟张仲景在变方中所采用的思维模式及方法，能够帮助我们快速地提高自身的中医临床能力。

"心下痞，而复恶寒汗出者，附子泻心汤主之"，想要明白附子泻心汤的方意，就需要先弄清楚这句话里的恶寒汗出到底是不是表证。恶寒是怕冷加穿衣服的表现，甚至加了衣服后还会感觉冷。如果是表证的恶寒，体表想要汗出必须有发热的过程，而恶寒直接与汗出相伴，在表证中是没有的，所以附子泻心汤中的恶寒汗出指的是体内阳气不足且虚寒较重时引起的怕冷反应，不是表证中的恶寒。大黄黄连泻心汤的变方中加用附子是为了温阳以能够治疗里寒。

【附子泻心汤】

大黄二两　黄连一两　黄芩一两

附子一枚，炮，去皮，破，别煮取汁

（上四味，切三味，以麻沸汤二升渍之，须臾绞去滓，内附子汁，分温再服。）

附子泻心汤中的附子要另外单独煎煮，煎煮好的药汁再与麻沸汤浸渍出的药液相合。为了克制附子的热性可能产生的对心下痞证中的心外邪热的支持作用，需要再加上黄芩这一味药，以加强清除心外邪热的作用。黄芩也是用麻沸汤浸渍的，这样黄芩的药力就能与大黄、黄连相统一。

很多人平时都喜欢泡茶喝，如果是泡绿茶中的春芽茶，其实最适合用麻沸汤来泡，麻沸汤中的清阳与春芽茶的清阳能够相得益彰，喝起来是令人非常神清气爽的。但是，城市里想做出麻沸汤来可是非常不易的，一是必须用井水，用自来水或瓶装纯净水、矿泉水都是不行的；二是要用微弱的炭火慢慢烧，我们常用的煤气炉或电磁炉都达不到那么弱且自然的微火态。

在心下痞证中，我们也可以见到邪热，但是这个邪热并不是六气中的暑、火两种自然热邪，而是由于君主心不受邪，虚寒入侵后心阳与之抗争形成的废物性邪热，就像身体的白细胞吞噬病菌后形成的脓液一样都属于废物。心下痞证中的心外邪热是没有能量的，不可能再与阴水相结形成结胸证，但临床中却有一些心下痞的病人，胸口下按下去感觉是又软又硬，这个硬又是如何形成的呢？

张仲景说："**伤寒中风，医反下之，其人下利日数十行，谷不化，腹中雷鸣，心下痞硬而满，干呕心烦不得安。**"就是说有些病人用了泻下法的不当治疗后，腹泻的反应很严重，有时一天几十次地腹泻；病人吃下去的东西不消化，肚子里会一直咕咕地不时转动；病人胸下的心下痞症状会伴随着一些发硬和胀满的感觉，并有心烦干呕不能安静入睡的情况。"**医见心下痞，谓病不尽，复下之，其痞益甚。此非结热，但以胃中虚，客气上逆，故使硬也，甘**

草泻心汤主之。"就是说如果医者以为这种心下痞硬是心下
结热,又继续用泻下法的话,病人的心下痞硬反而会进一
步地加重。张仲景说,心下痞没有结热也会发硬的原因,
是源于胃的中阳不足,胃中邪火上逆与阴水相结而硬所致。
对于这类病证的治疗,需要两方面同步进行,一是要解除
心下痞,二是要温中阳并降胃逆,张仲景是用甘草泻心汤
来治疗的。

【甘草泻心汤】

　　　　　甘草四两,炙　黄芩三两　　　　　干姜三两
　　　　　半夏半升,洗　大枣十二枚,擘　黄连一两
　　(上六味,以水一斗,煮取六升,去滓,再煎取三升,温服一升,
日三服。)

　　甘草泻心汤中,黄芩、黄连用于治疗心下痞证;甘草、
干姜用于温中阳;半夏用于胃气上逆的通降治疗;大枣是
这几方面用药的调和剂,且煎服法也是采用和法来煮的,
先煮取六升,去渣后再煮至三升,以调和药性。

　　甘草泻心汤的组方之法,非常值得我们在某些良性肿
瘤的治疗中予以借鉴。我们在鉴别体表的肿瘤是良性还是
恶性时,有一个比较常用的方法,就是轻推肿块,如果肿
块与肿块周边组织没有边界之分,硬块好像是长在身体上
的,就很有可能是恶性肿瘤;如果肿块可以推动,肿块与
肿块周边的组织是分离的,肿块就好像漂浮在周边组织之
上,且肿块是外软内硬而不是整个都硬,这种就有很大的
可能是良性肿瘤。良性肿瘤的这种周边软而中心硬的性质,

与心下痞硬的性质是一样的。

我们看甘草泻心汤中的心下痞硬，其中导致硬的邪热是源于胃中的虚火，胃的邪热与天地的邪热相比，是要弱小很多的，所以只要胃的中阳得到恢复，胃虚火产生的邪热就会自然消散，而结胸证心下结硬中的天地邪热，却只有排出体外才能真正地解除，在体内是无法消化掉的。对于良性肿瘤的治疗，我们可以借鉴甘草泻心汤的方法，一方面清除肿瘤内的邪热，另一方面找到邪热的根源，进行针对性地治疗以断除其根。

比如女性常见的子宫肌瘤，中医称子宫为胞宫，胞宫内的邪热是下沉的虚火。甘草泻心汤的邪火来源于胃，胃气正常情况下是下降的，反常就会有虚火上攻；胞宫内的虚火则来源于肝，肝气正常情况下是上升的，反常就会有虚火下侵。胃的虚火是上升的，要用黄芩、黄连等苦降之性的清火药；而肝的虚火是下侵的，则要用有升提之性的清火药，如柴胡、升麻等。同时还要对产生虚火的肝进行治疗，我们可以根据不同的情况来治疗有虚火的肝，有补肝阴、补肝血、祛肝郁、疏肝气、扶脾养肝、泻肺温肝等治法，之后还需要根据病人的病情变化，随时调整治疗的方向。另外，我认为"和法"煎煮也是整个治疗中非常重要的一环，煮药时应当尽量采用多放水先煮一次，去渣后再煮一次的方法，以符合古人立方时的调和之意。

邪热侵犯人体时还有一个非常重要的枢机之处，就是在人的少腹偏下的部位。我们如果踩到小狗小猫等动物的尾巴，它们就会发疯一样地乱叫乱跳，甚至追着咬你，而邪热侵犯到人体的少腹部时，人也会产生狂躁等不正常的精神问题。这是因为尾骨是脊椎的延伸，脊椎是神经系统的重要组成部分，人的尾骨在长期的进化中内收进入盆腔，人的少腹部的枢机受到邪热影响时，邪热会进入盆腔并沿着尾骨向上侵犯脊椎，最终影响到大脑，导致人的情志及思维出现问题。

张仲景说："**太阳病六七日，表证仍在，脉微而沉，反不结胸，其人发狂者，以热在下焦，少腹当硬满，小便自利者，下血乃愈，所以然者，以太阳随经，瘀热在里故也，抵当汤主之。**"全身经络中最长的就是足太阳膀胱经，它从上到下，从头部沿着脊椎的两侧一直到脚，如果人之太阳受邪，其中有热邪隐藏在足太阳经之中的话，热邪就可能会顺着经络一直流窜到少腹中，形成少腹瘀热证，然后又侵犯脊椎并向上影响到脑，导致病人发狂。现代社会中有许多的精神病人，其中一些发狂的病人很有可能就是张仲景提到的太阳少腹瘀热证，如果去摸病人的少腹部，感觉是硬满的；而且病人虽然有发狂等暴躁的表现，但脉象却是微弱而沉的；再加上还有太阳表证，比如恶寒或忽冷忽热，或乱脱衣服等情况，就可以确定是少腹瘀热证了，可以用抵当汤来治疗。

【抵当汤】

水蛭熬　　　　　　虻虫各三十个，去翅足，熬

桃仁二十个，去皮尖　大黄三两，酒洗

（上四味，以水五升，煮取三升，去滓，温服一升，不下，更服。）

抵在古语里是顶撞、冲犯的意思，用于形容一个人失去理智的行为；当是一个多音字，这里要读作妥，是安稳、稳妥的意思，抵当就是本来不理智的人变得稳妥的意思。邪热虽然蓄积在少腹中，但病机仍归属于太阳经，人之太阳属寒水，太阳病在外用汗解，在内则通过小便而解。少腹瘀热证的病人，如果小便是正常没问题的，说明瘀热进入了血分，就要从血分中着手以清除邪热。水蛭和虻虫都是自然界中吸血非常厉害的昆虫，张仲景用它们来清除邪热与阴血所结的瘀血，虻虫的翅足会破坏人体正常的血脉，必须提前清除掉，两者都要用铁锅熬热炒熟，这样就可以减轻它们的破血作用而加强活血作用。桃仁有油性，既能润血脉又能活血，配合大黄能起到驱逐邪热从血分中透出的作用。

我们知道，现代的狂犬病发作后的死亡率接近百分之百，狂犬病自古以来就有，那么中国古人是怎样治疗狂犬病的呢？如果有人被狂犬咬伤后发病，古人当然不会坐以待毙，张仲景的下瘀血汤就是治疗狂犬病的极效方。下瘀血汤由大黄、桃仁、土鳖虫组成，有点类似抵当汤，是将抵当汤中的水蛭、虻虫换成了土鳖虫。当现在有人被疯狗咬伤后，如果因没打疫苗或者疫苗没起作用，最终出现恐水恐声、喉肌痉挛时，要知道现代医学就已经没有办法了，这时千万要想起来中医还能救，马上服用张仲景的下瘀血汤，**一旦病人泻下黑便，这条命就救回来了**，而且下瘀血汤挽救狂犬病发作病人的成功率是非常高的。抵当汤与下瘀血汤的组成类同，都可以清除血分中的邪热，一旦病人有泻下黑便的反应，就说明瘀热之血从大便中排出来了，按照中病即止的原则，就不需要再服药了。

张仲景说："**太阳病不解，热结膀胱，其人如狂，血自下，下者愈。**"就是说很多情况下少腹瘀热证的病人都可能会自己通过便血而自愈，不用治疗。许多人在日常生活中突然会发现自己大便带血，但是又没有其他不舒服的症状，这种情况下不用紧张，这往往是身体自发性地排邪热的反应。如果是只便血一两次后就好了且没有其他的病证反应的话，说明这个症状不是疾病，反而是身体内的某些隐藏疾病在自我疗愈并恢复着的良好表现。

"**但少腹急结者，宜桃核承气汤**"，如果邪热进入少腹部血分的程度不深，病人就有可能只有少腹急结疼痛，而没有发狂的表现，这种情况下可以用桃核承气汤来治疗。

【桃核承气汤】

桃仁五十个，去皮尖　　大黄四两　　桂枝二两，去皮

甘草二两，炙　　　　芒硝二两

（上五味，以水七升，煮取二升半，去滓，内芒硝，更上火，微沸下火。先食温服五合，日三服，当微利。）

方中桃仁、大黄清血分瘀热，桂枝、甘草祛太阳表寒，芒硝软坚逐邪以清除少腹的瘀热之结。在如今比较流行的生活方式中，穿衣少并多露体是很常见的爱美表现，但有许多的少女却因为经常穿衣太少或过服冷食而受寒，之后容易出现痛经等病症。如果痛经时有少腹急结样的抽搐性疼痛以及恶寒的表现，就非常适合用桃核承气汤来治疗，服用及时的话常常能够一剂而愈，治疗好之后只要注意保

暖和忌冷饮，痛经是能够痊愈和不再复发的。服用桃核承气汤后的反应只是微微的腹泻，因此可以在一天内服完一剂药，一天服三次，每次半碗，但要注意必须在饭前空腹的情况下服药，如果在第二天出现轻微的腹泻，就可以不用再服药了。

现在的中医养生馆中经常推荐艾灸养生，艾灸对于身体偏虚寒的人是比较适合的，但如果是身体偏虚热的人，就不适合做艾灸了。张仲景说："**微数之脉，慎不可灸，因火为邪，则为烦逆，追虚逐实，血散脉中，火气虽微，内攻有力，焦骨伤筋，血难复也。**"身体偏虚的人脉搏也不会特别有力，如果脉搏既无力又稍快，这种微数的脉象是虚热之人常见的脉象表现。如果体内本身有虚热又去做艾灸的话，因艾火在体内无寒邪这样的对手，就反而会转为热邪，热邪在体内会迫血外散，伤筋动血，且人体的经筋和气血被艾火这样的热邪所伤后是比较难恢复的。

张仲景还说："**脉浮，宜以汗解，用火灸之，邪无从出，因火而盛，病从腰以下必重而痹，名火逆也。**"太阳受寒证，病人的脉象如果是浮的，正确的治疗方法应该是用中药发汗散寒，如果用艾灸散寒则有可能会引发出一些不良的病症。比如，当病人的体内除了寒邪，还有邪热伴随时，邪热就会因艾灸而盛，可能会沿着足太阳经迫散到腰及双下肢，导致病人出现下肢无力、行走困难等症，这种病证张仲景称为"火逆证"。

还有一种可能就是，邪热在体内四散并导致体内的阳气妄动而竭，病人常会有惊狂不安的表现，如《伤寒论》

中说："**伤寒脉浮，医以火迫劫之，亡阳必惊狂，卧起不安者，桂枝去芍药加蜀漆牡蛎龙骨救逆汤主之。**"因为这是阳气迫散后所导致的一种逆证，所以张仲景用救逆汤来命名。救逆汤是非常值得我们认真研究的一个方子，有很高的临床运用价值。值得注意的是，中医有一支流派自称为"火神派"，以善用附子等热药而出名，医者用好附子的话确实能治疗一些大病和重病，但也不能每个病人都用附子来治疗，如果医者以火神自居，妄图以热药来治疗所有病人的话，是非常错误的行为。我见到过一些白血病晚期的病人，脉象浮而无根，说明体内的阳气已经无根而四散了，但火神派还要用壮阳的热药来治疗，最终往往病人的病不但没被治好，死之前还会有惊狂不安、心悸烦躁失眠等亡阳的症状出现，这些就是张仲景称之为禁忌的医者"火迫劫之"的错误方法。

【桂枝去芍药加蜀漆牡蛎龙骨救逆汤】

桂枝三两，去皮　甘草二两，炙　生姜三两

大枣十二枚，擘　牡蛎五两，熬　蜀漆三两，洗去腥

龙骨四两

（上七味，以水一斗二升，先煮蜀漆，减二升，内诸药，煮取三升，去滓，温服一升。）

救逆汤是桂枝汤的一个加减方，是将桂枝汤去掉了芍药，加了牡蛎、蜀漆、龙骨而成。牡蛎是生蚝的外壳，牡蛎生活在海底地质坚硬的区域，外壳能够侵袭到礁石中并固定生长，因此牡蛎有很强的软坚散结作用，能够清除体

内邪热与阴水所结的郁结；龙骨是古代哺乳动物如象类、犀牛类、三趾马等的骨骼化石，化石中蕴含着千万年来五行土的催化之力，因此龙骨有很强的降浊生新作用；蜀漆是植物常山的幼苗，植物常山的根部则是另一味中药常山，《神农本草经》里记载蜀漆能治疗"腹中坚，癥结积聚，邪气蛊毒"，蜀漆有小毒，但它是很好的能够以毒攻毒的药物，也能够清除邪热与阴水之结。

为什么当病人用了错误的"火迫劫之"或壮阳之法治疗后出现逆证，却可以用桂枝汤来温阳救逆呢？因为桂枝汤提升的是人体的清阳，而热邪在体内迫散的就是体内的清阳，用附子等热药继续"壮火耗气"是不行的，只能用"少火生气"法来提升人体的清阳。

张仲景讲的这些救逆汤的症状，在后世中因为出现得较少，而且因为蜀漆有毒，这个方子现在已经很少有人去用了，但我认为这是一个很有价值的古方，值得深入地研究并运用。因为有一个曾经是不治之症的，即使现在能部分治好让病人多活几年，但同时也会让病人倾家荡产的疾病，它的患病机理与救逆汤的致病机制几乎是相同的，我们应该可以用救逆汤原方或者按照张仲景的思路来重新组方对该病进行治疗，这个疾病就是白血病，特别是因受装修材料的放射或化学污染而引发的儿童或成人的急性白血病。

现在较为常见的现象是，有一些儿童因为过早搬进还没有经过足够通风的新家，因受家里装修材料中超标甲醛的影响，没多久就有可能会患上儿童急性白血病。中医认为，甲醛等刺激性有害物质就是火毒，我们待在甲醛超标的房间里，没多久就可能会感觉鼻腔、喉咙出现干涩刺痛以及皮肤刺痒的症状，长时间在甲醛超标的房间工作，也会有脱发、烦躁等症状出现，甲醛对人体的侵害就像救逆汤证中所说的"火迫劫之"。白血病病人后期的出血不止等症与火迫亡阳病人的"惊狂、卧起不安"等症的发病机制是相同的，因为白血病病人出血不止的症状，其病机按照中医的理论就是"亡阳无以摄血"。

我们再来看下救逆汤与现代白血病治疗的相符之处，桂枝汤去芍药是用于生清阳的，按照现代医学的说法就像是提升免疫力；牡蛎是软坚散结的，主要用于解除邪热在全身各处形成的郁结；龙骨是降浊生新的，有点像白血病骨髓移植疗法中的清除自身原有的病态骨髓换上健康骨髓的意思。关键是蜀漆这味药，我们要怎样理解呢？《神农本草经》里记载蜀漆有治疗"邪气蛊毒、鬼疟"的作用，甲醛等有害气体就属于邪气蛊毒；古人认为"鬼"属阴物，是看不见的半有形物质，"疟"是指身热、体倦，有害的放射性物质会导致人体出现发热衰弱等症，可算是古人所说的鬼疟。古人记载的蜀漆的作用，非常适合治疗现代一些因甲醛超标、放射线污染所致的疾病，我们应当重视古人的经验，对蜀漆这味药再做进一步的深入研究和探讨。

从救逆汤可以看出，古人立方用药的水平已经达到了察虚的境界。《黄帝内经》说：**"治病必求于本。"**古人治病用药都是从病人的病机处着手，而病机的变化就不外乎"虚""实"两字而已。这也提示我们，医者只有做到明辨虚实，调和虚实，才有可能最终进入中医医术的上乘境界之中。

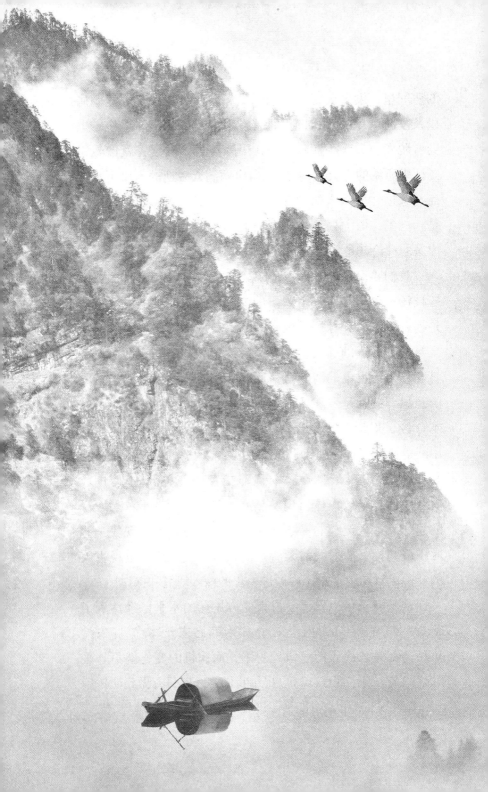

各病用各方

我们每个人要去做一项事业时，都会分两个阶段来进行，第一个阶段是学习基础知识，掌握基本能力，打好事业基础；第二个是实际运用和熟练操作的阶段，在这个过程中多数人都会力争有所创新，让自己的事业更上一层楼。以本书来说，之前的所有内容都只是基础而已，就算大家把前面的那些内容都记熟了，到了临床看病的时候，也只可能是一个生手而已。为什么呢？因为当你真正面对病人时，会发现绝大多数病人的病情都不可能与书本上的病证完全地吻合，即使病人的病证与书本上的病证只有很细微的差异，你如果照搬书本上的处方，很大可能也只能做到部分见效，而不能达到书本上所形容的效如桴鼓。

瑞士是一个很小的欧洲国家，却有工匠之国的美誉。在多数国家中，接受高等教育是人生取得职业成功的有效途径，但瑞士不是，瑞士年轻人是通过学徒制来获得职业技能的成功的。瑞士的制钟技术誉满全球，每一个钟表大师都是通过学徒制成长起来的，如果一个年轻人只是获得了高等的钟表知识教育和一大堆钟表工具却没有导师带领的话，他就有很大的可能会一直在钟表顶尖技能的圈外转来转去，终身不得其门而入。其实瑞士的学徒制只有短短的一两百年的历史，而中国的多数技能传承都有着几千年的学徒制历史。在中国古代，如果没有师傅教引，学中医的人在绝大部分情况下都不可能成为中医界的高手。

现在国内有许多的中医药大学，每年都要毕业大量的中医学生，可是他们在学校里学的都只是基础，到了临床上就没有老师再教你应该如何实际地运用这些学到的知识了。刚刚毕业的学生很多都只能摸索着去治病，如果不是天资极为聪颖的人，终其一生都很难在中医界里做出很高的成绩来。

老百姓看中医都喜欢找老中医，认为老中医的经验丰富，效果好。其实呢，中医的医术分为经验和能力两部分，经验是从失败中来的，经验积累后唯一的作用就是让人少犯错，经验多并不代表着医术就高明，甚至一些经验丰富的老中医看起病来，因为见多识广已经不敢再用猛药了，就像老滑头一样，开的药方不寒不热，补来补去的，这样的药既吃不死人，也治不好病；而个人能力才是提升中医医术最重要的部分，只有能力强的人，才有可能在技术传承和创新上走得更远。但在多数的情况下，如果一个中医师不能在四十岁之前进阶到中医的中高端层次，那么终其一生都很难成为医术高明的中医，所以四十岁之前的这段中医之路，是非常重要的，如果有名师带教的话，就可以少走些弯路以尽早成才。比如，张仲景十岁时就遍览医书，并跟随张伯祖学医；清朝名医叶天士从十二岁到十八岁期间就已拜名师十七人学习医术，不到三十岁时就已经凭医术而名闻天下。

对于中医这门博大精深的自然医学来说，有助于学好它的自身能力分为两部分，第一部分是对中国古代哲学的领悟及运用能力，这部分能力的知识来源是开源的，要想提高这方面的能力，可以通过多读古书来实现；第二部分的能力则与个人的天赋有关，这个天赋不是学习的天赋，而是体悟的天赋，体悟就是通过身体的感应来获得认知的能力。老百姓常说某人"久病成医"，就是说如果一个人容易生病或慢性病多，当他经常吃药并吃到一段时间之后，他就会对自己的身体状况非常了解，很多时候一个陌生的医生反而不如他自己对自身疾病的认知更为深刻，他自己反而更清楚应该如何治疗，医生开的药和采用的治疗方式，往往还不如他自己用药治疗的效果好，这种久病成医能力的形成，靠的就是病人自身的体悟。医术高明的人，体悟能力也是非常强的，临床中越是医术高明的医生，越有耐心，因为他需要在与病人的充分接触中，用体悟法去同步体会病人的痛楚，这样才能准确地判断清楚病人体内的病机情况。因此你可以这样判断，如果一个医生没有耐心听你讲话，或者你的行为让医生感到厌烦，那么你将接受到的治疗一定不会是最好的，或者是已经打了折扣的。

中国古代的许多名医都是年少时体弱多病，又或者父母体弱多病，需要不断地求医问药，这些经历能让名医在年少时就能仔细地体会和思考生命的道理，久而久之就能够让他们的体悟天赋得到训练和加强，从而更容易体悟出中医的一些精髓之处。

理论上讲，几乎每个人的疾病都是独一无二的，因为疾病的生成与每个人自身的经历、性格、环境，甚至运气都密切相关，而且单一病种的疾病是很少见的，大多数人都是复合型疾病，往往有两个以上的疾病相合及相互影响。中医师里越是技术水平高的人，越会把每一个病人的病都视为新病，开出来的处方都是依这个病人的情况而定的新方，是不会按照之前的经验照搬别的病人的有效方的，比如叶天士开出来的处方就几乎是人人不同的。

张仲景认为，伤寒病人有单一的六经病，也有合病，合病有不同经的合病，如太阳少阳合病、太阳少阴合病、三阳合病、三阴合病等；也有同经不同病机的合病，如太阳病中的桂枝汤证和麻黄汤证合病等。治疗合病就要用合方，《伤寒论》中的合方多数情况下就是方剂的加减方，如桂枝去芍药加附子汤等，也有两个方子的合方，如桂枝麻黄各半汤等。因为病人合病中的每部分病的轻重情况，都有或多或少的差异，所以理论上由多种不同轻重的六经病组合起来的合病，它们的数量是无穷无尽的，合病不同，合方就不同，合方还有药味组合变化不同及剂量变化不同等因素，因此合方的数量在理论上也是无穷无尽的。

在合方的选择及实际配方运用上，中医师的经验只能起到减少选项的作用，经验越丰富则能够减少的选项越多，但是指导中医师找到正确选项的途径却只能是一种能力，这个能力包含有理论知识、医道认知、体悟能力、运气技巧等。所以，不是所有的老中医都是医术高明的中医，混年资成名的老中医在治病效果上，往往还不如一些有志有为的年轻中医。我认为很多年来中医的传承是断了根的，没有以真正的中医自然智慧为根基去继承和研究中医理论，但现在的许多年轻中医都有所觉悟了，中医的未来还是很光明的。

学会分辨合病以及运用合方的能力，我们需要在掌握

《伤寒论》的基本知识之后，经过不断地临床实际运用及领悟，才能真正地获得。如果没有经过多次地实践，并不断地反复领悟，是不可能真正地学会中医的。比如，学游泳之前我们可以不下水先学一些基本的游泳知识，但要想真正学会游泳，是必须在水里多次进行实际练习的。学会运用中医合方治病，就像学会游泳一样，是一种能力的掌握，我们只有学会用体悟的方法分辨合病，才能逐渐掌握运用合方的方法。

那么，应该如何体悟病人的病情，以分辨合病呢？

体悟法就是代入法，是将病人的苦楚代入自己的身心，用自己的身心去感受这些苦楚，并体会这些苦楚的变化之理，从而更准确地找到病人的内部病机之所在。

下面，我们就运用体悟法先去体会和学习一下，一个在《伤寒论》中比较初级的合病用合方的例子——柴胡桂枝汤，感受它的机理以及它在临床中运用的规律。

"伤寒六七日，发热微恶寒，支节烦疼，微呕，心下支结，外证未去者，柴胡桂枝汤主之。"

柴胡桂枝汤是小柴胡汤与桂枝汤的合方，是治疗少阳病与太阳病合病的一个方子。按照现代的六经辨证的理论方法去理解，看似比较容易，微呕、心下支结是少阳病的主要表现，发热微恶寒是太阳少阳合病的表现，支节烦疼也是太阳少阳合病的表现，因此可以用小柴胡汤和桂枝汤的合方去治疗。但真正到了临床上，当一百个中医学生面对应该用柴胡桂枝汤治疗的病人时，几乎九十九个中医学生都不会想到用它，因为病人不可能按照上面的描述给你讲述病情，病人描述的内容可能与之相差到截然不同的地步。也就是说，如果中医师用辨证论治的方法学习《伤寒论》，那么只有病人也懂医，能够准确地按照古人的描述方法来讲述自己的病情时，中医师才有可能将病人的病证与古人的药方对应上，从而用对药方。但在当前病人几乎都是按照西医认知来描述自己病证的情况下，按照辨证论治的方法学出来的，只会对号入座的中医学生，对于如何用伤寒经方来治疗，那肯定是一头雾水的。

体悟是什么？体悟就是用身心去感悟。"伤寒六七日"，经过了六天后，伤寒病就已经传遍了六经，有太阳病与其他经病合病的基础了，六七日是一个循环后又回到以太阳病为主的时间段，所以读到伤寒六七日时，就应该下意识地在脑海中描绘出一个这样的场景：一个之前受了风寒的病人，过了几天后没好，还有些发热和怕冷的情况。"发热微恶寒"，这个病人的发热和怕冷的情况，与太阳病受寒最初的表现是不同的，现在他是发热稍重些，而恶寒的情况却是不明显和比较微弱的。

我们这时可以用体悟的方法来尝试领悟柴胡桂枝汤证，先根据以前自己生病时恶寒发热的感受，可以试试用意念在自己的身体体表上模拟出"发热微恶寒"的感受来，想象并感觉自己的体表在发烫，但却只有微微的怕冷；"支节烦疼"，在模拟出上面感受的基础上，再去模拟和感受自己的四肢肘膝、腕踝、指节等关节中，有一些由内向外的，内热外寒性质的，一阵一阵出现的，说不出来的，烦躁难受样的疼痛；"微呕"，然后还要模拟并感受出自己的心中是烦闷的，有微微想吐的感觉；"心下支结"，紧接着再去模拟并感受胸口下方那种梗塞住的，好像一团乱麻一样纠结在一起的，气机不顺的感觉；把上面的这些症状全部集合起来，然后再去感受"外证未去"，就是发热恶寒的身体表证还没有通过出汗而舒缓开来，还有着那种说不清楚的一些体表束缚感。

我们保持住以上的意念感觉，然后把体内的太阳病和少阳病区分出来，体会一下；又合并起来，再体会一下；然后又区分出来体会，之后又合并起来体会。在这个循环反复的过程中，我们能够产生许多的病情变化感悟，等积累的足够多了，我们就能在身心层面记住柴胡桂枝汤证了。

在真正面对一个病人时，这个病人可能是胆囊炎，也可能是风湿关节痛，在病人描述自己的病情及患病原因或治病经历时，你只需要静静地听，慢慢地去感受，如果在自己的身体里体悟到的症状感觉与以前学习柴胡桂枝汤证时的体悟感觉是大致相同的话，那么你给这个病人用柴胡桂枝汤就基本是正确的。当你用柴胡桂枝汤治好了这个病人后，你就会发现，在治病的整个过程中，病人根本就没有按照古人描述的那些柴胡桂枝汤证的症状来给你讲述病情，因此你也根本就不是按照辨证论治的方法去运用柴胡桂枝汤的，但这样凭体悟而用，你却会始终觉得是理所当然的，当然对于能否治疗好病人也是胸中有数的。

辨证论治的方法其实是个笨办法，你需要将成千上万的症状先进行归类，再进行鉴别分析，如果是混合性的症状，你还要拆分，然后通过汇总去得出一个非常不确定的答案，还需要去试图找出与它对应的处方。如果是方症基本对应的话还好，可以依方画瓢地运用，但如果两者有很大的差异，那么处方又应该如何进行变化就是非常让人摸不着头脑的事情了。况且古人是惜字如金的，很多症状虽然省略了没描述，但并不代表着不存在。

辨证论治是逻辑思维推理法，对于生命健康这样的身心性自然学问，用逻辑思维其实是很难弄懂的，而体悟法则是一种内运算法，是通过自身的身心记忆和重合反应来快速地进行对应，将病人的身心情况与相应的方药联系起来。内运算的这个过程是非常快的，远远超过辨证论治的逻辑思维推理法，准确率相对来说也会更高。内运算是中国古代自然智慧中最常用的推算方法，如古代的算命术、堪舆术、中医、针灸等，术者都必须掌握到其中的内运算方法，才有可能进阶到高明的阶段。张仲景在《伤寒论》的序言中说："余宿尚方术，请事斯语。"这说明书中许多症状的描述，也可能都是用了内运算的方法先去推理出六经的分类，从中去除了不相干的因素后，再按照方术来进行具体描述的。

【柴胡桂枝汤】

桂枝一两半，去皮　　黄芩一两半　　　人参一两半

甘草一两，炙　　　半夏二合半，洗　芍药一两半

大枣六枚，擘　　　生姜一两半　　　柴胡四两

（上九味，以水七升，煮取三升，去滓，温服一升，作如桂枝法。）

柴胡桂枝汤是小柴胡汤和桂枝汤的合方，我们再来看

下桂枝汤及小柴胡汤的剂量组成:

【桂枝汤】

桂枝三两,去皮　芍药三两　甘草二两,炙
生姜三两　　　　大枣十二枚,擘

【小柴胡汤】

柴胡半斤　黄芩三两　　　　人参三两　　甘草三两,炙
生姜三两　大枣十二枚,擘　半夏半升,洗

通过计算可以看到,柴胡桂枝汤是将桂枝汤原方的一半剂量,再加上小柴胡汤中扣除桂枝汤已有的药味成分后剩余药味的一半剂量而成。由此可见,柴胡桂枝汤是以桂枝汤为主,小柴胡汤为辅的合方。桂枝汤是太阳病的主方,小柴胡汤是少阳病的主方,两者在柴胡桂枝汤中的主次之分,说明了柴胡桂枝汤证中的太阳病是主病,而少阳病是次病。

我们得出以上的结论是因为桂枝汤中的甘草用量是二两,小柴胡汤中的甘草用量是三两,减半时应该有两种方案,而柴胡桂枝汤中的甘草减半用量时是取一两的量,说明了两者合方时用的甘草是桂枝汤里的甘草,同时也说明了两者合方时用了桂枝汤的全方和小柴胡汤的半方。假设柴胡桂枝汤中的甘草用量变为一两半,则代表用的是小柴胡汤中的甘草,那两者的合方就应该是以小柴胡汤为主,桂枝汤为辅,病人也就反过来应该是以少阳病为主病,太阳病为次病了。但可以肯定的是,以少阳病为主病而太阳

病为次病的合病，在治疗时是不能发汗的，不会用到桂枝汤，一般都是直接用小柴胡汤，同时这两者合病也不应该出现柴胡桂枝汤证所描述的那些症状。综上所述，我们可以得到一个结论，当柴胡桂枝汤中的甘草用量由一两改成一两半时，整个处方的结构就会被破坏，从而失去药方的功效。

受西医研究思维的影响，自日本明治维新以来的中医方剂研究，都缺少了以阴阳五行为主的整体性研究思维。放弃整体思维，代之以单味药的药理研究结论为主的逆推性科学研究后，医者对于古代方剂中的剂量配伍问题就开始弄不懂了。既往的很多名医都强调，用《伤寒论》的方子时一定要依照原方原剂量去用，否则效果不佳，这些都是名医们用药多年的体会，可见古代药方剂量的配比确实是很有讲究的。我们临证时如果恰好能用上经方的原方固然是好，比如日本就是按经方的原剂量配比来制成汤剂的成药，不做剂量的改动，日本医者临证时也只用成药而不自拟处方，但是如果需要用到合方去治疗病人，特别是自拟的合方时，不通古人用药的剂量之道的话，即使合方拟得再好，剂量用不对时合方的治疗效果也是会大打折扣的。

柴胡桂枝汤相对来说是比较简单的一个合方，细究起来，它其实只是单方加味类方剂的升级方，是一个单方再加上半个其他的单方而已，而两个单方真正完全合起来的方子，才是合方的最完整形式，比如桂枝麻黄各半汤。

【桂枝麻黄各半汤】

桂枝一两十六铢，去皮　　芍药一两　　　　生姜一两

甘草一两，炙　　　　　麻黄一两，去节　大枣四枚，擘

杏仁二十四枚，汤浸，去皮尖及两仁者

（上七味，以水五升，先煮麻黄一二沸，去上沫，内诸药，煮取一升八合，去滓，温服六合。）

我们再看下桂枝汤和麻黄汤的剂量组成：

【桂枝汤】

桂枝三两，去皮　芍药三两　甘草二两，炙

生姜三两　　　　大枣十二枚，擘

【麻黄汤】

麻黄三两，去节　桂枝二两，去皮　甘草一两，炙

杏仁七十个，去皮尖

桂枝汤和麻黄汤中的桂枝加起来共五两，合一百二十铢，除以三等于四十铢，即桂枝麻黄各半汤中的桂枝用量为一两十六铢，其余药味的剂量也是两个方子加起来的总量再除以三。我们可以说，桂枝麻黄各半汤是由三分之一剂量的桂枝汤加上三分之一剂量的麻黄汤组合而成。我们想要理解桂枝麻黄各半汤的功效时，只需要先体悟出三分之一剂量的桂枝汤有何效力，以及三分之一剂量的麻黄汤有何效力，再将两个药方的效力融合起来体悟，就能够很清楚地明白这个合方的功效之所在了。但是假设我们不知道桂枝麻黄各半汤这个方名，只知道药方里的药味组成及

剂量，那么即使再聪慧的人，估计都很难通过药方内容来
破解药方的主治及其功效作用。这也进一步告诉我们，按
照药物成分去逆推药方的功效是非常不靠谱的。

对于桂枝麻黄各半汤的运用，张仲景讲述得非常明细，
他说："**太阳病，得之八九日，如疟状，发热恶寒，热多寒
少，其人不呕，清便欲自可，一日二三度发，脉微缓者，
为欲愈也。**"太阳病过了六天就是走完一个六经循环了，
八九日是走完一个循环后还在三阳经的阶段，这时病人出
现了忽寒忽热的症状，但发热多而恶寒少，说明不是疟疾；
病人不呕就说明没有传少阳病的迹象；"清便欲自可"是说
病人的大小便及饮食睡眠等都比较正常，以上这些情况说
明病人的病证还只是在太阳病的阶段，没有其他经的兼病；
病人忽寒忽热的症状只表现为"一日二三度发"，是非常和
缓的，如果病人的脉象也表现为微弱及和缓，并且不浮、
不紧、不数、不弦的话，说明以上这些症状都是病人要自
愈的表现。

"**脉微而恶寒者，此阴阳俱虚，不可更发汗、更下、更
吐也**"，是说病人有恶寒的表现但脉象却表现得比较微弱，
这是由于病人的阴阳气血比较虚弱，医者需要用其他辅助
的方法，如饮食调养、充足睡眠等方法静待病人自愈，不
可急于求成再用发汗法、吐法、泻下法等方法治疗。

张仲景接着说："**面色反有热色者，未欲解也，以其不
能得小汗出，身必痒，宜桂枝麻黄各半汤。**"这是说病人在
有"如疟状"，"一日二三度发"等症状的情况下，如果病
人的面色发红，就说明病人本身不能够自愈，需要用桂枝

麻黄各半汤来治疗。桂枝汤是主要针对表虚证的，而麻黄汤则是主要针对表实证的，病人有如疟状而且面色发红，说明病人有表虚和表实夹杂在一起的情况，体表的虚实夹杂就会影响体表的正常汗出，甚至会有皮肤瘙痒的情况。在这些症状中，病人的表虚和表实的夹杂情况还不算严重，所以只需要用三分之一的桂枝汤加三分之一的麻黄汤合在一起治疗即可。

在现代的疑难病中，亚急性红斑狼疮发病时有反复低热发作、脸上发红、皮肤瘙痒等症，非常类似于桂枝麻黄各半汤证。曾有一些传统中医用该方治愈了很多的亚急性红斑狼疮病人，许多病人甚至只服了一两剂药就彻底治愈了。但可惜的是，这些经验难以得到受西医影响的许多现代中医的认可，因为他们认为皮肤瘙痒就是热症，是不能再用桂枝、麻黄等热药进行治疗的。而讽刺的是，紧跟西医认知的这些现代中医，采用清热止痒法却根本就治疗不好红斑狼疮病，最后也就只能跟西医一样，认为红斑狼疮是顽固性的不能彻底治愈的疑难性疾病。

桂枝麻黄各半汤证中的表虚与表实夹杂的类型，表虚与表实两者是太阳经受了风寒之后同步引起的，这种情况在临床中是比较少见的。另外还有一种类型，就是病人既往体表就有轻微的表实证未解，一直潜伏着，等再次受寒引发新的表虚证时，也会产生表虚与表实夹杂的情况，两者相比，表虚证重而表实证轻，这种类型就比较常见了。

张仲景说："服桂枝汤，大汗出，脉洪大者，与桂枝汤如前法；若形如疟，一日再发者，汗出必解，宜桂枝二麻黄一汤。"就是说当病人有桂枝汤证依法服用桂枝汤后，如果有出大汗的情况，但病人的脉象并不随之微弱下来，脉象依然洪大，这说明病人既往有表实证潜伏着，随着第一次服用桂枝汤的发汗治疗，病人既往潜伏的表实证已经在外泄了，这时可以再服用桂枝汤治疗表虚证即可；如果病人服用桂枝汤后出现忽冷忽热的如疟状，但比较缓和，一日发作不超过两次，说明病人既往的表实证还没有驱除出去，这时就形成了表虚重、表实轻的虚实夹杂证，医者可以用桂枝二麻黄一汤来治疗。

【桂枝二麻黄一汤】

桂枝一两十七铢　　芍药一两六铢　　　　麻黄十六铢，去节

生姜一两六铢　　杏仁十六个，去皮尖　甘草一两二铢，炙

大枣五枚，擘

（上七味，以水五升，先煮麻黄一二沸，去上沫，内诸药，煮取二升，去滓，温服一升，日再服。）

桂枝二麻黄一汤是桂枝汤与麻黄汤2∶1配比的合方，该方的计算非常繁杂，是两份桂枝汤的剂量加起来后除以4.8，以及一份麻黄汤的剂量除以4.5，然后再将两方的药味全部加起来组合而成。4.8是6和8的组合数，6和8都是阴数，桂枝汤除阴数就可以合阴，以保证桂枝汤治疗表虚证的和阴作用；4.5是5和9的组合数，5和9都是阳数，麻黄汤除阳数就可以合阳，以保证麻黄汤治疗表实证的温阳作用。由此可见，古人在配制合方时是非常严谨的，并始终保持着术数的理念在内。

　　桂枝二麻黄一汤主要是用于治疗既往有表实证潜伏的表虚证。现代的一些潜伏性的反复发作性疾病，如荨麻疹、艾滋病等，如果疾病发作时按照中医的判断，有表虚重、表实轻的夹杂性病证表现，都可以用该方来治疗。但值得注意的是，我们还是应当遵守古人的剂量配比，并严格按照古人所制定的煎服法来运用。因为在古人的认知中，药味只起到部分的治疗作用，术数起到的作用可能会更大，而剂量配比、煎服法等都是古人依照术数而定的。

　　通过对桂枝麻黄各半汤和桂枝二麻黄一汤的学习，我们应当体会到，即使药方中的药物组成完全相同，但如果将药方中的药物剂量进行精确地变化后，就能够改变整个药方的主治作用，而古人对药物剂量做转换的思路，一定是按照阴阳五行的原理去进行的。另外，如果将桂枝汤比作阴，将麻黄汤比作阳，那么桂枝麻黄各半汤就是一阴一阳的配比，而桂枝二麻黄一汤就是二阴一阳的配比。

　　我们对比下麻黄汤、桂枝汤以及它们的合方，可以发现，按照药方发汗力由强到弱来排列，麻黄汤最强，其次是桂枝汤，再其次是桂枝二麻黄一汤，最后是桂枝麻黄各半汤，强者麻黄汤加入到弱者桂枝汤后，反而同时减弱了麻黄汤和桂枝汤的发汗之力，也可以说，桂枝汤中每加多一分麻黄汤，桂枝汤的发汗力就会减弱一分。换个思维来想，当麻黄汤加入桂枝汤后，强者麻黄汤反而成了弱者桂枝汤的垫脚石，两者合方后，桂枝汤在抵消着麻黄汤的药力，两者的药力都在衰减着，但在两者持平配比的桂枝麻黄各半汤中，笑到最后的不是强者麻黄汤，反而是弱者桂枝汤。

为什么会这样呢？因为虽然在发汗力上桂枝汤不如麻黄汤，但桂枝汤的综合能力以及平衡能力却是《伤寒论》全书中的经方之首。桂枝汤是综合实力最强的经方，桂枝汤与其他方合方时，首先会基本消除掉其他方的作用，然后将其他方的作用变为己用，成为具有其他方作用的变异桂枝汤。但医者在将桂枝汤与其他方合方时，桂枝汤的占比最少不能少于百分之五十，否则有可能无力完全同化掉其他方的药力，反而最终成为一个乱方。

值得注意的是，《伤寒论》中凡是两个完整经方的合方，其中一个经方一定是桂枝汤，**没有出现过除桂枝汤外其他两个完整经方的合方**，这就说明了，除桂枝汤外，其他不同的经方是不能完全照搬并组合在一起的。柴胡桂枝汤、桂枝麻黄各半汤、桂枝二麻黄一汤都是桂枝汤的同化方，说明张仲景合方的思路是同化整合，合二为一，合方中不能出现有劲不在一起使的情况，所以胡乱将两个经方组合在一起是不符合古人的合方组合原理的。在明清之前，中国古代的名医几乎都没有将除桂枝汤之外的两个经方混合而用治病的记载，而大面积地出现经方合用的情况就来源于日本。

日本对《伤寒论》的经方做了方症处理归类后，每个经方就成了像西药一样的单味药，在治疗复杂疾病时，因为日本医者没有将处方进行变通的能力，所以就将两个甚至三个以上的经方混合起来用，这种用法对中国现代中医的影响是很大的。在现在的临床上，不仅有很多的中医将多个经方混合运用，甚至西医也是将多种中成药一起开给病人同时服用。如果按照张仲景的合方原则来评判，这些经方混用的合方，归根结底都应该算作是乱方。

乱方是有很大隐患的方子，即使它们表面上看是能治好病人的主要病证的，但反而也可能在病人的体内种下更多的潜伏病根。中医现在的收费模式与古时是不同的，古时医者的诊费高，药费是病家自己去药店抓药另出的，古代医者为了减轻病家的负担，所开的药一般都是很廉价的，但现代的做法却是重药轻医。药费高而诊费低，甚至中医师要免诊金才能吸引到病人前来看病，为了保证经济效益，中医师只有开大处方，开贵重药，加大药费收入才行，这样就导致了许多的中医师喜欢堆砌处方，他们临证时将多个经方混用滥用的情况比比皆是。说实话，如此滥用中药，中医的临床疗效不下降才怪，这也导致了目前民众对中医的总体满意程度其实是在逐年下降的。如果不改变中医界重药轻医的情况，真正的传统中医师是会继续减少的，可能再过个几十年，真正的传统中医师就真的凤毛麟角了。

学习中医方剂最好的方法就是从读《伤寒论》开始，一开始先学会用其中的单方，然后用好单方的加减方，接着慢慢学会用经方的合方。医者只有在将经方的合方运用到心中了了的程度，才能慢慢地自拟出合方来以运用于临床，按照这个过程成长起来的中医才是真正的传统中医，而学了几天辨证论治法就囫囵吞枣地将经方混用的中医师只能算作是还没入门的中医。

张仲景还有一个桂枝汤的合方，这个合方按理说治疗范围是非常广的，可惜的是经民国时期日本医家的大力误导，国内的新兴中医都基本不会用了，这个合方就是桂枝二越婢一汤。

"**太阳病，发热恶寒，热多寒少，脉微弱者，此无阳也，不可发汗，宜桂枝二越婢一汤。**"太阳病发作的阶段，发热与恶寒症状的轻重一般是持平的，如果发热重而恶寒轻，病人的脉象正常应该表现为浮数，假如脉象不浮数而是微弱的话，就说明病人体内的清阳不足。为何呢？恶寒是太阳经的清阳与外邪抗争的表现，发热是其他经的阳气通过经络输送到太阳经与外邪抗争的表现，因此体表的恶寒反应不足就提示了太阳经内的清阳不足，脉微弱则说明体内的清阳也已经到了严重不足的程度。这种情况下，身体已经没有余力通过发汗来祛邪了，所以张仲景强调"不可发汗"，只可通过扶助清阳的方法，先帮助体内的清阳恢复，再做祛邪的打算，这时比较适合用桂枝二越婢一汤来扶助清阳。

越婢汤是治疗伤寒风水证的一个方子，风水证是什么病呢？"**风水，其脉自浮，外证骨节疼痛，恶风。**"水是指体内的阴水，身体受寒后如果体内的清阳受损，体内的阴水不能得到阳气的温煦和制约，就有可能泛滥作乱，出现骨节疼痛、皮下水肿等症，如果还伴随有怕风怕冷的情况，而且脉象还有浮象，说明病人的太阳表证尚存，这种病证就称为"风水证"。

"**风水恶风，一身悉肿，脉浮不渴，续自汗出，无大热，越婢汤主之。**"如果病人体内的阴水泛滥得比较厉害，病人全身都可能会出现水肿的情况。病人的其他伴随症中，如果有脉浮说明是太阳病；不渴说明寒邪并未入里化热；自汗出说明还有表虚的情况；无大热是正邪抗争不剧烈的表现，也进一步说明了体内有清阳不足的情况。这些症状都具备的话，可以用越婢汤来扶助清阳，以制约泛滥皮下的阴水。

【越婢汤】

麻黄六两　　　石膏半斤，碎，绵裹　生姜三两
甘草二两，炙　大枣十五枚，擘

（以水六升，先煮麻黄一二沸，去上沫，内诸药，煮取三升，分温三服。）

"越"是逾越、越权的意思；"婢"是婢女，婢女属阴，代表体内的阴水。我们知道，人之太阳是寒水，寒水与体内的阴水相比，是一主一仆的关系，阴水泛滥太过，人之太阳的清阳不足，就是仆人逾越主人之上，故张仲景以越婢来命名。婢女强过主人，重要的是扶持弱主，而不是惩罚婢女，所以越婢汤是一个扶持人之太阳以扶助清阳的方子。石膏中的结晶水，古人认为是天一生水，有补助太阳寒水的作用，我们不能将石膏的作用认作是清内热，否则就不可能解释得清楚为何越婢汤证中明明有"不渴，无大热"等无内热的针对性表述时，还要用石膏来清内热。麻黄有透发升阳的作用，与石膏相配，两者就像是从泛滥的阴水之下扶起一股太阳寒水之清阳一样，再加上甘草、大枣、生姜等的温中助阳作用，它们共同使得清阳能够源源

不断地生发起来。清阳充足后，人之太阳寒水归位，主仆的地位恢复正常，则泛滥的阴水自然会得到控制，病人全身水肿的情况就会慢慢地消失了。

现代医学对于水肿的病人都是采用利尿排水的方法治疗，越婢汤给了我们一个启发，对于全身水肿并有怕风怕冷症状的病人，有时候只需要扶阳不需要利尿就可以消除水肿，而利尿的治疗方法有可能是不对的，因为利尿排水是容易伤到人体阴分的。水肿加怕风，这样的症状在临床中是极为常见的，现代医学常归结为内分泌紊乱、急慢性肾炎、心肺功能衰弱、贫血、维生素缺乏等，一般都采用利尿的方法治疗，但往往不能根治，长期服用利尿药还会引发其他更为严重的问题。在1800多年前的中国，古人就已经明白了用利尿的方法消除水肿有时是不对的，张仲景有五苓散、猪苓汤等利尿作用非常强的方剂，但却从未在伤寒风水证的水肿病人身上使用过，可见现代医学治疗水肿的方法及认知，很多时候反而是不如中国古人的。

桂枝汤和越婢汤合方的组成比例是桂枝汤二分，越婢汤一分，这个比例扶阳的作用是最强的，如果桂枝汤和越婢汤比例相等的话，两者相冲，扶阳的作用反而会减弱许多。

【桂枝二越婢一汤】

桂枝十八铢，去皮　芍药十八铢　麻黄十八铢
甘草十八铢，炙　大枣四枚，擘　生姜一两二铢
石膏二十四铢，碎，绵裹

（上七味，以水五升，煮麻黄一二沸，去上沫，内诸药，煮取二升，去滓，温服一升。）

桂枝二越婢一汤的药味剂量算法，是将两份的桂枝汤加一份的越婢汤合在一起，然后再除以8，如果有余数除不尽，最后就采用最接近的双数来做整数，而不是用四舍五入法来取整。比如计算后生姜按四舍五入法应当是一两三铢，大枣按四舍五入法应当是五枚，但最后都取一两二铢和四枚的双数为整数。除法和归整都取双数，是因为双数属阴，因此这个合方组合的术数之法体现了古人"阴中求阳"的思想，也印证了桂枝二越婢一汤是一个以扶助清阳为主要作用的合方。

桂枝二越婢一汤的扶清阳作用，用于治疗不明原因的长期低热病人是非常有效的，常常两三剂药就治好了，可惜的是这类病人往往都是先找西医治疗，以为自己得了什么大病，而国内西医对病人发热的认知仅限于细菌、病毒感染等，很多情况下医生都直接用抗生素来给病人治疗。在国内的很多中医院或西医院里，对于抗生素的运用都是非常随意的，多数情况下都达到了国际上滥用的程度，相反欧美国家对抗生素的运用及管理则是非常严格的。

我有一个在德国留学并工作的朋友，有一次不明原因地出现了发烧并长期低热不退的情况，后来他在德国的医院里做了各种各样的检查，医生用了一个多月的时间都查不清楚病因，也找不到病菌，如果病人没有病菌指标欧美西医是不能用抗生素的，但在西医的认知里，身体发热又是体内有病菌感染的表现。于是在德国的近两个月时间里，这个朋友就是每天去医院里接受各种检查，而德国医生却不给予任何治疗地干耗着。后来这个朋友总算明白在德国是不可能治疗好他的病证了，于是就回国来治疗，等到了国内的西医院看病时，第一时间就被国内的医生用上了抗生素，结果打了四天的抗生素后，他的身体反而虚得更厉害，连路都走不动了，最终他还是放弃了西医的治疗方法，找了一个名中医，用中医扶阳的方法治疗了一个星期后，才基本恢复了健康。

还有一次，有个在政府部门工作的朋友，是个女强人，也是因为感冒发低烧到西医院里治疗，因为她以前经常用抗生素，怕老型号的抗生素没效果，于是她直接要求医生用上了最新型的抗生素，结果用了一周的抗生素后，发烧的症状确实是好转了，但她整个人却一点力气都没有了，上下楼梯都必须要两人搀扶着才行，等她再去医院里询问时，医生因为实在检查不出来她有什么问题，居然说这是心理问题导致的。后来我上门给她看诊，发现她的脉象很沉很细，还微有弦滑，这是清阳下陷和寒痰闭肺的表现，于是我就给她开了扶阳温肺化痰的方子，又在她的后背处胸椎 3 至 7 节的椎骨上，找到一些触痛点，每个触痛点我都用一粒黄豆压住，并贴上胶布，嘱咐她没事就靠坐在沙发上，通过自身的体重来按压这些黄豆，以刺激黄豆下的这些痛点，睡觉时也不要取掉黄豆，就这样过了两天后，她的无力症状才基本解除了。其实这些病人一开始就用桂枝二越婢一汤治疗的话，很快就会好了。

除了可以治疗不明原因的长期低热外，桂枝二越婢一汤还可以用于治疗免疫力低下导致的一些疾病，如反复感冒发作、反复哮喘发作等。但医者也不能见到免疫力低下的病人就用这个方子来治疗，必须要在用中医的思维方式判断清楚病人确实有清阳不足的情况后才能运用，同时应当依据古法按正确的配比剂量用药，这样才有可能起到比较好的治疗效果。

从《伤寒论》的这些合方里，我们可以看到，首先，**抛开药味的剂量去研究方剂的作用是不靠谱的**，比如只研究药味组成的话，那么桂枝麻黄各半汤和桂枝二麻黄一汤的药味组成完全一样，要如何才能搞得清楚呢？其次，**抛开古人对药味的阴阳五行理解，把药味的药理成分当作是药物的主要作用，也是不对的**，否则也不可能弄得清楚水肿怕风的病人为什么要用到清热的石膏，又或者桂枝二越婢一汤中明明有桂枝、生姜和麻黄等发汗药，但整个方子却又为何不是发汗剂。

由此可见，近代以来，用微观科学研究的方法去研究中医、指导中医、规范中医、管制中医等这些貌似科学有效的方法，对中医的传承来说，是弊大于利的。因为古人并不是用药物成分研究的方法去组合成中医方剂的，而是用阴阳五行相互循环、相互转变、相生相克等原理，用体悟法创制出中医方剂的。**经方里最核心的东西是阴阳，中医师只有能够从一个经方里体悟到真正的阴阳之道，才能算作是对这个经方有了真正的领悟。**许多名医都说过，**中医之道唯阴阳二字而已**，因此，想真正学到中医的精髓，就需要明阴阳，想要能够明阴阳，就要会体悟，想要提升自身的体悟能力，就可以多读《道德经》《黄帝内经》等书，有余力和天赋者，可以练练体悟功。

中医体悟的目的是为了明阴阳，因此体悟功就是训练自己辨别阴阳的能力。下面，我将如何练习体悟功的方法教给大家，有天赋者应该能够一学就会。在大家坚持不懈地努力练习一段时间后，一旦有所领悟，就会对大家今后能够真正地传承中医精髓起到非常大的助益作用。

第一个练习，是摄影眼光练习。在摄影大师的眼光里，明暗是构成立体的重要因素，任何一幅摄影画面里，都应该有绝对黑暗处和绝对光明处，这样才能形成相对立体的效果。我们可以坐在一个光线充沛和安静的地方，让自己放松下来，然后看向一堆阳光能够漫射到的杂物处，之后慢慢地调匀呼吸，慢慢地放松眼睛，去看这堆杂物里最黑暗的地方，并微微眯眼，直到看到的最黑暗的地方变成深不可测的黑暗为止；维持住以上状态后，紧接着我们要去感受这堆杂物处最亮的地方在哪里，找到最亮处后，我们将最暗处深不可测的感觉和最亮处无限光明的感觉同步起来，这时你就会发现这堆杂物变得非常立体起来，变得非常有生机，有种冥冥之中活起来的感觉；之后就是练功最关键的地方了，你要将自己的呼吸融入这幅画面的生机里，随着时间的流逝，去体会天地阴阳中那一丝丝微弱的流转与变化。

第二个练习，是阴阳体验及转化练习，我们需要通过练习，让身体对外界的阴阳变化产生感应力。之前的第一个练习是锻炼头目的敏锐感触能力，而这第二个练习则是锻炼身体的感应能力的。在清晨太阳刚刚升起的时候，是体验清阳最好的时候，这个时间的练习重点，是要去学会放松自己的身心。练习最好在室外进行，首先，你需要尽量地排除掉心中的杂念，调整自己去掉焦虑、烦恼、担忧、愤怒等不良情绪，让身心进入相对平和轻松的状态；然后，找个安静的地方静静地站着，让清晨的阳光沐浴到自己的身上；之后，注意自己的呼吸，用意念体会鼻腔里吸入的空气是一丝一丝的，将这个一丝一丝的感觉与沐浴到身上的阳光进行同步，慢慢地去感受肌肤上也有一丝一丝的阳光在照射着，要尽量地体会出像沐浴时的清水淋到身上时的那种丝丝麻麻一样的感觉。早晨的清阳是六经中的太阳，太阳至极就会生厥阴，这个练习能够帮助自己扩大对阳性之物的感应能力，以及感受到阳转阴的变化过程。

练习身体对阴性之物的感应能力则要在夜里进行，你需要在夜晚时分找到一个几乎没有声光的外界空旷处，这个练习的困难之处在于现在确实已经很难找到适合的地方了，城市里面几乎没有这样的地方，总是有车水马龙的声音以及夜晚的灯光，一般只有在农村或城郊宽阔的度假村里，才会比较容易找到合乎条件的幽黑无光及清静无声之处。如果你找到了这样的地方，这个地方就是太阴之处，你也需要如上所述那样尽量放松身心，然后意念想象及感受自己的身体在生长，身子在拔高，四肢在长得更长；之后慢慢地呼气，感觉鼻子里慢慢呼出着身体里的热气，并越呼越热，感觉体内的五脏六腑都慢慢地温暖起来，最终让所有的手脚都变得非常温暖。通过清晨和夜晚的练习，你的身心会变得更加平和，对天地阴阳的体悟能力会得到很大的加强，这不但对学习中医有益，对自己的身心健康也是非常有益的。

第三个练习，是抗病能力的练习。这个练习对于医者是非常重要的，如果没有做过这方面的训练，千万不要在面对病人时用体悟法随意地体验病人的苦楚，因为当你将他人的苦楚引导到自己的身上后，如果自己的身体不能自发地产生抗病反应，一来你很难体悟出治疗这个疾病时应该采用的正确治疗方法，二来就像强盗进入了不设防的城市中一样，你反而可能会导致自身出现许多的不适症状。

在做这个练习之前，你需要去买一套中医经络挂图或者人体经络模型，然后去记忆经络在身体上的走向，不用记穴位，只需要将经络的循行走向在自己身上对照清楚并记清即可。你需要按照以下的经络顺序去记，将十二条经络都连接起来，在身体上形成一个如环无端的闭合循环：肺经——大肠经——胃经——脾经——心经——小肠经——膀胱经——肾经——心包经——三焦经——胆经——肝经——肺经；之后，在身心平和以及处于放松的状态时，用意念在自己的身体上模拟出经络循行的路线，可以在身体两边同时地进行，也可以先练习一侧。练单侧时，一般是男性先练习身体左侧，女性先练习身体右侧，练习时要慢慢地从一个点开始，按照经络循行线一直交接并走遍全身，最后形成一个循环，一开始只需要走一遍，一天一次就可以了，慢慢有余力后，最好能够坚持走三遍。

在练习的期间，如果能够结合治疗自身的身体隐疾是最好的，就是说你在练习时，应当尽量地在身体上找到一些感觉有不舒服的隐患处，然后在用意念推导经络循行的过程中，慢慢地体会随着对经络一遍遍地疏导运行，这些隐疾在慢慢地减轻并消失的过程。随着身体处理自身隐疾能力的加强，你自身通过经络循行来抗病的能力也会逐渐地增强，成年累月地积累下来，你自身的抗病能力会达到非常强的地步，以后就算再染上什么大病也都能够很快地不治而愈。

三个练习都练到一定程度后，你就可以用体悟法来学习中医了，**学习的内容要以汉代以前的经典为主，如《黄帝内经》《难经》《伤寒论》《神农本草经》**等，因为它们的内容主要都是古人用体悟法参悟出来后，再用阴阳五行理论来整理归类的，所以用体悟法学习，能够汲取到非常多的中医精髓。反过来说，它们中的一些内容如果不懂用体悟法去学习的话，基本上都是弄不懂的。

本书写到这里，就基本上把传统中医方剂学的基础理论知识讲解得差不多了，大家如果对以上大部分的内容都能领悟和掌握，就说明你的中医方剂学技术已经基本入门了。古语说得好，"师傅领进门，修行靠各人"，中医是非常博大精深的，任何一个人都不可能把它研究到完全深透的地步。张仲景写《伤寒论》，就是给其他的医生做指导用的，它只是一本中医方剂的入门书，但同时它也只是引领其他的医生学会用六经理论来思考和治疗疾病而已，所以就算你完全读懂了《伤寒论》，在张仲景的眼中，你也只是在方剂之法上刚刚入门而已，还只是刚刚走上了正确的中医之道，而大门后真正的中医之道，却还是那么的艰深和遥远。

在几千年漫长的时光中，古人已经探索出来了一条中医之道，但踪迹却是那么的渺茫，忽隐忽现中人去人还，飘兮渺兮中不可方物，让古之为医者前仆后继，忘我前行，只为寻求到真正的生命之道。大医精诚，笃行执一，我辈亦当如此。